“十二五”职业教育国家规划教材
经全国职业教育教材审定委员会审定

U1010612

FUKE HULI

妇科护理

李玲 包小兰 主编

高等教育出版社·北京

内容提要

本书为“十二五”职业教育国家规划教材，全书包括12个项目，介绍了妇科患者护理计划的制订，妇科常用特殊检查及护理配合，妇科常见疾病的护理，计划生育妇女的护理和妇科常用护理技术。每个项目分为若干任务，按学习目标、案例、问题导向，知识拓展、测试题和项目小结叙述，方便学生学习和自我检测。

本书可作为高职高专助产专业和护理专业的教学用书，也可作为临床护理工作者的参考用书。

图书在版编目(CIP)数据

妇科护理/李玲，包小兰主编．—北京：高等教育出版社，2015.3（2025.2重印）
ISBN 978-7-04-042009-8

Ⅰ.①妇… Ⅱ.①李…②包… Ⅲ.①妇科学-护理学-高等职业教育-教材 Ⅳ.①R473.71

中国版本图书馆CIP数据核字(2015)第019328号

策划编辑 肖 娴　责任编辑 肖 娴　封面设计 李小璐　版式设计 余 杨
责任校对 刘娟娟　责任印制 刘弘远

出版发行	高等教育出版社	咨询电话	400-810-0598
社　　址	北京市西城区德外大街4号	网　　址	http://www.hep.edu.cn
邮政编码	100120		http://www.hep.com.cn
印　　刷	天津鑫丰华印务有限公司	网上订购	http://www.landraco.com
开　　本	787mm×1092mm 1/16		http://www.landraco.com.cn
印　　张	18.25		
字　　数	450千字	版　　次	2015年3月第1版
插　　页	1	印　　次	2025年2月第5次印刷
购书热线	010-58581118	定　　价	31.50元

本书如有缺页、倒页、脱页等质量问题，请到所购图书销售部门联系调换
版权所有 侵权必究
物 料 号 42009-00

《妇科护理》编写人员

主　编　李　玲　包小兰

副主编　崔景晶　刘贵香　张　露

编　者　（以姓氏汉语拼音为序）

包小兰（济南护理职业学院）

常　青（皖西卫生职业学院）

陈　莺（华中科技大学同济医学院附属同济医院）

崔景晶（滨州医学院附属医院）

崔　霞（山东中医药大学附属医院）

冯玉英（滨州医学院附属医院）

李　玲（滨州职业学院）

刘贵香（河北中医学院）

秦清荣（滨州职业学院）

文　漪（第三军医大学附属西南医院）

徐　红（武警湖北省总队医院）

张　露（山西医科大学汾阳学院）

出版说明

教材是教学过程的重要载体，加强教材建设是深化职业教育教学改革的有效途径，推进人才培养模式改革的重要条件，也是推动中高职协调发展的基础性工程，对促进现代职业教育体系建设，切实提高职业教育人才培养质量具有十分重要的作用。

为了认真贯彻《教育部关于"十二五"职业教育教材建设的若干意见》（教职成〔2012〕9号），2012年12月，教育部职业教育与成人教育司启动了"十二五"职业教育国家规划教材（高等职业教育部分）的选题立项工作。作为全国最大的职业教育教材出版基地，我社按照"统筹规划，优化结构，锤炼精品，鼓励创新"的原则，完成了立项选题的论证遴选与申报工作。在教育部职业教育与成人教育司随后组织的选题评审中，由我社申报的1 338种选题被确定为"十二五"职业教育国家规划教材立项选题。现在，这批选题相继完成了编写工作，并由全国职业教育教材审定委员会审定通过后，陆续出版。

这批规划教材中，部分为修订版，其前身多为普通高等教育"十一五"国家级规划教材（高职高专）或普通高等教育"十五"国家级规划教材（高职高专），在高等职业教育教学改革进程中不断吐故纳新，在长期的教学实践中接受检验并修改完善，是"锤炼精品"的基础与传承创新的硕果；部分为新编教材，反映了近年来高职院校教学内容与课程体系改革的成果，并对接新的职业标准和新的产业需求，反映新知识、新技术、新工艺和新方法，具有鲜明的时代特色和职教特色。无论是修订版，还是新编版，我社都将发挥自身在数字化教学资源建设方面的优势，为规划教材开发配备数字化教学资源，实现教材的一体化服务。

这批规划教材立项之时，也是国家职业教育专业教学资源库建设项目及国家精品资源共享课建设项目深入开展之际，而专业、课程、教材之间的紧密联系，无疑为融通教改项目、整合优质资源、打造精品力作奠定了基础。我社作为国家专业教学资源库平台建设和资源运营机构及国家精品开放课程项目组织实施单位，将建设成果以系列教材的形式成功申报立项，并在审定通过后陆续推出。这两个系列的规划教材，具有作者队伍强大、教改基础深厚、示范效应显著、配套资源丰富、纸质教材与在线资源一体化设计的鲜明特点，将是职业教育信息化条件下，扩展教学手段和范围，推动教学方式方法变革的重要媒介与典型代表。

教学改革无止境，精品教材永追求。我社将在今后一到两年内，集中优势力量，全力以赴，出版好、推广好这批规划教材，力促优质教材进校园、精品资源进课堂，从而更好地服务于高等职业教育教学改革，更好地服务于现代职教体系建设，更好地服务于青年成才。

高等教育出版社

2014年12月

前　言

本书为“十二五”职业教育国家规划教材。教材编写时以培养高素质技术技能型护理人才为目标，邀请国内经验丰富的助产专业教师和临床护理专家，通过对相应临床工作岗位的常见任务及职业能力分析后，按照临床护理程序框架，结合我国护士执业资格考试大纲的要求，确定其编写内容。

本书共有12个项目，64个工作任务。编写特点为：①每个项目设有明确的学习目标，学习目标均依据技能目标、知识目标和素质目标进行设计。②书中以案例进行引导，通过问题导向导出该项目和任务的重点、难点。③正文部分主要按照临床工作过程进行教学编排，即护理评估→护理诊断→护理目标→护理措施→护理评价，在教学及学习的环节中设计了多个问题进行探讨，通过设疑激发学生思考，注重学生主体作用的发挥。④设计了对应项目的，供教师教学参考和学生课外自学的新技术、新问题及临床应用的知识拓展栏目。⑤大部分项目配有与护士执业资格考试相对应的 A_1、A_2、A_3 型题及锻炼学生理解能力和分析能力的案例分析题。⑥教学项目结束后将教学内容进行小结，帮助学习者对所学内容进行梳理、综合、归纳。

本书的编写得到了滨州职业学院、济南护理职业学院、皖西卫生职业学院、山西医科大学汾阳学院、河北中医学院、武警湖北省总队医院（武警后勤学院医学院教学基地）、华中科技大学同济医学院附属同济医院、山东中医药大学附属医院、第三军医大学附属西南医院及滨州医学院附属医院专家和学者的大力支持及辛勤付出，谨在此表示诚挚谢意！

本书为新编教材，时间紧、任务重，难免存在一些不妥之处，恳请广大师生不吝赐教，以使教材内容日臻完善。

李玲

2014年12月

前言

[illegible]

目　　录

项目一　妇科患者护理计划的制订

学习目标

1. 掌握收集妇科资料的方法和病史采集的主要内容。
2. 熟悉妇科检查的基本要求。
3. 了解盆腔检查方法及检查结果记录。
4. 学会对妇科患者进行护理评估并制订护理计划。
5. 具有换位思考的意识，尊重患者，保护患者隐私。

问题导向

1. 如何应用护理程序对患者正确采集健康史、进行身体状况的评估、分析其心理—社会状况？

2. 根据不同患者的需要，如何应用护理程序制订相应的护理计划并实施？

【护理评估】

（一）收集资料的方法

护理评估是护理程序的基础，是指收集有关患者的全面资料，并加以整理、综合、判断的过程。妇科护理评估是护士通过对患者询问病史、观察和护理体检等方法，获取就诊患者生理、心理、社会等各方面的资料。由于妇科问诊时常涉及婚次、妊娠、性生活等隐私问题，所以在护理评估的过程中，要做到态度和蔼、语言亲切，关心体贴和尊重患者，耐心细致地询问和进行体格检查，给患者以责任感、安全感，并给予保守秘密的承诺，在可能的情况下要避免第三者在场，以确保所收集资料的真实性、准确性。

（二）健康史内容

1. 一般项目　包括患者的姓名、年龄、婚姻、籍贯、文化程度、职业、民族、宗教信仰、家庭住址、联系方式、入院方式、入院诊断、入院日期。如非本人陈述内容，应注明陈述者与患者的关系。

2. 主诉　患者就诊的主要症状及持续时间。通过主诉了解患者就诊的主要目的及主要护理问题。妇科疾病常见的症状有外阴瘙痒、白带异常、阴道流血、闭经、下腹痛、下腹部包块、不孕等。主诉通常不超过 20 字，一般采用症状学名称，避免使用病名，如“停经×日，阴道流血×日”。

3. 现病史　现病史是病史的主要部分，围绕主诉了解疾病发生、发展和诊疗的全过程。如发病原因、诱因、病情发展过程、就医经过、治疗与护理及健康教育的效果等，除主要症状外，还需了解伴随症状及相互关系，了解患者其他健康状况及心理反应，如工作、学习、睡眠、食欲、大小便、夫妻关系及性生活、自我感觉，以及适应家庭、工作、社会事件的能力等心理社会资料。

4. 月经史　了解初潮年龄、月经周期、经期、经量及伴随症状。如：13 岁初潮，月经周期 28～30 日，持续 4～5 日，可简写为：$13\,\frac{4\sim5}{28\sim30}$。经量可问每日更换卫生巾次数，有无血块，伴随症状包括经前和经期有无不适，如有无痛经、乳房胀痛、情绪变化等，有停经史的要询问末次月经时间，月经异常者应进一步了解前次月经日期，对绝经者询问绝经年龄。

5. 婚育史　了解初婚或再婚的年龄，是否近亲结婚，丈夫健康状况（若已故应询问死亡原因及时间），有无性病史及双方性生活情况等。生育史包括足月产次、早产次、流产次及现存子女数，以 4 个阿拉伯数字顺序表示。如足月分娩 2 次，无早产，流产 1 次，现有子女 2 人，可记录为 2-0-1-2 或孕$_3$产$_2$（G_3P_2）。了解有无难产史及采用何种避孕措施及效果等。

6. 既往史　指患者过去的健康和疾病情况。包括以往健康状况、疾病史、传染病史、预防接种史、手术外伤史、输血史、药物过敏史。若患过某种疾病，应记录疾病名称、患病时间及诊疗转归。

7. 个人史　了解生活和居住情况，出生地和曾居住地区，个人嗜好，与疾病有关的职业、工种、劳动条件。

8. 家族史　家庭成员（如父母、兄弟、姐妹及子女）的健康状况，家庭成员中有无遗传性疾病（白化病、血友病等）、可能与遗传有关的疾病（糖尿病、高血压、癌症等）及传染病（结核病等）。

（三）身体状况

身体评估应在采集病史后进行。检查范围包括全身检查、腹部检查和盆腔检查。除病情危急外，应按下列先后顺序进行。

1. 全身检查　常规测量体温、脉搏、呼吸、血压、身高、体重，观察其营养状况、精神状态、面容、体态、第二性征、全身发育及毛发分布情况、皮肤、浅表淋巴结、头面部、颈、胸部、乳房、心肺、脊柱及四肢等情况。

2. 腹部检查　通常在全身体格检查之后、盆腔检查之前进行。患者平卧，暴露腹部，视诊观察腹部有无隆起或呈蛙腹状，腹壁有无瘢痕、静脉曲张、妊娠纹、腹壁疝、腹直肌分离等。扪诊腹壁厚度，肝、脾、肾有无肿大及压痛，腹部有无压痛、反跳痛、肌紧张，有无肿块及腹水，肿块的部位、大小、形状、质地、活动度、表面是否光滑及有无压痛等。叩诊时注意鼓音、浊音分布范围，有无移动性浊音。

3. 盆腔检查　盆腔检查为妇科所特有，又称妇科检查，包括外阴、阴道、宫颈、宫体及双侧附件检查。

（1）检查器械准备：无菌手套、阴道窥器、长镊子、鼠齿钳、玻片、宫颈刮板、消毒液、液状石蜡及生理盐水等。

（2）检查的基本要求

1）检查者要关心体贴患者，做到态度严肃、语言亲切、检查仔细、动作轻柔。检查前告知患者盆腔检查可能引起不适，指导其放松技巧。

2）除尿失禁患者外，检查前嘱患者排空膀胱，必要时导尿。大便充盈者应于排便或灌肠后检查。

3）患者取膀胱截石位，臀部置于检查床边缘，臀部略抬高，两手平放于身体两侧，使腹肌放松，检查者面向患者，立在患者两腿之间。不宜搬动的危重患者，可在病床上检查。

4）每检查一人，应更换无菌手套、检查器械，置于臀部下面的垫单或纸单也应一人一换，防止交叉感染。

5）应避免月经期做盆腔检查。若为阴道异常流血则必须检查，检查前消毒外阴，使用无菌手套及器械，以防发生感染。

6）对无性生活史者，一般仅限做直肠-腹部诊，禁做双合诊和禁用阴道窥器检查。确需检查者，应向患者及家属做好解释及说明，经同意后方可检查，并做好相应的记录。

7）疑有盆腔内病变而腹壁肥厚、高度紧张不合作患者，若盆腔检查不满意时，可在麻醉下进行盆腔检查，或改用超声检查。

8）男医生检查时，必须有女医护人员在场，以减轻患者紧张心理，避免发生不必要的误会。

（3）检查方法：一般按下列步骤进行。

1）外阴部检查：观察外阴发育、阴毛多少与分布情况，有无畸形、损伤、充血、水肿、溃疡、炎症、赘生物或肿块，注意皮肤和黏膜色泽或色素减退及质地变化，有无增厚、变薄或萎缩。分开小阴唇，暴露阴道前庭观察尿道口和阴道口。查看尿道口周围黏膜色泽及有无赘生物。检查处女膜完整性，有无瘢痕。嘱患者用力向下屏气观察有无阴道前壁或后壁膨出、子宫脱垂及尿失禁等。

2）阴道窥器检查：根据患者的年龄、身高及阴道腔的大小选用合适的阴道窥器。临床常用鸭嘴形阴道窥器，可以固定，便于阴道内治疗操作。

放置和取出：放置窥器时，将阴道窥器两叶合拢，表面涂润滑剂以利插入。若需做宫颈细胞学检查或取阴道分泌物做涂片检查，则阴道窥器不宜用润滑剂，可用生理盐水润滑，以免影响检查结果。检查者以手拇指、示指分开两侧小阴唇，暴露阴道口，另一手持阴道窥器斜行沿阴道侧后壁缓慢插入阴道内（图 1－1），边推进边将窥器两叶转正并逐渐张开，暴露宫颈、阴道壁及穹窿部（图 1－2），然后旋转窥器，充分暴露阴道各壁。取出阴道窥器时应将两叶合拢后缓慢退出。

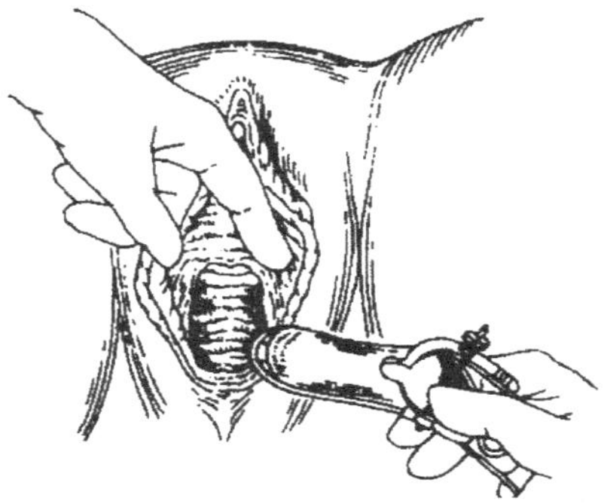

图 1－1　沿阴道侧后壁放入阴道窥器

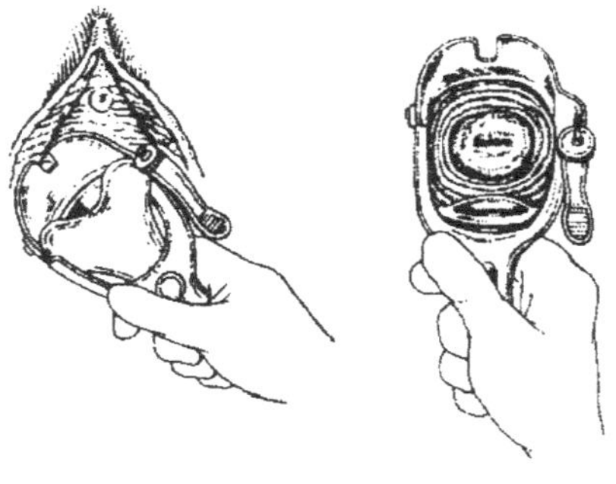

图 1－2　暴露宫颈

视诊：①检查阴道：观察阴道前后壁、侧壁及穹窿黏膜颜色、皱襞多少，有无畸形、溃疡、赘生物或囊肿等，注意阴道分泌物的量、性状、色泽、气味。阴道分泌物异常者应做滴虫、假丝酵母菌等检查。②检查宫颈：观察宫颈大小、颜色、外口形状，有无出血、肥大、糜烂样改变、撕裂、息肉、赘生物、畸形，宫颈管内有无出血或分泌物。

3）双合诊：是盆腔检查中最重要的项目。检查者一手的示指和中指涂润滑剂后伸入阴道内，另一手在腹部配合检查称为双合诊。目的在于检查阴道、宫颈、宫体、输卵管、卵巢、宫旁结缔组织及骨盆腔内壁有无异常。

检查方法：检查者戴无菌手套，一手示、中两指蘸润滑剂，顺阴道后壁轻轻插入。①检查阴道通畅度、深度、弹性，有无畸形、瘢痕、肿块及阴道穹窿情况。②触诊宫颈大小、形态、硬度及宫颈外口情况，有无接触性出血及宫颈举痛。③随后检查子宫体，将阴道内两指移至宫颈后方，腹部手指置患者腹部平脐处，当阴道内手指向上向前方抬举宫颈时，腹部手指向下向后按压腹壁，并逐渐移向耻骨联合部，内外手指相互配合，扪及子宫的大小、位置、软硬度、活动度、有无压痛等（图 1－3）。“倾”指宫体纵轴与身体纵轴的关系。若宫体朝向耻骨称前倾，当宫体朝向骶骨为后倾。“屈”指宫体与宫颈间的关系。若两者间的纵轴形成的角度朝向前方，称为前屈，形成的角度朝向后方，称为后屈。子宫位置一般是前倾略前屈。④扪清子宫后，将阴道内两指由宫颈后方移至一侧穹窿部，另一手自同侧下腹壁髂嵴水平开始，由上往下按压腹壁，与阴道内手指相互对合，触摸该侧附件区有无肿块、增厚、压痛（图 1－4）。若扪及肿块，应查清其大小、位置、形状、软硬度、活动度、有无压痛及与子宫的关系等。正常输卵管不可触及，卵巢偶可扪及。

4）三合诊：即腹部、阴道、直肠联合检查，多在双合诊后进行。检查者示指放入阴道，中指放入直肠，另一手在腹部配合检查（图 1－5）。通过三合诊能扪清后倾或后屈子宫的大小，发现子宫后壁、宫颈旁、直肠子宫陷凹、子宫骶韧带及双侧盆腔后壁的病变，估计盆腔内病变范围，及其与子宫或直肠的关系，特别是癌肿与盆壁间的关系，以及扪诊阴道直肠隔、骶骨前方或直肠内有无病变。所以三合诊在生殖器官肿瘤、结核、内膜异位症、炎症的检查时尤为重要。

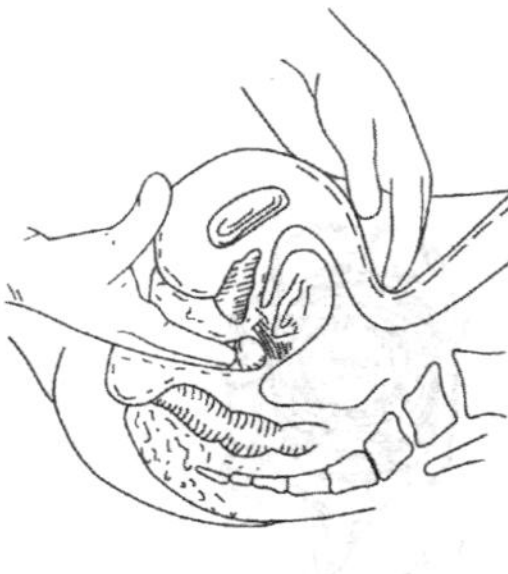
图 1－3　双合诊检查子宫

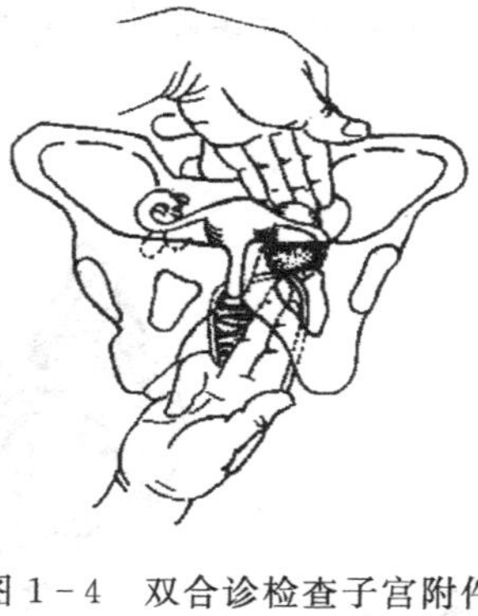
图 1－4　双合诊检查子宫附件

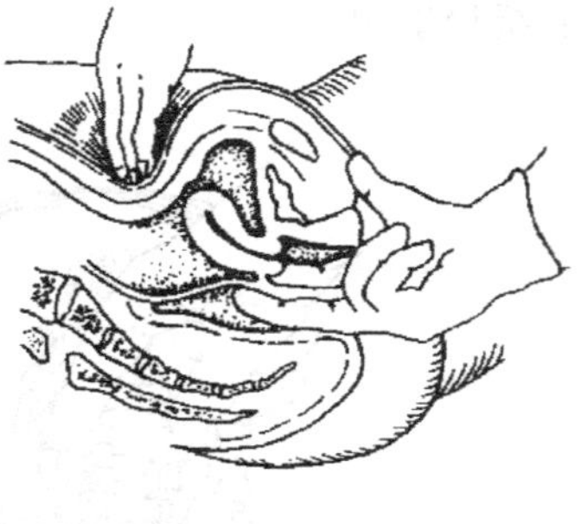
图 1－5　三合诊检查

5）直肠-腹部诊：检查者一手示指伸入直肠，另一手在腹部配合检查称直肠-腹部诊。适用于无性生活史、阴道闭锁或其他原因不宜进行双合诊检查的患者。

行双合诊、三合诊或直肠-腹部诊时，除应按常规操作外，掌握下述各点有利于检查的顺利进行：①当两手指放入阴道后，患者感到疼痛不适时，可单用示指替代双指进行检查。②三合诊时，在将中指伸入肛门时，嘱患者像解大便一样同时用力向下屏气，使肛门括约肌自动放松，可减轻患者疼痛和不适感。③若患者腹肌紧张，可边检查边与患者交谈，使其张口呼吸而使腹肌放松。④当检查者无法查明盆腔内解剖关系时，继续强行扪诊，不但患者难以忍受，且往往徒劳无益，此时应停止检查。待下次检查时，多能获得满意结果。

（4）记录：盆腔检查结束后，应将检查结果按解剖部位先后顺序记录。

外阴：发育情况及婚产式（未婚、已婚未产或经产）。有异常发现时，应详加描述。

阴道：是否通畅，黏膜情况，分泌物量、色、性状及有无气味。

宫颈：大小、硬度，有无糜烂样改变、撕裂、息肉、腺囊肿，有无接触性出血、举痛及摇摆痛等。

宫体：位置、大小、硬度、活动度，表面是否平整、有无突起，有无压痛等。

附件：有无肿块、增厚或压痛。如扪及肿块，记录其位置、大小、硬度，表面光滑与否，活动度，有无压痛，以及与子宫及盆壁关系。左右两侧情况分别记录。

4. 相关检查　包括血、尿、便三大常规检查，相关的实验室检查项目及相应的物理学诊断，如超声检查、X射线检查、内窥镜检查等。

（四）心理社会状况

妇科患者由于疾病或手术牵涉性生活、生育等家庭方面的问题，常常影响家庭和夫妻生活。所以妇科患者思想顾虑多、压力大，心理-社会问题尤其不可忽视。

心理方面主要评估精神状态，对健康问题的理解，对疾病的反应，性格类型等。

1. 精神状态　评估患者仪表、行为、语言、情绪等。

2. 对健康问题的理解　患者对疾病的认识程度一般决定于文化程度和病程，多数患者比较缺乏相关疾病的知识，但可产生不同表现，有的无所谓，有的仅知道手术方案，但对术后影响不了解，还有的过度紧张，产生恐惧心理。

3. 对疾病的反应　评估睡眠、精力、食欲有无变化，评估患者的应对方式及能力。询问平时应对困难的方法，发现其应对困难的潜力和积极性。

4. 性格类型　评估患者属于依赖/独立型、紧张/松弛型、主动/被动型等，为制订护理措施提供依据。

社会方面评估主要包括社会关系、社会经济状况、生活方式、患者的丈夫与患者的亲密程度、夫妻感情及对患者的影响、家属探视情况、家属询问病情的态度、家属对于手术预后的态度。

【护理诊断】

护士将收集到的主观和客观资料进行整理、分析，确定患者的健康问题，根据患者的问题做出护理诊断。护理诊断应包括患者的潜在性与现存性问题、自我护理能力及妇女群体健康改变的趋势。妇科患者护理诊断常有焦虑、恐惧、自我形象紊乱、预感性悲哀、知识缺乏、疼痛、皮肤完整性受损、尿潴留、活动无耐力、有感染的危险等。确认护理诊断后，按照其重要性和紧迫性排列先后顺序，根据患者病情轻重缓急采取护理措施。同时，将护理诊断按生理、心理、社会等几方面分类，并根据北美护理诊断协会（NANDA）所规定的护理诊断名称排列、书写护理诊断。

【护理目标】

护理目标是通过护理干预，护士期望患者达到的健康状态或在行为上的改变，是评价护理效果的标准。护理目标的确定有利于护理措施的制订和实施，目标应在患者能力范围内，鼓励患者及家属参与讨论，共同制订护理目标。目标应是具体的，可被测量或观察到的，应避免不明确或含糊之词。根据达到目标所需时间的长短可将护理目标分为长期目标和短期目标。

1. 短期目标　又称为近期目标，指在相对较短的时间内（1 周或 1 天甚至更短的时间）能够达到的目标。

2. 长期目标　又称为远期目标，指在相对较长的时间内（数周或数月）才能达到的目标。

【护理措施】

护理措施是护士为患者提供的具体护理活动，为协助患者达到护理目标所制订的具体工作内容。护理措施的内容包括观察患者，减轻症状，促进舒适，使用预防方法，心理疏导，用药指导和健康教育等。

护理措施的内容可分为三类。

1. 依赖性护理措施　是指护士执行医师、营养师等医务人员的医嘱。受过专业训练的注册护士，既执行医嘱完成护理活动，又应对给予患者的治疗和护理负有责任。

2. 协作性护理措施　是指护士与其他医务人员协同完成的护理活动。

3. 独立性护理措施　是指护士运用自己的专业知识和能力，自行或授权其他护理人员进行的护理活动，如生活护理、住院评估、患者健康教育、对患者住院环境的管理及对患者病情和心理-社会反应的监测等，都属于护士独立提出和采取的措施。

【护理评价】

护理评价是对整个护理效果的评定。护理评价可以判断执行护理措施后患者的反应，是评价护理目标是否达到的过程。将患者目前的健康状况与确定的护理目标进行比较，判断目标是否达到，以调整护理诊断和护理计划。通过护理评价，护理计划可有以下几种情况：①停止：如目标已全部实现，其相应的护理措施可以停止。②修订：对护理目标部分实现和未实现的情形进行分析，然后对护理诊断、护理目标、护理措施中不恰当的地方进行修改。③排除：经过分析，排除已经不存在的护理诊断。④增加：对于评价过程中新发现的护理诊断，应将这些诊断及其目标和措施加入护理计划中。

在整个评价过程中，应注意总结经验教训，不断改进和提高护理计划的质量，促进患者早日康复。

知识拓展

常见妇科疾病的身体评估

1. **阴道流血** 为妇科最常见的症状之一。女性生殖系统任何部位均可引起出血，但以子宫出血最多见。临床表现为月经量过多、不规则或持续性出血、接触性出血等，出血量可多可少，出血时间可长可短。发生出血的原因很多，卵巢内分泌功能失调引起的异常子宫出血是最常见的原因，多见于青春期和更年期女性。育龄妇女与妊娠有关的子宫出血，常见的有流产、宫外孕、葡萄胎、子宫复旧不全等。生殖器的肿瘤，也可以引起异常阴道出血，如子宫肌瘤、子宫内膜癌、子宫颈癌、卵巢癌等。绝经后妇女出血，排除老年性阴道炎后，要考虑生殖道恶性肿瘤的可能性。其他外伤、异物、外源性性激素使用不当、生殖道炎症及血液病均可引起阴道流血。需详细了解患者的年龄，出血的时间、出血量、持续时间，与月经的关系、有无伴发症状等。

2. **异常白带** 白带是由阴道黏膜渗出液、宫颈管及子宫内膜腺体分泌物等混合而成，受性激素影响。正常白带呈白色糊状或蛋清样，黏稠，无腥臭味、量少，对妇女健康无不良影响，称生理性白带。生殖道出现炎症或发生癌变时，白带量显著增多，且性状亦有改变，称为病理性白带。如白带为黄色、脓性、泡沫状、有臭味伴外阴瘙痒及烧灼痛，以滴虫性阴道炎、淋病奈瑟菌宫颈炎为常见，亦可见于老年性阴道炎、子宫内膜炎等。如白带呈凝乳状或豆腐渣样，并伴有外阴奇痒，多为外阴阴道假丝酵母菌阴道炎。灰白色均质鱼腥味白带常见于细菌性阴道病。若为血性白带，除见于子宫颈息肉、重度宫颈柱状上皮异位合并感染、子宫黏膜下肌瘤等，应警惕宫颈癌、子宫内膜癌等恶性肿瘤的可能性。放置宫内节育器亦可引起血性白带。水样白带要考虑输卵管癌的可能。须详细了解白带的色、量、气味、性状改变、出现时间及持续时间、伴随症状等。

3. **下腹痛** 为妇女常见的症状，多为妇科疾病所引起。应根据下腹痛的性质和特点，考虑各种不同妇科情况。急性下腹痛是妇科急症常见的主诉，大多为卵巢囊肿蒂扭转或囊肿破裂、急性盆腔炎、输卵管异位妊娠破裂等所致；慢性下腹痛常因内生殖器炎症或肿瘤压迫所致；反复隐痛后突然出现撕裂样剧痛者为输卵管妊娠破裂或流产的可能；顽固性疼痛难以忍受应考虑晚期癌肿可能；下腹部持续性钝痛多为炎症或腹腔内积液所致；经期腹痛为痛经或子宫内膜异位症等疾病引起。应详细询问腹痛起病急缓，发生的部位、性质、程度，有无放射痛，与月经的关系，是否伴有其他症状如阴道出血、休克、发热、恶心呕吐等，既往有无发作。

4. **外阴瘙痒** 是妇科患者常见症状，多由外阴各种不同病变引起，外阴正常者也可发生。当瘙痒严重时，患者坐卧不安，夜不能寐，甚至影响正常的生活和工作。如果不及时治疗，会引起感染。滴虫性阴道炎和外阴阴道假丝酵母菌病是引起外阴瘙痒最常见的原因。此外，细菌性阴道病、萎缩性阴道炎、阴虱、湿疹、疱疹、外阴鳞状上皮增生、药物过敏、化妆品过敏或不良卫生习惯也可引起外阴瘙痒。全身因素如糖尿病、黄疸、维生素 A 缺乏、B 族维生素缺乏、重度贫血等也可出现外阴瘙痒，常为全身瘙痒的一部分。

5. **盆腔肿块** 下腹部肿块是妇科患者就医时常见主诉。最常见的妇科盆腔肿块是子宫肌瘤与卵巢囊肿，其次为附件炎性包块与卵巢癌等。肿块可能是患者本人或家属无意发现，或因其他症状（如下腹痛、阴道流血等）做妇科检查时被发现。根据肿块质地不同，可分为：①囊性：一般为良性病变，如卵巢囊肿、输卵管积水等。②实性：除子宫肌瘤、卵巢纤维瘤等实性块物为良性外，其他实性肿块应首先考虑为恶性肿瘤。应仔细询问肿块发现的时间、部位、大小、硬度、活动度、生长速度、边界是否清楚、有无压痛及并发腹痛等，须与妊娠子宫、腹水及肠道肿块鉴别。

测 试 题

（一）A_1 型题

1. 关于妇科检查的基本要求，下列错误的是（　　）。

A. 每查一人更换一次臀下的垫单　　B. 阴道流血时禁止做阴道检查
C. 协助患者采取膀胱截石位　　D. 检查前先排空膀胱
E. 未婚女性采取直肠-腹部诊

2. 下述有关妇科检查准备和基本要求，不恰当的是（　　）。

A. 检查时应认真仔细　　B. 防止交叉感染
C. 男医生做妇科检查，必须有女医护人员在场　　D. 检查前应导尿
E. 对未婚女性仅做外阴视诊和肛腹诊

3. 盆腔检查常规采取的体位是（　　）。

A. 膝胸卧位　　B. 平卧位
C. 臀高头低位　　D. 膀胱截石位
E. 自由体位

4. 三合诊是指（　　）。

A. 超声、阴道窥器、腹部检查　　B. 超声、阴道镜、腹部检查
C. 腹部、阴道、直肠联合检查　　D. B 型超声、阴道镜、直肠检查
E. 腹部、直肠、阴道镜检查

5. 下列不是阴道窥器检查内容的是（　　）。

A. 阴道黏膜情况　　B. 阴道分泌物的量、颜色和气味
C. 宫颈情况　　D. 子宫情况
E. 是否有阴道隔和双阴道畸形

6. 妇科检查中宫体朝向耻骨，子宫呈（　　）。

A. 后屈位　　B. 前倾位
C. 后倾位　　D. 前屈位

E. 水平位

7. 盆腔检查结果的记录顺序正确的是（　　）。

A. 外阴、阴道、子宫颈、子宫、附件
B. 阴道、外阴、子宫颈、子宫、附件
C. 子宫、外阴、阴道、子宫颈、附件
D. 子宫颈、外阴、阴道、子宫、附件
E. 附件、外阴、阴道、子宫颈、子宫

（二）A_2 型题

38 岁女性，因月经过多到医院门诊就医，自述生育史：足月产 2 次，无早产，流产 1 次，现有子女 2 人，应缩写为（　　）。

A. 2-0-1-2
B. 0-2-1-2
C. 1-2-0-2
D. 2-1-0-2
E. 2-1-2-0

（三）简答题

1. 简述妇科检查的基本要求、主要用物。
2. 简述双合诊检查的目的和方法。
3. 简述制订护理计划时应包括的内容。

本项目小结

妇科患者护理计划的制订
- 护理评估
  - 收集资料的方法
  - 健康史内容
    - 一般项目：姓名、年龄、婚姻、籍贯、文化程度、职业、民族、宗教信仰、家庭住址、联系方式、入院方式、入院诊断、入院日期
    - 主诉：患者就诊的主要症状及持续时间，主诉通常不超过 20 字
    - 现病史：病史的主要部分，围绕主诉了解疾病发生、发展和诊疗的全过程
    - 月经史：了解初潮年龄、月经周期、经期、经量及伴随症状
    - 婚育史、既往史、个人史和家族史
  - 身体评估
    - 全身检查——生命体征、精神状态、面容、体态、体位、全身发育等
    - 腹部检查——肝、脾有无肿大及压痛；腹部有无压痛、反跳痛及肌紧张；有无肿块
    - 盆腔检查
      - 检查器械准备
      - 检查基本要求
      - 检查方法：①外阴部检查；②阴道窥器检查：放置和取出，视诊阴道及宫颈；③双合诊：盆腔检查中最重要的项目；④三合诊；⑤直肠-腹部诊
    - 相关检查——血、尿、便三大常规检查，相关的实验室检查项目及相应的物理学诊断，如超声检查、X 射线检查、内窥镜检查等
  - 心理社会评估
- 护理诊断、护理目标、护理措施、护理评价

（张露）

项目二　妇科常用特殊检查及护理配合

学习目标

1. 掌握妇科特殊检查的护理要点。
2. 熟悉常用特殊检查的适应证及术中护理配合。
3. 了解常用特殊检查的用物准备及操作要点。
4. 学会配合医师完成妇科常用特殊检查准备工作及操作过程。
5. 培养学生具有关爱患者、保护患者隐私、时刻为患者着想的理念。

任务一　阴道分泌物悬滴检查

阴道分泌物俗称“白带”，由阴道黏膜渗出物、宫颈管及子宫内膜腺体分泌物等混合组成。阴道分泌物检查主要用于确定阴道清洁度。阴道分泌物悬滴检查常用于检查阴道内有无滴虫、念珠菌等病原体。

【操作前准备】

1. 患者准备　核对患者，解释检查目的及方法，嘱其排尿，协助患者取膀胱截石位。

2. 用物准备　阴道窥器、长镊子、清洁干燥试管、载玻片、无菌长棉签、无菌手套、生理盐水、10%氢氧化钠（钾）、显微镜等。

3. 环境准备　检查室清洁，温度适宜，有屏风遮挡。

【操作方法】

行阴道窥器检查时，用无菌长棉签取后穹窿部白带少许，放在盛有1～2滴生理盐水的玻片上，立即在显微镜下找活动的滴虫。如查念珠菌，则在玻片上滴10%氢氧化钠（钾）悬液，也可将分泌物直接涂在干燥玻片上，染色后镜检，检查白念珠菌的芽胞和假菌丝。如存在滴虫或真菌均用“+”来表示。

【结果判断】

如果在高倍光镜下见到＞20%的线索细胞，结合其他检查：①匀质、稀薄的阴道分泌物；②阴道pH＞4.5，多为5.0～5.5；③胺臭试验阳性：取阴道分泌物少许放在玻片上，加10%氢氧化钠（钾）1～2滴，产生一种烂鱼肉样腥臭气味即为阳性。3条中有2条阳性可诊断细菌性阴道病。阴道清洁度检查见表2-1。

表 2-1 阴道清洁度分度

清洁度	阴道杆菌	球菌	杆菌	上皮细胞	脓细胞或白细胞
Ⅰ度	++++	－	++++	++++	0～5 个/HP
Ⅱ度	++	－	++	++	5～15 个/HP
Ⅲ度	－	++	－	－	15～30 个/HP
Ⅳ度	－	++++	－	－	＞30 个/HP

阴道清洁度的判定标准注释如下。

Ⅰ度　镜下以阴道杆菌为主，并可见大量上皮细胞。

Ⅱ度　有部分阴道杆菌，上皮细胞亦可见，也有部分脓细胞和杂菌。

Ⅲ度　只见少量阴道杆菌和上皮细胞，但有大量脓细胞和其他杂菌。

Ⅳ度　镜下无阴道杆菌，几乎全是脓细胞和大量杂菌。

清洁度为Ⅰ～Ⅱ度时视为正常，Ⅲ～Ⅳ度为异常，多为阴道炎，同时常可发现病原菌、真菌或滴虫等病原体。单纯清洁度增高而不见滴虫、霉菌者，可见于非特异性阴道炎。在卵巢功能不足，雌激素功能减低时，阴道上皮增生较差，糖原减少，阴道杆菌也少，易感染杂菌，也可使阴道清洁度变差。

【护理配合】

1. 向患者讲解阴道分泌物悬滴检查的意义及方法，解除其紧张情绪，取得配合。
2. 取材所用消毒的棉拭子必须清洁干燥，不沾有任何化学药品或润滑剂。
3. 已婚妇女可行窥阴器暴露，未婚妇女不可使用窥阴器暴露。
4. 阴道窥器插入前必要时可用少许生理盐水湿润。
5. 告知患者采集前 24h 禁止性交、盆浴、阴道检查、阴道灌洗及局部用药等，以免影响检查结果；月经期、阴道异常出血时禁忌检查。
6. 将检查结果及时告知患者并做好解释。

任务二　阴道脱落细胞检查

阴道脱落细胞检查是通过取材阴道不同部位脱落的上皮细胞进行涂片检查，以辅助诊断妇科疾病的一项常用检查方法。阴道脱落细胞受卵巢激素的影响呈周期性变化，包括来自阴道上段、宫颈阴道部、内生殖器及腹腔的上皮细胞，以前二者为主，故阴道脱落细胞检查既可反映体内激素水平的变化，又可协助诊断生殖器官的恶性肿瘤并观察其疗效，是一种简单、经济、实用的辅助检查方法。但阴道脱落细胞检查只能作为初步筛查手段，确诊必须经组织学检查。

【操作前准备】

1. 患者准备　核对患者，解释检查目的及方法，协助患者取膀胱截石位。

2. 用物准备　阴道窥器、宫颈刮板、宫颈吸管、清洁干燥载玻片、聚维酮碘消毒液、生理盐水、棉球、棉签、装有固定液的标本瓶。

3. 环境准备　检查室清洁，温度适宜，有屏风遮挡。

【操作方法】

1. 阴道涂片　主要是了解卵巢或胎盘功能。

(1) 阴道侧壁刮片法（图 2－1）：适用于已婚妇女。受检者取膀胱截石位，用阴道窥器扩张阴道，用刮片在阴道侧壁上 1/3 处轻轻刮取少许分泌物，薄而均匀地涂于玻片上，放入装有固定液的标本瓶内。

(2) 棉签采集法：适用于未婚妇女。方法是将卷紧的无菌棉签蘸少许生理盐水浸湿后伸入阴道，在其侧壁的上 1/3 处轻卷后缓慢取出，横放在玻片上往一个方向滚涂再放入装有固定液的标本瓶内。

2. 宫颈刮片法（图 2－2）　该法是筛查早期宫颈癌的重要方法，具有简便易行、结果可靠的优点。用阴道窥器暴露子宫颈，用无菌干棉签轻轻拭去宫颈表面黏液，在宫颈外口鳞-柱状上皮交界处，将宫颈刮板以外口为中心轻轻旋刮 1 周，然后放入装有固定液的标本瓶内。

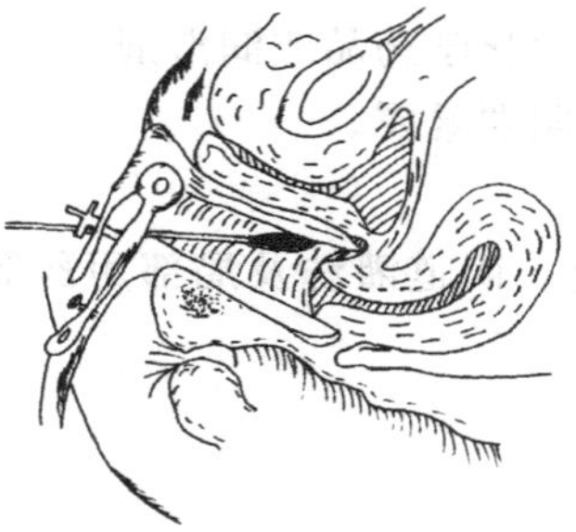

图 2－1　阴道侧壁刮片法

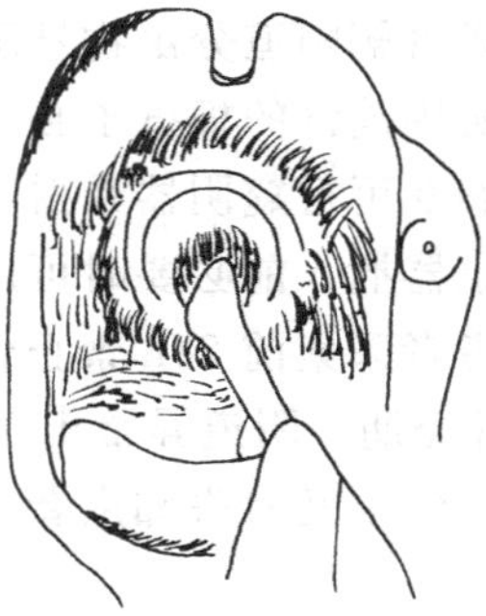

图 2－2　宫颈刮片法

3. 宫颈管涂片（图 2－3）　主要用于了解宫颈管内情况。将宫颈表面分泌物拭净后，以刮板放入宫颈口内，轻轻刮取 1 周，即在宫颈管内旋转 360°，将分泌物涂片，放入装有固定液的标本瓶内。

4. 宫腔抽吸涂片（图 2－4）　适用于可疑颈管癌或子宫内膜癌者。操作步骤：①严格消毒外阴、阴道及宫颈，用阴道窥器暴露宫颈；②用探针探测宫腔方向和深度；③选择直径为 1～5mm 不同型号的塑料管，一端连于干燥无菌注射器，用大镊子将塑料管另一端送入宫腔内达宫底部，上下左右移动，轻轻抽吸注射器以吸取分泌物；④取出吸管，将吸得的标本涂片放入装有固定液的标本瓶内。

5. 局部印片　常用于外阴及阴道的可疑病灶。用清洁玻片从病变部位表面直接印片经固定染色后镜检。

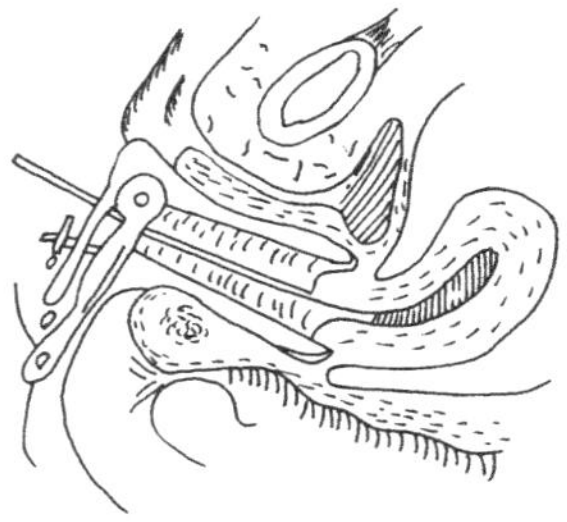
图 2-3 宫颈管涂片

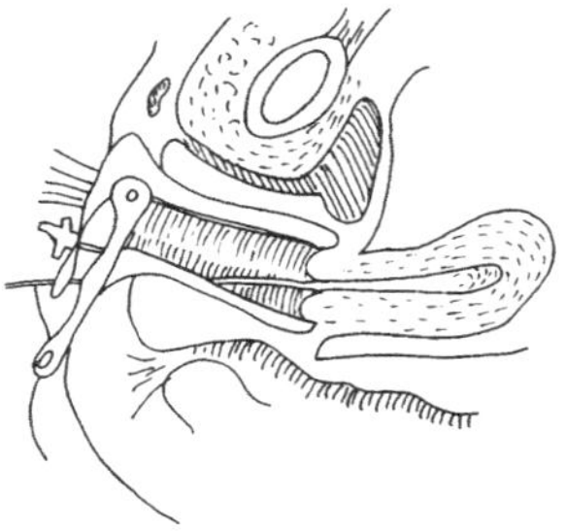
图 2-4 宫腔抽吸涂片

【结果判断】

阴道细胞学诊断的报告形式主要为分级诊断及描述性诊断两种。目前，我国多数医院仍采用分级诊断，临床常用巴氏五级分类法。近年来更推荐应用 TBS 分类法及其描述性诊断。

（一）巴氏五级分类法

1. 巴氏Ⅰ级　完全正常（为正常阴道细胞涂片）。

2. 巴氏Ⅱ级　炎症（细胞核普遍增大，核染色质较粗，也可见核周晕或胞质内空泡，但染色质分布尚均匀）。一般属良性改变或炎症，多见于绝经后或育龄伴有宫颈炎症者，临床分为$Ⅱ_A$和$Ⅱ_B$。$Ⅱ_B$是指个别细胞核异质明显，但又不支持恶性；其余为$Ⅱ_A$。

3. 巴氏Ⅲ级　可疑癌（主要是核异质，表现为核大深染，核形不规则或双核）。对不典型细胞，性质尚难肯定，需立即做进一步确诊。

4. 巴氏Ⅳ级　高度可疑癌（细胞有恶性特征，但在涂片中恶性细胞较少）。需全面检查。

5. 巴氏Ⅴ级　确定癌，具有典型的多量癌细胞。

（二）TBS 分类法及其描述性诊断内容

为使细胞学的诊断与组织病理学术语一致，并与临床处理密切结合，1988 年美国制定了阴道细胞 TBS（the Bethesda system）命名系统。国际癌症组织协会于 1991 年对宫颈/阴道细胞学的诊断报告正式采用了 TBS 分类法。TBS 分类法改良了以下 3 方面：将涂片制作质量作为细胞学检查报告的一部分；对病变的必要描述；给予细胞病理学诊断并提出治疗建议。TBS 描述性诊断报告主要包括以下内容。

1. 良性细胞学改变

（1）感染

1）原虫：滴虫或阿米巴原虫阴道炎。

2）细菌：①球杆菌占优势，发现线索细胞，提示细菌性阴道病；②杆菌形态提示放线菌感染；③衣原体感染，建议临床进一步证实；④其他。

3）真菌：①形态提示念珠菌感染；②形态提示纤毛菌（真菌样菌）；③其他。

4）病毒：①形态提示疱疹病毒感染；②形态提示巨细胞病毒感染；③形态提示人类乳头瘤病毒（HPV）感染（HPV 感染包括鳞状上皮轻度不典型增生，应进一步证实）；④其他。

（2）性细胞学改变：①细胞对炎症的反应性改变（包括化生细胞）；②细胞对损伤（包括活组织检查、激光、冷冻和电灼治疗等）的反应性改变；③细胞对放疗和化疗的反应性改变；④宫内节育环（IUD）引起上皮细胞的反应性改变；⑤萎缩性阴道炎；⑥激素治疗的反应性改变；⑦其他。前 3 种情况亦可出现修复细胞或不典型修复细胞。

2. 鳞状上皮细胞异常　①不典型鳞状细胞：包括无明确诊断意义的不典型鳞状细胞和不典型鳞状细胞，不排除高度鳞状上皮细胞内病变（high-grade squamous intraepithelial lesions，HSILs）；②低度鳞状上皮细胞内病变（low-grade squamous intraepithelial lesions，LSILs）：与 CINⅠ术语符合；③高度鳞状上皮细胞内病变：包括 CINⅡ，CINⅢ和原位癌；④鳞状细胞癌：若能明确组织类型，则按下述报告：角化型鳞癌；非角化型鳞癌；小细胞型鳞癌。

3. 腺上皮细胞改变　①不典型腺上皮细胞（AGC）：包括宫颈管细胞 AGC 和宫内膜细胞 AGC；②腺原位癌（AIS）；③腺癌：若可能，则判断来源，包括宫颈管、子宫内膜或子宫外。

4. 其他恶性肿瘤。

【护理配合】

1. 向患者讲解阴道脱落细胞检查的意义及方法，解除患者紧张情绪，取得配合。

2. 阴道窥器、刮板、吸管、宫腔探针、长棉签等物品需无菌及干燥，不可涂抹化学物品或润滑剂，必要时可用生理盐水湿润。

3. 载玻片需行脱脂处理，取材后应做好标记，以免混淆患者姓名和取材部位。

4. 告知患者检查前 3 天停止阴道冲洗或用药；检查前 24h 禁做阴道检查，禁止性生活；经期及生殖器官急性炎症期禁做阴道脱落细胞检查。

5. 嘱患者检查后注意保持外阴、阴道清洁。

6. 嘱患者及时取回化验结果并反馈给医生，以免贻误治疗。

7. 卵巢功能检查者，告知患者要进行预约，并为其制订月经周期的检查计划。

任务三　宫颈或颈管活体组织检查

子宫颈活体组织检查简称宫颈活检，是对宫颈可疑病变处取小部分组织做病理学检查，以确定病变性质的一项妇产科常见诊疗技术。临床常用的方法有：钳取术、宫颈管搔刮术、宫颈锥形切除术。适用于：①可疑宫颈癌或慢性特异性宫颈炎需要明确诊断者。②宫颈脱落细胞学涂片检查巴氏Ⅲ级或Ⅲ级以上者；巴氏Ⅱ级经抗感染治疗后仍为Ⅱ级者；TBS 分类鳞状细胞异常者。③宫颈细胞学检查已查到癌细胞，需要进一步确定浸润范围者。④阴道镜检查时反复可疑阳性或阳性者。

【操作前准备】

1. 患者准备　核对患者，解释检查的目的及方法，协助患者取膀胱截石位。

2. 用物准备　阴道窥器、宫颈钳、刮匙、宫颈活检钳、手术刀、无齿长镊、导尿管、聚维酮碘消毒液、洞巾、无菌小纱布、带尾线的宫颈棉球及棉签数根、普通棉球数个、装有固定液的标本瓶。

3. 环境准备　检查室清洁，温度适宜，有屏风遮挡。

【操作方法】

（一）钳取术

1. 嘱受检者排空膀胱后，取膀胱截石位。

2. 常规消毒外阴，铺无菌巾。

3. 用阴道窥器暴露子宫颈，拭净分泌物，消毒宫颈和阴道。

4. 用活检钳（图 2－5）在宫颈外口鳞-柱状上皮交界处或肉眼糜烂较深处取材，如疑为宫颈癌者，在宫颈 3、6、9、12 点钟处用活检钳各钳取一块组织；为提高取材准确性，可在阴道镜指引下取材或在宫颈阴道部涂以聚维酮碘，选择不着色区多点取材（图 2－6）。

5. 将钳取的组织分别放入盛有固定液的标本瓶中，并注明钳取部位。

6. 术后用带尾线的棉球压迫钳取部位，并将尾端留在阴道口外，24h 后取出。外阴部小赘生物也可自蒂部剪下或钳取，送病理学检查。

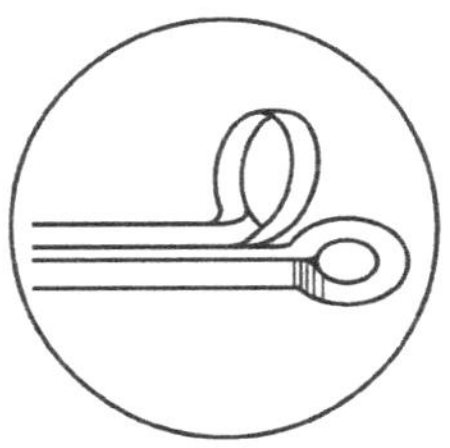

图 2－5　活检钳头部

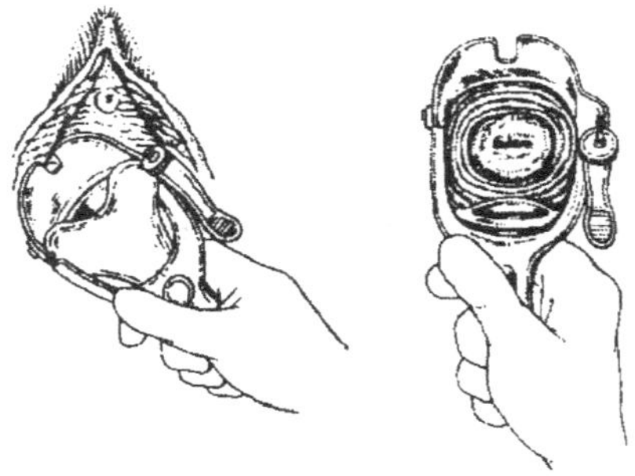

图 2－6　点切取材法

（二）宫颈管搔刮术

宫颈管搔刮术（图 2－7）用于判断宫颈管内有无病变或癌变侵犯程度。用阴道窥器暴露宫颈并消毒，将刮匙伸入宫颈管内全面搔刮 1～2 圈，刮出组织送病理检查。

（三）宫颈锥形切除术

宫颈锥形切除术（图 2－8）用于治疗宫颈重度不典型增生；明确宫颈浸润癌病变累及程度，以决定手术范围；宫颈刮片细胞学检查多次查到癌细胞，但宫颈多处活检及分段诊刮均未发现癌灶者。

1. 蛛网膜下腔或硬膜外阻滞麻醉下，患者取膀胱截石位，常规消毒外阴和阴道，铺无菌巾。

2. 导尿后用阴道窥器暴露宫颈并消毒阴道、宫颈及宫颈管。

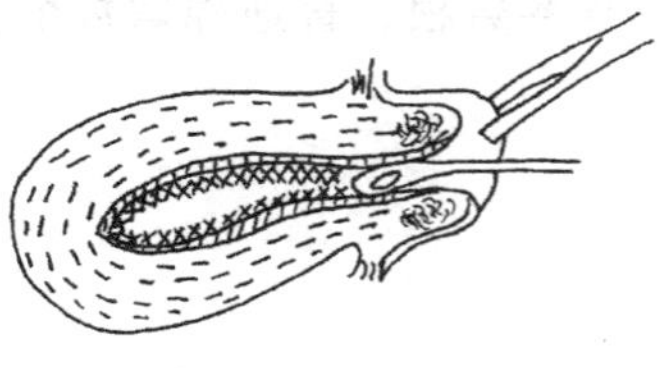

图 2-7 宫颈管搔刮术

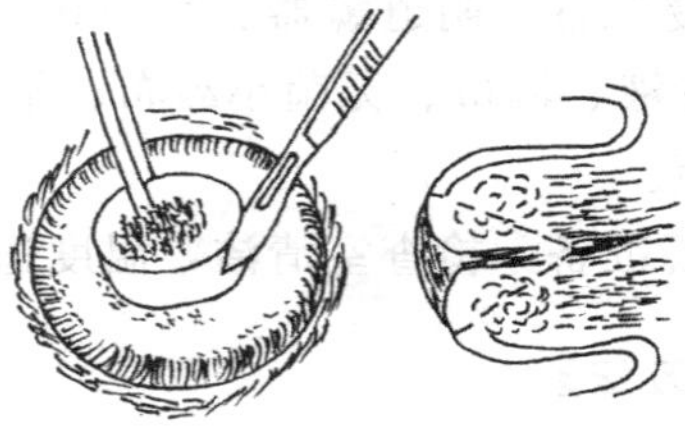

图 2-8 宫颈锥形切除术

3. 用宫颈钳夹住宫颈前唇向外牵引，扩张宫颈管并做宫颈管搔刮术。宫颈涂碘液，在病灶外或碘不着色区外 0.5cm 处，用尖刀在宫颈表面做环形切口，深约 0.2cm（包括宫颈上皮及少许皮下组织）。再按 30°～50°向内做宫颈锥形切除。根据不同的手术指征，可深入宫颈 1～2cm做锥形切除。

4. 将切下组织 12 点钟处做一标记放入盛有固定液的标本瓶中，并做好标志。

5. 用无菌纱布卷填塞创面，压迫止血。若有动脉出血，可用肠线缝扎止血，也可加用止血粉、吸收性明胶海绵、凝血酶等止血。

6. 术后留置导尿管 24h，持续开放。

【护理配合】

（一）术前准备

1. 向受检者介绍子宫颈活检的临床意义、目的及操作过程，以取得其配合。
2. 近月经期或月经期不宜行活检术，以防感染和出血过多。
3. 患生殖器急性炎症者，治愈后方可活检，以免炎症扩散。
4. 妊娠期原则上不做活检以避免流产、早产，但临床高度怀疑宫颈恶性病变者仍应检查。

（二）术中配合

1. 对多点钳取的组织标本瓶上应注明取材部位。
2. 护理人员应陪伴在受检者身边，给予心理支持。

（三）术后护理

1. 嘱受检者于 12h 后自行取出阴道内纱条，注意阴道流血情况，如出血多，必须立即就诊。
2. 术后注意保持外阴及阴道清洁，宫颈锥形切除术后 2 个月内禁止盆浴及性生活。
3. 用抗生素预防感染。
4. 按时复诊，术后 6 周探查宫颈管有无狭窄。

任务四　诊断性刮宫

诊断性刮宫简称诊刮，是诊断宫腔疾病的重要方法之一。目的是刮取宫腔内容物（子宫内膜和其他组织）做病理检查协助诊断，并指导治疗。若疑有宫颈管病变，需对宫颈管及宫腔分步进行诊刮，简称分段诊刮。适用于：①子宫异常出血或阴道排液，需证实或排除子宫内膜癌、宫颈管癌或其他病变。②月经失调，需要了解子宫内膜变化及其对性激素的反应，刮宫不仅有助于诊断，还有助于止血。③宫腔内组织残留或功能失调性子宫出血导致长期大量阴道出血时，可协助诊断，并有止血效果。④不孕症，需了解有无排卵或子宫内膜病变。⑤绝经后子宫出血或老年患者疑有子宫内膜癌，或需要了解宫颈管是否被累及时，需进行分段诊刮。

【操作前准备】

1. 患者准备　核对患者，解释诊刮术的目的及方法，取得患者配合，并嘱其排空膀胱。

2. 用物准备　阴道窥器、宫颈钳、洞巾、长持物钳、子宫探针、有齿卵圆钳、宫颈扩张器4～8号各1根、钝锐刮匙各1把、脚套、弯盘，纱布、棉球若干、棉签数根、聚维酮碘消毒液，装有固定液的标本瓶。必要时备输血、输液用具，抢救药品、吸氧设备。

3. 环境准备　检查室清洁，温度适宜，有屏风遮挡。

【操作方法】

1. 一般不需麻醉，患者术前排空膀胱，取膀胱截石位，外阴、阴道常规消毒后铺无菌孔巾。

2. 做双合诊查清子宫的位置、大小及附件情况。

3. 用阴道窥器暴露宫颈，清除阴道分泌物后，再次消毒宫颈与宫颈管；然后用宫颈钳夹宫颈前唇或后唇，用探针探测子宫方向及宫腔深度。

4. 按子宫屈向，用宫颈扩张器逐号扩张颈管至可送入中型刮匙。

5. 于阴道后穹窿处置盐水纱布一块，以收集刮出的内膜碎块。以小刮匙从宫底至宫颈内口方向，由前、后壁及两侧壁全面刮取宫腔内膜，尤其注意宫底和两侧角部，力求刮尽所有内膜。

6. 刮宫时要注意以下几点：①宫腔有无变形及高低不平。②分段诊刮常用于确定疾病原发部位在子宫颈管或是子宫腔内，刮宫前不探查宫腔深度，以免将宫颈管组织带入宫腔而混淆诊断，要先用小细刮匙取宫颈内组织，然后再刮宫腔内组织。③哺乳期、绝经后、子宫患有恶性肿瘤者，应查清子宫位置并仔细操作，以免子宫穿孔；疑有子宫内膜结核者，注意刮子宫两角部；宫腔内感染者，术前术后使用抗生素。④尽量避免反复刮宫，以免损伤子宫内膜基底层，造成子宫内膜炎或宫腔粘连，甚至闭经。

7. 取下纱布上的全部组织放于装有固定液的标本瓶内，标明患者姓名及取材部位并填写病理申请单送检。

【护理配合】

（一）术前准备

1. 再次询问病史，急性阴道炎、宫颈炎、盆腔炎不宜诊刮。

2. 帮助选择合适的检查时间，不孕症或功能失调性子宫出血患者应在月经前或月经来潮12h内刮宫。术前禁用激素类药物。

3. 向患者耐心解释诊刮的目的、意义及操作过程，以消除其思想顾虑，取得患者知情配合。

4. 填写好病理检查单，并准备好固定标本的小瓶。

5. 预约时应告知患者术前 5 日禁止性生活；对不孕或功能失调性子宫出血者，应择月经前或月经来潮 12h 内进行，以判断有无排卵或黄体功能不良。

6. 主要并发症有出血、子宫穿孔、感染，应备好各种抢救用物，以便术中出现紧急情况时进行抢救。

（二）术中配合

1. 术中做好患者心理护理，协助医生完成手术。

2. 密切观察患者血压、脉搏、呼吸及腹痛情况，如有异常，及时通知医生。

3. 提供给医生术中所需物品，并协助将组织放入已做好标记、装有固定液的小瓶内，立即送病理科检查，记录患者术中及用药情况。

（三）术后护理

1. 术后留观患者 1h，注意腹痛和出血征象，确认无异常后方可回家休息。

2. 术后 2 周内禁盆浴及性交，保持外阴清洁，遵医嘱口服抗生素 3～5 日预防感染。

3. 嘱患者 1 周后到门诊复查恢复情况及了解病理检查结果。

任务五　基础体温测定

基础体温（basal body temperature，BBT）指机体处于静息状态下的体温，它反映了静息状态下的基础能量代谢，又称静息体温。在月经周期中，正常育龄妇女的基础体温随体内雌、孕激素水平的变化而呈周期性变化。在妇科临床中主要用于判断卵巢功能状况，常用于测定有无排卵，确定排卵日期、黄体功能和诊断早孕。

【操作前准备】

1. 患者准备　保证每日正常睡眠习惯与时间。

2. 用物准备　体温计、体温单、笔。

3. 环境准备　卧室温度适宜。

【操作方法】

1. 每晚临睡前将体温计汞柱甩至 36℃以下，并将其放在随手可取的地方。

2. 第 2 日清晨醒后，未进行任何活动，先取体温计放在舌下，测口腔体温 5min。每日测量的时间最好固定，一般在早晨 5：00—7：00 时，夜班工作者应在休息 6～8h 后测量。

3. 将每日测得的体温记录在基础体温单上并连成曲线。

4. 一般需连续测至少 3 个月经周期。

【结果判断】

正常妇女在月经周期中，随着不同时期雌、孕激素分泌量的不同，基础体温也出现周期性变化。成年妇女排卵后，黄体形成产生孕酮，刺激下丘脑的体温调节中枢，使体温上升 0.3～0.5℃，故排卵后基础体温升高，至月经前 1～2 日或月经第 1 日体温又下降，因此，将每日测得的基础体温画成连线，正常月经周期呈前半期低后半期高的双相型（图 2－9，图 2－10）。而无排卵周期中的基础体温始终处于较低水平，呈单相型（图 2－11）。基础体温可呈双相型、单相型或出现高温相异常，高温出现及持续时间反映有无排卵、排卵时间、黄体形成、黄体的发育和退化是否正常。临床上主要用于指导安全期避孕与受孕（推算排卵期）、协助妊娠及月经失调诊断（如黄体功能不足和多囊卵巢综合征等）。对习惯性流产可协助早孕诊断及判定妊娠预后。

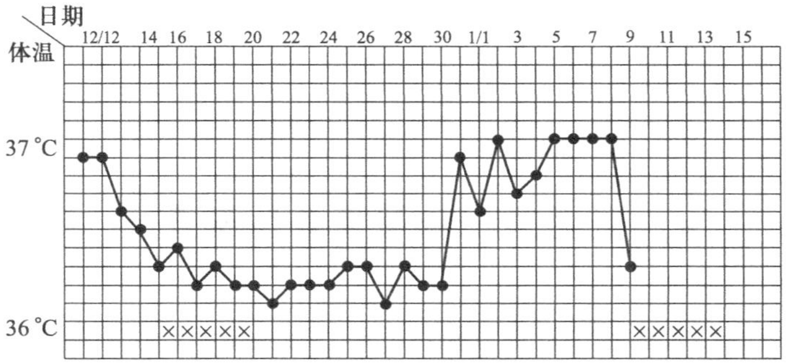

图 2－9　双相型基础体温——黄体期短

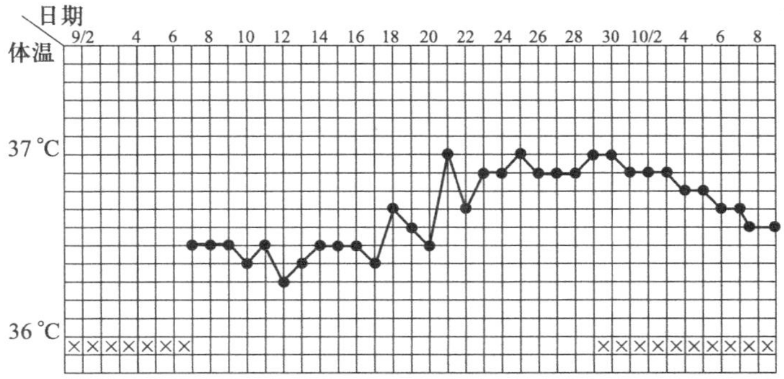

图 2－10　双相型基础体温——黄体萎缩不全

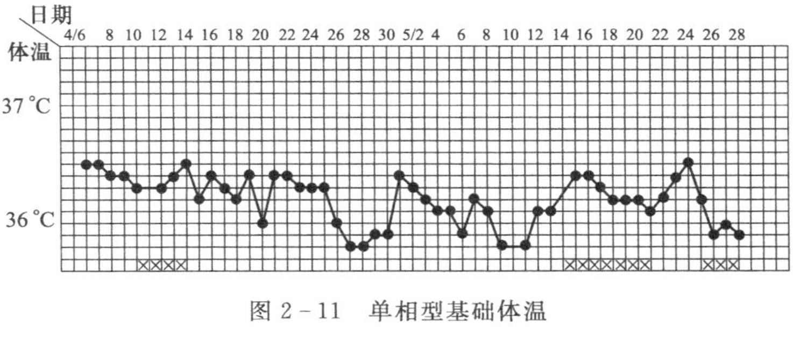

图 2－11　单相型基础体温

基础体温呈双相型，提示有排卵。即在排卵前体温略低，排卵后体温上升 0.3～0.5℃，如未受孕，则于月经前体温下降。基础体温上升持续 18 日可协助诊断早孕，若超过 20 日，早孕诊断准确率达到 100%。基础体温呈单相型，提示无排卵。但体温受许多因素影响，如夜班工作、感冒或其他疾病、性交或服用药物等，生活不规律或睡眠欠佳者不宜使用本法。

【护理配合】

1. 向患者说明检查的目的、方法和要求，一般需连续测量 3 个月经周期以上，故需向患者说明，使其有充分思想准备坚持测量。

2. 指导患者将每日的测量结果及时标记在体温单上，如遇发热、用药、月经期、失眠、感冒、饮酒、性生活等情况亦应如实记载，以便分析时参考。

3. 保持每日睡眠习惯、睡眠时间、测量时间固定不变。

4. 清晨醒后，测量体温前严禁起床、大小便、进食、说话等，以确保结果的准确性。

任务六　输卵管通畅检查

输卵管通畅检查是检查输卵管是否通畅，了解子宫及输卵管腔的形态及输卵管阻塞部位的检查方法。常用方法有输卵管通液术、输卵管造影术。适用于不孕症（性生活及男方精液正常）疑有输卵管阻塞者、输卵管复通术后疗效评价、输卵管轻度粘连的诊断和治疗。

【操作前准备】

1. 患者准备　核对患者，解释输卵管通畅检查的目的及方法，取得配合，并嘱患者排空膀胱。输卵管碘油造影术前需做碘过敏试验。

2. 用物准备　阴道窥器、宫颈钳、子宫颈导管（图 2-12）、长弯钳、20ml 注射器、聚维酮碘消毒液、洞巾、纱布、棉签、生理盐水、庆大霉素、地塞米松。输卵管造影术需在 X 射线下完成，并需要 10ml 注射器，40%碘化油或 76%泛影葡胺溶液。

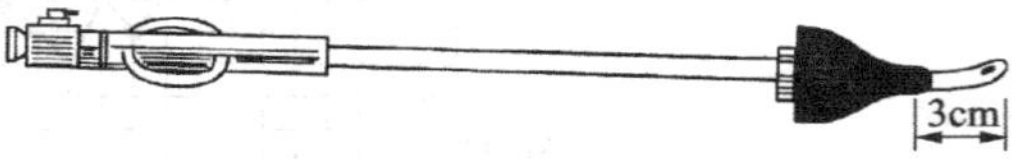

图 2-12　子宫颈导管

3. 环境准备　检查室清洁，温度适宜，有屏风遮挡。

【操作方法】

1. 患者取膀胱截石位，外阴、阴道常规消毒后铺无菌洞巾，双合诊了解子宫位置及大小。

2. 放置阴道窥器充分暴露宫颈，再次消毒阴道穹窿部及宫颈；然后用宫颈钳夹宫颈前唇，沿宫腔的方向置入宫颈导管，并使橡皮塞抵紧宫颈外口（图 2-13）或置入带气囊的双腔宫颈导管，给气囊适当充气或充液，使其紧贴宫颈内口（图 2-14）。

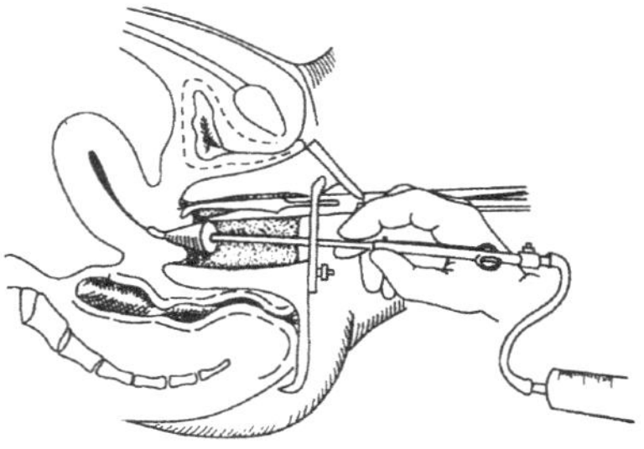

图 2－13　宫颈导管抵紧宫颈外口

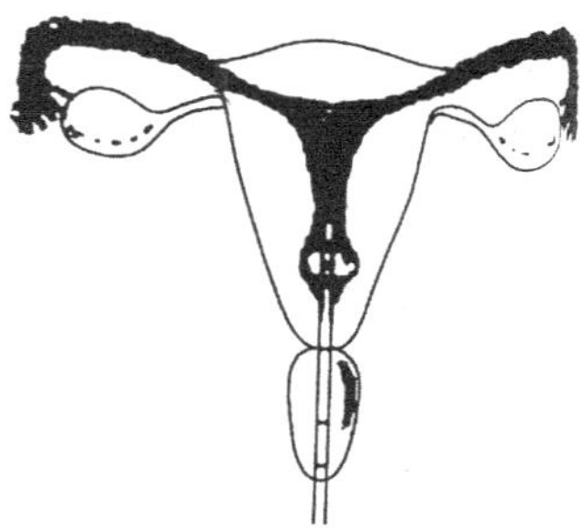

图 2－14　双腔宫颈导管紧贴宫颈内口

3. 用 Y 形管将宫颈导管与压力表、注射器相连，向宫腔内注入生理盐水及抗生素（生理盐水 20ml、庆大霉素 8 万 U、地塞米松 5mg，可加用 0.5%利多卡因 2ml 减少输卵管痉挛），缓慢推注，压力不可超过 160mmHg。

4. 观察推注时阻力大小、推注的液体是否回流、患者下腹部是否疼痛等。

5. 术毕抽出双腔导管气囊内的气体或液体，取出宫颈导管，再次消毒宫颈、阴道后取出阴道窥器。

6. 若为输卵管造影，注入造影剂后，在 X 射线下观察造影剂流经情况并摄片，并于 24h 后（泛影葡胺为 10～20min）第 2 次摄片观察造影剂流入盆腔情况，以判断输卵管是否通畅及阻塞部位。

【结果判断】

1. 输卵管通畅　可顺利推注 20ml 液体且无阻力，压力维持在 80mmHg 以下；或开始推注时稍有阻力，随后阻力消失，无液体回流，患者也无不适感。

2. 输卵管阻塞　勉强注入 10ml 液体即感有阻力，压力表见压力值持续上升，患者感觉下腹胀痛，停止推注后液体又回流至注射器内。

3. 输卵管通而不畅　推注液体时感有阻力，但经加压注入又能推进，说明轻度粘连已被分离，患者感轻微腹痛。

【护理配合】

（一）术前准备

1. 耐心向患者解释检查的意义和方法，消除其思想顾虑并取得其配合。指导患者选择在月经干净后 3～7 日进行检查。

2. 术前 3 日禁性生活；凡有发热，严重心、肺疾病及生殖器官急性炎症或阴道流血者禁行此项检查。

3. 术前 30min 肌内注射阿托品 0.5mg 解痉。

4. 指导患者自解小便，以排空膀胱。

（二）术中配合

1. 为医生提供手术所需用物。操作过程中了解患者的感受，下腹疼痛的性质、程度，并及时报告医生。

2. 所用药液的温度以接近体温为宜，以免液体过冷造成输卵管痉挛。

（三）术后护理

1. 安置患者卧床休息，术后留观 1h，如无异常方可让其回家休息。

2. 告知患者术后少量阴道流血或流液属正常现象，如出血量多，应及时就诊。

3. 术后注意外阴阴道清洁，嘱患者遵医嘱使用抗生素，2 周内禁盆浴和性生活。

任务七　阴道后穹窿穿刺术

子宫直肠陷凹是盆腔最低部位，与阴道后穹窿紧贴，腹腔内积血、渗出液、脓液、肿瘤破碎物及腹水等常积聚于此。阴道后穹窿穿刺（culdocentesis）是根据此生理解剖部位及特点，用穿刺针从阴道后穹窿刺入盆腔取得液体标本，以协助诊断及治疗的一种妇产科常见诊疗技术。适用于：①疑有腹腔内出血时，如宫外孕、卵巢黄体破裂等。②疑盆腔内有积液、积脓时，了解积液性质，也可行盆腔脓肿的穿刺引流及局部药物注射。③盆腔肿块位于直肠子宫陷凹内可经后穹窿穿刺直接抽吸肿块内容物做涂片，行细胞学检查。④B 型超声介导下行卵巢子宫内膜异位囊肿或输卵管妊娠部位注药治疗。⑤B 型超声介导下经阴道后穹窿穿刺取卵，用于各种助孕技术。

【操作前准备】

1. 患者准备　核对床号、姓名，向患者解释阴道后穹窿穿刺术的目的及方法，取得配合，并嘱患者排空膀胱。

2. 用物准备　弯盘、阴道窥器、卵圆钳、宫颈钳、10ml 无菌注射器、18～22 号穿刺针、无菌试管、无菌治疗巾、洞巾、无菌纱布、棉签、棉球若干、聚维酮碘消毒液、标本瓶。

3. 环境准备　检查室清洁，温度适宜，有屏风遮挡。

【操作方法】

1. 协助患者取膀胱截石位，常规消毒外阴、阴道后铺洞巾。

2. 行阴道检查了解子宫、附件情况，注意阴道后穹窿是否膨隆。

3. 用阴道窥器扩张阴道，暴露宫颈和后穹窿，并再次消毒。

4. 用宫颈钳夹宫颈后唇，向前提拉，充分暴露阴道后穹窿。

5. 用 18～22 号长穿刺针头接 5～10ml 注射器，于阴道后穹窿中央部与宫颈平行方向刺入（图 2－15），如为肿物，则选择最突出或囊性感最明显的部位刺入。有落空感后立即抽吸，必要时适当改变穿刺方向或深浅度，如无液体抽出，可边退针边抽吸（穿刺时注意进针方向、深度，以免损伤直肠，如伤及直肠，立即拔出针头，重新消毒后更换针头及注射器再穿刺）。

6. 拔出针头后，局部以无菌纱布压迫片刻，血止后取出阴道窥器。

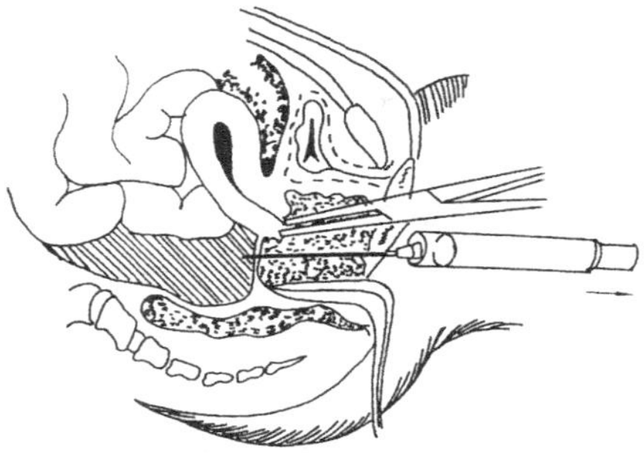

图 2-15 阴道后穹窿穿刺术

【结果判断】

观察抽出液的颜色、性状，如抽出液为鲜血，应静置 4～5min 观察是否凝集，如凝集为血管内血液，不凝则为腹腔内血液，多为异位妊娠、黄体破裂等；若抽出液为不凝固的陈旧血或血块，则可能为陈旧性宫外孕；若抽出液为黏液，甚至脓液，多为盆腔炎性渗出液。

【护理配合】

（一）术前准备

1. 向患者解释检查的目的和要求，消除思想顾虑，取得患者配合。协助患者取膀胱截石位。

2. 盆腔严重粘连或疑有肠管与子宫后壁粘连，临床高度怀疑恶性肿瘤，异位妊娠准备采用非手术治疗者，应避免穿刺。

（二）术中配合

1. 及时提供手术用物，协助医生完成穿刺。

2. 穿刺过程中密切观察生命体征变化，注意有无面色苍白及剧烈腹痛等，有异常及时通知医生。

（三）术后护理

1. 术后整理用物，安置患者休息。

2. 观察阴道流血情况，24h 后取出阴道内填塞纱布。

3. 嘱患者保持外阴清洁。

4. 观察抽出液的性状并及时送检，如抽出血液暗红、不凝固（静置 6min 以上仍不凝固）为腹腔内出血，应迅速抢救并做好剖腹探查的术前准备。

任务八 超声检查

超声检查是向人体内部发射超声波，并接收其回声信号所显示的波形、图像及信号音来进行疾病诊断的一种检查方法。超声检查无痛、无创伤，诊断较准确、迅速，可以重复检查，随访观察方便，已成为妇产科首选的影像学诊断方法。常用的超声检查主要有 B 型超声和彩色多普勒超声检查，经腹和经阴道两种方式。适用于：①葡萄胎、子宫肌瘤、卵巢肿瘤、输卵管积水等盆腔病变；②宫内节育器在宫腔的位置、形状等的诊断；③进行宫腔手术监视指引，进行卵泡发育的监测、穿刺取卵。

【检查类型】

（一）B型超声检查

B型超声检查是应用二维超声诊断仪，在荧光屏上以强弱不等的光点、光团、光带或光环，显示探头所在部位脏器或病灶的断面形态及其与周围器官的关系，并可做实时动态观察和照相。

1. 经腹部B型超声检查　选用弧阵探头和线阵探头，常用频率为3.5MHz。检查前适度充盈膀胱，形成良好的“透声窗”，便于观察盆腔内脏器和病变。探测时受检者取仰卧位，暴露下腹部，检查区皮肤涂耦合剂。检查者手持探头以均匀适度的压力滑行探测观察。根据需要做纵断、横断和斜断等多断层面扫查。

2. 经阴道B型超声检查　选用高频探头（5～7.5MHz），可获得高分辨率图像。检查前，探头需常规消毒，套上一次性使用的橡胶套（常用避孕套），套内外涂耦合剂。受检者需排空膀胱，取膀胱截石位，将探头轻柔地放入其阴道内，根据探头与监视器的方向标记，把握探头的扫描方向。经阴道B型超声检查，受检者不必充盈膀胱，操作简单易行，无创无痛，尤其对急诊、肥胖患者或盆腔深部器官的观察，超声效果更佳。而对超出盆腔的肿物，无法获得完整图像。无性生活史者不宜选用。

（二）彩色多普勒超声检查

彩色多普勒和频谱多普勒同属于脉冲多普勒超声检查，采用距离选通技术，可进行定点血流测定。利用靶识别技术经过计算机的编码，朝向探头编码为红色，背离探头编码为蓝色，构成一幅血流显像图。而频谱多普勒的曲线纵向表示血流的方向，朝向探头的血流曲线显示在基线之上，背离探头的血流曲线显示在基线之下。在妇产科领域中，用于评估血管收缩期和舒张期血流状态的三个常用指数为阻力指数（RI）、搏动指数（PI）和收缩期与舒张期的比值（S/D）。彩色超声探头也包括腹部和阴道探头，受检前的准备及体位与B型超声检查相同。

（三）三维超声检查

三维超声检查（3-dimension ultrasonography imaging，3-DUI）可显示出超声的立体图像，构成立体图像的方法有数种，目前应用的仪器多为在二维图像的基础上利用计算机进行三维重建。即用探头对脏器进行各种轴向的扫查，将二维图像加以存储，然后由计算机合成立体图像，有静态三维超声和动态三维超声两种。静态三维影像以空间分辨力为主，动态三维影像以时间分辨力为主，目前尚未达到实时三维图像，三维超声诊断法对心脏、大血管等许多脏器在方位观察上有突出的优越性。

【护理配合】

1. 向患者说明检查的意义，消除其紧张心理。

2. 指导患者取仰卧位，暴露受检部位。注意保护患者的隐私。

3. 经腹B型超声检查通常需要在憋尿情况下进行，在检查前半小时至1h需要饮水1000ml左右，并且要憋尿憋到最大限度。

4. 充盈膀胱适用于：①需要检查盆腔脏器的患者（尤其是盆腔肿物＞8cm者）；②早期妊娠；③妊娠晚期出血，疑为前置胎盘者；④妊娠合并宫颈疾病，如宫颈机能不全或宫颈肌瘤。

5. 经阴道B型超声检查不需要憋尿，但不适合阴道有出血者（如月经期、阴道不规则出血）及生殖道传染病患者（如阴道炎、性病）。对其他一些宫颈、阴道、外阴疾病者也要谨慎选用，以防感染、出血。

6. 检查完毕帮助患者擦去耦合剂，膀胱充盈者嘱其尽快排尽尿液。

【妇科应用】

（一）B型超声检查

1. 子宫肌瘤　是妇科最常见的良性肿瘤，其声像图为子宫体积增大，形态不规则，肌瘤常为低回声、等回声或中强回声。目前腹部超声能分辨直径0.5cm子宫前壁肌瘤，并可对肌瘤进行较精确定位。肌壁间肌瘤可挤向宫腔，使子宫内膜移位或变形；黏膜下肌瘤可见子宫增大，轮廓光滑，但肌瘤突向宫腔内，子宫内膜被肌瘤压迫及推移；浆膜下肌瘤则突出于浆膜下。

2. 子宫腺肌病和腺肌瘤　子宫腺肌病的声像特点是子宫均匀增大，子宫断面回声不均，有低回声区和强回声区；子宫腺肌瘤时子宫呈不均匀增大，其内散在小蜂窝状无回声区。

3. 盆腔炎　盆腔炎性包块与周围组织粘连，边界不清；积液或积脓时无回声或回声不均。

4. 卵巢肿瘤　卵巢肿瘤表现为卵巢增大，内为单房或多房的液性无回声区或混合性回声团。若肿块边缘不整齐、欠清楚，囊壁上有乳头，内部回声强弱不均或无回声区中有不规则强回声团，常累及双侧卵巢并伴腹水者，应考虑为卵巢癌。经阴道超声发现盆腔深部小肿块，显示其内部细微结构，已成为早期筛选卵巢癌的重要辅助项目。

5. 监测卵泡发育　通常从月经周期第10日开始监测卵泡大小，正常卵泡每日增长1.6mm，排卵前卵泡约达20mm。

6. 探测宫内节育器　通过对宫体的扫查，能准确地诊断宫内节育器在宫腔的位置及显示节育器的形状。可发现节育器位置下移。当节育器嵌顿、穿孔或向外游走时，可在子宫肌壁间或子宫外发现节育器的强回声。嵌顿的节育器最好在超声引导下取出。

7. 介入超声的应用　在阴式超声引导下可对成熟卵泡进行采卵；对盆腔囊性肿块穿刺，判断囊肿性质，并可注入药物进行治疗。随着助孕技术的发展，介入超声还可用于减胎术。

（二）彩色多普勒超声检查

利用彩色多普勒超声能很好地判断盆、腹腔肿瘤的边界及肿瘤内部血流的分布，尤其对滋养细胞肿瘤及卵巢恶性肿瘤，其内部血流信息明显增强，有助于诊断。

（三）三维超声波扫描技术

利用三维超声分析手段，对盆腔脏器结构及可能的病变组织进行三维重建，可以较清晰地显示组织结构或病变的立体结构，呈现二维超声难以达到的立体逼真的图像，有助于盆腔脏器疾患的诊断，特别是良、恶性肿瘤的诊断和鉴别诊断。

任务九 腹腔镜检查

腹腔镜手术是在密闭的盆、腹腔内进行检查或治疗的内镜手术。近10年随着腹腔设备、器械不断更新，腹腔镜已普遍用于腹腔疾病的检查及治疗。常用于检查临床诊断较困难的妇科病，如内生殖器发育异常、肿瘤、炎症、多囊卵巢综合征、子宫内膜异位症、子宫穿孔及原因不明的腹痛等。在腹腔镜下还可行输卵管通液术、绝育术、盆腔异物取出术、异位子宫内膜粘连松解及小病灶电灼等手术。

诊断性腹腔镜手术（diagnostic laparoscopy）主要适用于：①怀疑子宫内膜异位症——腹腔镜是确诊的金标准方法；②治疗无效及不明原因的急、慢性腹痛和盆腔痛；③对不孕、不育患者明确或排除盆腔疾病及判断输卵管通畅程度，并观察排卵情况；④不明原因的盆腔积液；⑤疑有内生殖器官畸形；⑥月经紊乱疑有多囊卵巢。

手术性腹腔镜手术（operative laparoscopy）可用于以下疾病的治疗：①输卵管妊娠；②输卵管因素所致不孕症；③子宫内膜异位症；④恶性肿瘤的盆腔内置管化疗；⑤盆腔脏器穿孔的确诊和修补；⑥计划生育手术；⑦子宫肌瘤切除；⑧卵巢良性肿瘤切除；⑨镜下吸取成熟的卵子培育试管婴儿。

【术前准备】

1. 详细采集病史　以准确掌握其指征。严重心肺功能不全、盆腔肿块过大、弥漫性腹膜炎或腹腔大出血、腹腔内广泛粘连、膈疝、凝血系统功能障碍、过于肥胖者禁行腹腔镜。

2. 术前检查　行全身体格检查、盆腔检查。辅助检查包括阴道分泌物检查、宫颈刮片细胞学检查，术前1周内心电图及胸部X射线检查排除心血管疾病，术前3个月内肝肾功能检查示正常，常规进行血生化检查及乙肝病毒抗原抗体检测。卵巢肿瘤患者常规进行CA125、CA19-9、AFP等肿瘤标志物测定。

3. 肠道、泌尿道、阴道准备　手术前1日肥皂水灌肠。手术性腹腔镜手术前3日行肠道准备（口服抑肠道菌抗生素3日，无渣半流饮食2日，手术前1日禁食并补液2 500～3 000ml，手术当日禁食）。术前留置导尿管，有阴道操作的手术术前行阴道冲洗3日。

4. 腹部皮肤准备　尤其应注意脐孔的清洁。

5. 体位　术时需取头低臀高并倾斜15°～25°，可使肠管滑向上腹部，以暴露盆腔术野。

诊断性腹腔镜手术可选用局麻或硬膜外麻醉加静脉辅助用药麻醉，手术性腹腔镜手术则应以选择气管内插管麻醉为宜。

【操作步骤】

1. 常规消毒　范围涉及腹部及外阴、阴道、留置导尿管和放置举宫器（无性生活史者不用）。

2. 人工气腹　距脐孔旁2cm处用布巾钳向上提起腹壁，用气腹针于脐孔正中处与腹部皮肤呈 90°穿刺进入腹腔，连接自动 CO_2 气腹机，以 CO_2 充气流量 1～2L/min 的速度充入 CO_2，腹腔压力达 15mmHg 时，机器停止充气，拔去气腹针。

3. 放置腹腔镜　根据套管针外鞘直径，切开脐孔下缘皮肤 10～12mm，用布巾钳提起腹壁，与腹部皮肤呈 90°用套管针从切开处穿刺进入腹腔，去除套管针针芯，连接好 CO_2 气腹机，将腹腔镜自套管针鞘进入腹腔，打开冷光源，即可见盆腔视野。

4. 腹腔镜观察　按顺序常规检查盆腔，检查后根据盆腔情况进行输卵管通液、卵巢活检等进一步检查。

5. 腹腔镜手术

(1) 操作孔穿刺：应在腹腔镜的指导下，避开腹壁血管，特别是腹壁下动脉，选择腹部相当于麦氏切口位置的上下位置进行第二、三穿刺。根据需要还可以在耻骨联合上方正中 2～4cm 进行第四穿刺。再插入必要的器械操作。

(2) 手术操作基础：必须具备以下操作技术条件方可进行腹腔镜手术治疗：①用腹腔镜跟踪、暴露手术野；②熟悉镜下解剖；③组织分离；④注水分离；⑤组织切开；⑥止血；⑦套圈结扎；⑧腔内打结、腔外打结；⑨缝合；⑩应用电能手术及其他能源使用。

(3) 手术操作原则：按经腹手术的操作步骤进行镜下手术。

6. 手术结束　用生理盐水冲洗盆腔，检查无出血、无内脏损伤后，停止充入 CO_2 气体，并放尽腹腔内 CO_2，再取出腹腔镜及各穿刺点的套管针鞘，10mm 以上的穿刺口行皮内缝合。

【护理配合】

1. 术前准备

(1) 心理护理：由于病痛和手术涉及个人隐私，影响家庭和夫妻生活，所以患者思想顾虑多、压力大，故应注意心理社会因素对患者康复的影响。详细询问现病史、过去史、生育史、月经史、本次月经时间；解释本次检查的必要性、检查的方式和方法；向患者及家属介绍检查目的和方法，消除患者紧张和恐惧心理，使其积极配合手术。

(2) 备皮：同腹部手术范围备皮。

(3) 监测生命体征，复核各项辅助检查结果，排除禁忌证（严重心肺功能不全、腹腔内大出血、急性弥漫性腹膜炎、有较广泛的腹腔粘连、脐部周围有病灶、凝血机制障碍和血液病、过于肥胖）。

(4) 嘱术前排空膀胱。

2. 术中配合

(1) 协助医生，帮助患者摆好体位，注意保护患者身体支撑点的皮肤。

(2) 术中关心患者，指导患者配合操作。

(3) 为医生提供术中用品，密切观察患者生命体征，协助医生顺利完成操作。

3. 术后护理

(1) 用无菌创可贴覆盖穿刺口，安置患者休息，按麻醉要求采取必要体位。

(2) 鼓励患者早期活动，以尽早排尽腹腔内气体。排气后仍可因腹腔残留气体而感到肩痛和上腹部不适，一般无须处理，必要时可采取床尾抬高位以缓解不适。

(3) 嘱术后 2 周内禁止盆浴和性生活，按医嘱给予抗生素预防感染。

(4) 常见并发症有腹膜后大血管损伤、腹壁血管损伤、出血、脏器损伤、皮下气肿、气胸等。术后严密观察伤口有无渗血、腹腔内出血及患者的脉搏、呼吸、血压、有无并发症等情况，如发现异常，应立即报告医生及时进行处理。

任务十　宫腔镜检查

宫腔镜检查（hysteroscopy）采用膨宫介质扩张宫腔，通过纤维导光束和透镜将冷光源经宫腔镜导入宫腔，直视下观察宫颈管、宫颈内口、子宫内膜及输卵管开口，以指导诊刮、取材病理检查及治疗疾病等。该检查可在不需扩张宫颈管的情况下进行，指导内膜活检，并避免或减少盲目诊刮，在临床上有取代诊断性刮宫的趋势。适用于：①异常子宫出血的探查；②不孕症、反复流产的病因诊断；③宫腔内异物（如嵌顿性节育环、流产残留等）的取出，节育器的定位与取出，以及输卵管粘连的治疗；④评价B型超声检查及子宫输卵管碘油造影发现的宫腔异常；⑤非宫颈来源能解释的阴道脱落细胞为癌细胞或可疑癌细胞；⑥子宫内膜单纯性增生过长的诊断及随访；⑦输卵管插管检查、通液、注药；⑧宫腔镜手术前常规检查。

【操作前准备】

1. 患者准备　核对患者，解释检查目的及方法，嘱其排尿，协助患者取膀胱截石位。

2. 用物准备　阴道窥器、宫颈钳、弯盘、敷料钳、卵圆钳、子宫腔探针、宫腔刮匙、宫颈扩张器4～8号各1根，小药杯、纱球2个、纱布数块、棉签数根、5%葡萄糖注射液500ml、庆大霉素8万U、地塞米松5mg。

3. 环境准备　检查室清洁，温度适宜，有屏风遮挡。

【操作方法】

1. 患者取膀胱截石位，外阴、阴道常规消毒铺巾后放置阴道窥器充分暴露宫颈，两次消毒阴道和宫颈。

2. 用宫颈钳夹宫颈前唇，用探针探查宫腔的屈度和深度后适当扩张宫颈至大于镜体外鞘直径半号。

3. 将镜管顺宫腔方向送入宫颈内口，在100mmHg左右的压力下将5%葡萄糖注射液推入，行宫腔冲洗至洗出液清亮。再继续注入5%葡萄糖注射液50～100ml，使宫腔扩张。

4. 观察宫腔　移动镜管，依次观察宫腔全貌，宫底、宫腔前后壁、输卵管开口，在退出过程中观察宫颈内口和宫颈管。然后将镜管缓慢退出。

【护理配合】

1. 术前准备

(1) 检查时间一般于月经干净后1周内检查为宜。

（2）术前需进行全身检查、妇科检查、宫颈脱落细胞学和阴道分泌物检查，全面评估患者一般情况。急性、亚急性生殖道炎症，严重心肺功能不全禁忌行宫腔镜检查和治疗。

（3）术前应详细向患者介绍检查目的、意义及操作过程，以取得知情合作。检查前禁食。

2. 术中配合

（1）陪伴患者，注意观察其生命体征、有无腹痛等，并消除其紧张、恐惧心理。

（2）做好医生术中用物的传递。

3. 术后护理

（1）术后嘱患者卧床1h，严密观察其生命体征、有无腹痛等。

（2）告知患者：检查后2～7日阴道可能有少量血性分泌物，需保持会阴清洁。2周内禁性交、盆浴。

（3）遵医嘱使用抗生素3～5日。

（4）术后主要并发症包括：盆腔感染、损伤、出血、大量灌流导致的过度水化综合征和心脑综合征、术后复发宫腔粘连等，告知患者出现异常情况及时就诊。

任务十一　阴道镜检查

阴道镜检查（colposcopy）是利用阴道镜在强光源照射下将宫颈阴道部上皮放大10～40倍，以观察肉眼看不到的阴道、宫颈异常上皮细胞、异型血管及早期癌变，还可在可疑部位行定位活检，以提高准确率。同时还具备摄像系统和电脑图像显示，对早期宫颈癌、阴道癌及外阴癌的诊断有重要的临床意义。适用于：①有接触性出血、绝经后阴道不规则出血、血性白带等临床可疑症状需做出明确诊断者；②宫颈刮片细胞检查巴氏Ⅱ级以上，或TBS提示上皮细胞异常，或持续阴道分泌物异常；③肉眼观察宫颈可疑癌变，病灶指导性活检；④生殖道病变治疗后的复查和评估。

【操作前准备】

1. 患者准备　核对患者，解释阴道镜检查的目的及方法，取得配合，并嘱患者排空膀胱。

2. 用物准备　阴道窥器、宫颈钳、卵圆钳、活检钳、尖手术刀片和刀柄各1个、纱布、干棉球、生理盐水、3%～5%醋酸、复方碘液、装有固定液的标本瓶、阴道镜装置。

3. 环境准备　检查室清洁，温度适宜，有屏风遮挡。

【操作方法】

1. 受检者排空膀胱，取膀胱截石位，先用阴道窥器暴露宫颈阴道部，再用棉球轻轻擦除阴道、宫颈分泌物。

2. 调整阴道镜和检查台高度以适合检查，将镜头放于距宫颈15～20cm的位置，镜头对准宫颈，打开光源，调节好焦距。

3. 先在白光下用10倍低倍镜粗略观察宫颈的大小、外形、上皮有无异常、糜烂面范围、宫颈黏膜有无外翻，病变范围及血管形态、毛细血管间距等。再增大倍数循视野观察。

4. 为更精密观察，可借助于以下方法。

(1) 用3%醋酸（纯冰醋酸3ml+蒸馏水97ml）棉球涂擦宫颈阴道部，可使柱状上皮迅速肿胀、发白呈葡萄状改变，而使鳞-柱状上皮处非常清晰，可辨别真性或假性糜烂。若需长时间观察，可每3～5min重复涂擦3%醋酸一次。

(2) 用复方碘溶液（碘化钾0.6g、碘30g、加蒸馏水至100ml）棉球涂擦宫颈阴道部，可使富含糖原的正常鳞状上皮着色，呈棕褐色。非典型增生、癌变上皮内糖原少而不被碘着色，称为碘试验阴性。

(3) 若需精密观察血管时，应加绿色滤光镜片，并放大20倍。

5. 在可疑病变部位或碘试验阴性区取组织，并装入有固定液的标本瓶内送病理检查。

【结果判断】

1. 正常图像

(1) 原始鳞状上皮：粉红色，光滑，基质乳突很低。涂醋酸后不变色，涂碘溶液为棕色。

(2) 柱状上皮：原始鳞-柱状上皮交界处位于宫颈口外，基质乳突增多增高，镜下见许多小乳头，涂醋酸后，乳头肿胀呈葡萄状，涂碘不着色。这些乳突有毛细血管，表面有上皮，合并炎症时血管增多、水肿。临床上将这种柱状上皮称为糜烂（erosion），又称假性糜烂（pseudoerosion）。绝经后女性激素减少，原始鳞-柱状上皮交接处进入宫颈管内，一般在镜下无法见到。

(3) 正常转化区：又称移行带区，即鳞状上皮与柱状上皮交错的区域，是原始鳞-柱状上皮交界与生理鳞-柱状上皮交界之间的化生区。该区可见厚度不等的新生鳞状上皮，呈粉红色，有散在的腺体开口，常被新生上皮覆盖致黏液潴留而成环形灰色斑，涂醋酸后更明显，且化生区内的上皮呈苍白色。

2. 异常图像

(1) 真性糜烂（true erosion）：血管数量增加，毛细血管管径细小，血管间距离缩小，明显可见基质和终末血管，多为直接创伤或激素水平低落所致。有时见于不正常转化区，因此需行活检。

(2) 乳头瘤：镜下极像柱状上皮异位，为多发性、粗大、较长的乳突，覆以较厚的鳞状上皮。涂醋酸后，局部变白，看不见血管。用绿色滤光镜片可见细小排列整齐的发梳状血管。

(3) 非正常转化区：与正常转化区位置相同，为柱状上皮不典型化生，宫颈上皮肿瘤及癌前病变发生于此。镜下表现有：①白斑（leukoplakia）：病理学检查为角化不全或角化过度，故又称角化病。不涂醋酸也可见，呈白色斑片，边界清楚，略隆起。②醋酸白色上皮（acetowhite epithelium）：涂醋酸后呈白色斑块，边界清楚，无血管。病理检查为不典型增生。③点状结构：是血管异常增生的早期变化。涂醋酸后呈边界清楚、白色、表面光滑、有鳞状上皮散在的点状血管。涂碘不着色。④镶嵌（mosaic）：由与表面平行的血管构成，血管之间为病变上皮，形成不规则镶嵌。涂醋酸后其基底呈白色，边界清。若血管扩张变形，镶嵌不规则突出，应注意癌变。⑤异型血管（atypical vessel）：血管管径、形态、走向等极不规则，血管间距离明显增大，分布紊乱、形态各异。镜下见异型血管是浸润癌的标志。⑥早期宫颈癌：镜下结构不清，云雾、镶嵌、点状血管和白斑混合存在。病变部位略高于正常组织，局部血管异常增生，异型血管存在。涂碘不着色。发展成浸润癌时，表面凹凸不平，呈结节状、胶冻样白色外观。

【护理配合】

（一）术前准备

1. 阴道镜检查前应先行妇科检查，除外阴道毛滴虫、假丝酵母菌、淋菌等感染。

2. 月经期、检查部位出血、急性宫颈炎或阴道炎禁止检查。

3. 检查前72h停止阴道冲洗及用药，24h内避免性生活、宫颈刮片和双合诊，以减少对检查部位的刺激和干扰。

4. 向受检者讲解检查的目的、方法、简要过程及所需时间，以消除其顾虑。

5. 阴道窥器禁止涂润滑剂，以免影响观察效果。

（二）术中配合

1. 帮助医生调整光源，递送所需物品。

2. 给予受检者心理支持，密切观察患者生命体征的变化，出现异常情况及时告知医生。

3. 标本标记清楚，并及时送检。

（三）术后护理

1. 安置受检者休息，留院患者1h后方可离院。

2. 术后注意观察阴道流血情况，出血量多应及时就诊。

3. 嘱患者保持会阴部清洁，2周内禁止盆浴及性生活。

任务十二 内分泌激素测定

女性内分泌激素包括下丘脑、垂体、卵巢分泌的激素。这些激素在中枢神经系统的影响下及各器官之间的相互协调作用下发挥其生理功能，各器官间的激素水平相互调节、相互制约。因此测定下丘脑-垂体-卵巢轴各激素水平，对某些疾病的诊断、疗效观察和预后估计具有重要意义。

【操作方法】

一般抽取外周血测定其激素含量。常用方法包括：气相色谱层析法、分光光度法、荧光显示法、酶标记免疫法和放射免疫测定法（RIA），近年来无放射性同位素标记的免疫化学发光法正逐步得到广泛应用。

【结果判断】

（一）下丘脑促性腺激素释放激素测定

体内下丘脑促性腺激素释放激素（GnRH）由下丘脑释放，由于外周血中含量很少，半衰期短，故目前主要采用 GnRH 兴奋试验和氯米芬试验来了解下丘脑和垂体功能。

1. GnRH 兴奋试验　上午 8:00 时静脉注射溶于 5ml 生理盐水中的黄体生成激素释放激素（LHRH）100μg，于注射前和注射后 15min、30min、60min 和 90min 分别取静脉血 2ml，测定黄体生成素（LH）值。

（1）正常反应：注入 LHRH 后，LH 值上升比基值升高 2～3 倍，高峰出现在 15～30min。见于青春期延迟。

（2）活跃反应：高峰值比基值升高 5 倍。多囊卵巢综合征 LH/FSH＞3，卵巢功能不全者卵泡刺激素（FSH）、LH 基值均＞30U/L，GnRH 兴奋试验呈活跃反应。

（3）延迟反应：高峰出现时间迟于正常反应出现的时间。提示下丘脑功能减退。

（4）无反应或低弱反应：即注入 LHRH 后 LH 值无变动，一直处于低水平或稍有上升但不足 2 倍。提示垂体功能减退，如席汉综合征、垂体手术或放射治疗垂体组织遭到破坏。

2. 氯米芬试验（又称克罗米芬试验）　月经来潮第 5 日开始每日口服氯米芬 50～100mg，连服 5 日，服药后 LH 可增加 85%，FSH 增加 50%。停药后 LH、FSH 即下降。如以后再出现 LH 上升达排卵期水平，诱发排卵为排卵型反应，排卵一般出现在停药后的第 5～9 日。如停药后 20 日不再出现 LH 上升为无反应。在服药第 1、3、5 日测 LH、FSH，第 3 周或经前抽血测孕酮。

（1）下丘脑病变时，对 GnRH 兴奋试验有反应而对氯米芬试验无反应。

（2）可通过 GnRH 兴奋试验判断青春期延迟是否为下丘脑、垂体病变所致。

（二）垂体促性腺激素测定

FSH 和 LH 是腺垂体分泌的促性腺激素，受下丘脑 GnRH 和性激素的调节。生育年龄妇女这些激素随月经周期出现周期性变化。FSH 作用于卵泡颗粒细胞上的受体，刺激卵泡发育、成熟，并促进雌激素分泌。FSH 在卵泡早期维持较低水平，随卵泡成熟，雌激素水平升高，FSH 略下降，至排卵前 24h 出现低值，随即又迅速升高。LH 和 FSH 共同作用，引起排卵，黄体期维持低水平，并促进雌、孕激素合成。FSH 的生理作用主要是促进卵泡成熟及分泌雌激素。LH 在卵泡期早期处于低水平，以后逐渐上升，至排卵前 24h 左右出现高峰，24h 后最高值骤降，黄体后期逐渐下降。排卵期出现的 LH 陡峰是临床预测排卵的重要指标。LH 的生理作用是促进女性排卵和黄体生成，以促使黄体分泌孕激素和雌激素。

1. 正常值　见表 2-2 和表 2-3。

表 2-2　血 FSH 参考值

测定时期	正常范围（U/L）
青春期	≤5
生育期正常女性	
卵泡期	1～9
排卵期	6～26
黄体期	1～9
绝经后	＞40

表 2-3　血 LH 参考值

测定时间	正常范围（U/L）
卵泡期	5～30
排卵期	75～100
黄体期	3～30
绝经期	30～13

2. 临床意义

(1) 协助判断闭经原因：FSH 及 LH 水平低于正常值，提示闭经原因在腺垂体或下丘脑。LH 水平明显升高，表明病变在下丘脑。LH 水平不升高，病变在腺垂体。FSH 及 LH 水平均高于正常，病变在卵巢。

(2) 测定 LH 峰值：可估计排卵时间及了解排卵情况，有助于不孕症的治疗。

(3) 测定 LH/FSH：如 LH/FSH＞3，表明 LH 呈高值，FSH 处于低水平，有助于诊断多囊卵巢综合征。

(4) 诊断性早熟：真性性早熟由促性腺激素分泌增多引起，FSH 及 LH 呈周期性变化。假性性早熟，FSH 及 LH 水平较低，且无周期性变化。

(三) 垂体催乳激素测定

催乳激素 (prolactin，PRL) 是腺垂体催乳激素细胞分泌的一种多肽蛋白激素，主要受下丘脑催乳激素抑制激素（主要是多巴胺）和催乳激素释放激素的双重调节。PRL 水平于睡眠、进食、哺乳、性交、服用某些药物、应激等情况下升高。一般以上午 10:00 时取血测定的结果较为稳定。血中 PRL 分子结构有四种形态：小分子 PRL、大分子 PRL、大大分子 PRL 及异型 PRL。仅小分子 PRL 具有激素活性，占分泌总量的 80%，临床测定的 PRL 是各种形态 PRL 的总和，因此 PRL 的测定水平与生物学作用不一定平行。PRL 的主要功能是促进乳房发育及泌乳，与卵巢类固醇激素共同作用促进分娩前乳房导管及腺体发育。PRL 亦参与生殖功能的调节。

1. 正常值 见表 2－4。

表 2－4 不同时期血 PRL 正常范围

测定时期	正常范围 (nmol/L)
非妊娠期	＜1.14
妊娠早期	＜3.64
妊娠中期	＜7.28
妊娠晚期	＜18.20

2. 临床意义

(1) 闭经、不孕及月经失调者，无论有无泌乳均应测 PRL，以除外高催乳激素血症。

(2) 垂体肿瘤患者伴 PRL 异常增高时，应考虑有垂体催乳激素瘤。

(3) PRL 水平升高还见于性早熟、卵巢早衰、黄体功能欠佳、长期哺乳、原发性甲状腺功能低下、神经精神刺激、某些药物作用（如氯丙嗪、避孕药、大量雌激素、利舍平）等因素。

(4) PRL 降低多见于垂体功能减退、单纯性催乳激素分泌缺乏症。

(四) 雌激素测定

雌激素主要由卵巢、胎盘产生，少量由肾上腺分泌。雌激素 (E) 可分为雌酮 (estrone，E_1)、雌二醇 (estradiol，E_2) 及雌三醇 (estriol，E_3)。各种雌激素均可从血、尿及羊水中测得。雌激素中以雌二醇活性最强，是卵巢产生的主要激素之一，对维持女性生殖功能及第二性征有重要作用。绝经后妇女以雌酮为主，主要来自肾上腺皮质分泌的雄烯二酮，在外周转化为雌酮。雌三醇是雌酮和雌二醇的代谢产物。雌激素在肝脏灭活和代谢，经肾脏由尿液排出。

在正常月经周期中，雌二醇随卵巢内分泌的周期性变化而波动。卵泡期早期雌激素水平最低，以后逐渐上升，至排卵前达高峰，以后又逐渐下降，排卵后达低点，以后又开始上升，排卵后 8 日出现第二个高峰（低于第一个峰），以后迅速降至最低水平。

1. 正常值　见表 2－5。

表 2－5　血 E_1、E_2 参考值

测定时间	E_2 参考值（pmol/L）	E_1 参考值（pmol/L）
青春前期	18.35～110.10	62.90～162.80
卵泡期	91.75～275.25	125.00～377.40
排卵期	734.00～2 202.00	125.00～377.40
黄体期	367.00～1 101.00	125.00～377.40
绝经后	18.35～91.75	—

2. 临床意义

（1）监测卵巢功能：测定血雌二醇或 24h 尿总雌激素水平。

1）判断闭经原因：①激素水平符合正常的周期变化，表明卵泡发育正常，应考虑为子宫性闭经。②雌激素水平偏低，闭经原因可能为原发性或继发性卵巢功能低下或受药物影响而抑制卵巢；也可见于下丘脑垂体功能失调，高催乳激素血症等。

2）诊断无排卵：雌激素无周期性变化，常见于无排卵性功能失调性子宫出血、多囊卵巢综合征、某些绝经后子宫出血。

3）监测卵泡发育：应用药物诱导排卵时，测定血中雌二醇可作为监测卵泡发育、成熟的指标之一，用以指导 hCG 用药及确定取卵时间。

4）诊断女性性早熟：临床多以 8 岁以前出现第二性征发育诊断性早熟，血雌二醇水平升高＞275pmol/L 为诊断性早熟的指标之一。

（2）监测胎儿-胎盘单位功能：妊娠期雌三醇主要由胎儿胎盘单位产生，测定孕妇尿雌三醇含量可反映胎儿胎盘功能状态。正常足月妊娠雌三醇排出量平均为 88.7nmol/24h 尿。妊娠 36 周后尿中雌三醇排出量连续多次＜37nmol/24h 尿，或骤降至正常值的 60%～70%，提示胎盘功能减退。雌三醇＜22.2nmol/24h 尿，或骤降至正常值 50%以下，提示胎盘功能显著减退。

（五）孕激素测定

人体孕激素由卵巢、胎盘和肾上腺皮质产生。正常月经周期血中的孕酮含量在卵泡期极低，排卵后黄体产生大量孕酮，水平迅速上升，在中期 LH 峰后的 6～8 日，血浓度达高峰，月经前 4 日逐渐下降到卵泡期水平。妊娠时血浆孕酮水平逐步上升，妊娠前 6 周主要来自卵巢黄体，妊娠中晚期则主要由胎盘分泌。血浆中的孕酮通过肝代谢，最后形成孕二醇，其 80%由尿液及粪便排出。其作用主要是进一步使子宫内膜增厚，血管和腺体增生，利于胚胎着床，防止子宫收缩，同时还可促进乳腺腺泡导管发育，为泌乳做准备。

1. 正常值　见表 2－6。

表 2－6　血孕酮正常范围

测定时期	正常范围（nmol/L）
卵泡期	＜3.18
黄体期	15.90～63.60
妊娠早期	63.6～95.4
妊娠中期	159～318
妊娠晚期	318～1 272
绝经后	＜3.18

2. 临床意义

（1）监测排卵：血孕酮水平＞15.6nmol/L，提示有排卵。若孕酮符合有排卵，而无其他原因的不孕患者，需配合 B 型超声检查观察卵泡发育及排卵过程，以除外未破裂卵泡黄素化综合征。使用促排卵药物时，可用血孕酮水平观察促排卵效果。若出现多卵排卵产生多个黄体时，可使血孕酮水平升高。

原发或继发性闭经、无排卵性月经或无排卵性功能失调性子宫出血、多囊卵巢综合征、口服避孕药或长期使用 GnRH 激动剂，均可使孕酮水平下降。

(2) 了解黄体功能：黄体期血孕酮水平低于生理值，提示黄体功能不足；月经来潮 4～5 日血孕酮仍高于生理水平，提示黄体萎缩不全。

(3) 观察胎盘功能：排卵后，若卵子受精，由于来自胎儿胎盘分泌的促性腺激素刺激，黄体继续分泌孕酮。自妊娠第 7 周开始，胎盘分泌孕酮在数量上超过卵巢黄体。妊娠期胎盘功能减退时，血中孕酮水平下降。异位妊娠，孕酮水平较低，如孕酮水平＞78.0nmo/L (25ng/ml)，基本可除外异位妊娠。若单次血清孕酮水平≤15.6nmol/L (5ng/ml)，提示为死胎。先兆流产时，孕酮值若有下降趋势，有发生流产的可能。

(六) 雄激素测定

女性体内雄激素来自卵巢及肾上腺皮质。雄激素主要有睾酮、雄烯二酮。绝经前，血浆睾酮是卵巢雄激素来源的标志，绝经后肾上腺是产生雄激素的主要部位。

1. 正常值　见表 2-7。

表 2-7　血总睾酮正常范围

测定时期	正常范围 (nmol/L)
卵泡期	＜1.4
排卵期	＜2.1
黄体期	＜1.7
绝经后	＜1.2

2. 临床意义

(1) 卵巢肿瘤：在短期内进行性加重的雄激素过多症状往往提示肿瘤。

(2) 多囊卵巢综合征：患者血清雄激素可能正常，也可能升高。若治疗前雄激素水平升高，治疗后应下降，可作为评价疗效的指标之一。

(3) 肾上腺皮质增生或肿瘤：血清雄激素异常升高。

(4) 两性畸形的鉴别：男性假两性畸形及真两性畸形，睾酮水平在男性正常范围内；女性假两性畸形则在女性正常范围内。

(5) 女性多毛症：若测血清睾酮水平正常，则考虑毛囊对雄激素敏感所致。

(6) 指导用药：应用睾酮或具有雄激素作用的内分泌药物如达那唑等，用药期间有时需做雄激素测定指导用药。

(7) 高催乳激素血症：有雄激素症状和体征，如常规雄激素测定在正常范围者，应测定血催乳激素。

(七) 人绒毛膜促性腺激素测定

合体滋养细胞产生人绒毛膜促性腺激素 (hCG)，少数情况下肺、肾上腺及肝脏肿瘤也可产生 hCG。近年发现血中 hCG 的波动与 LH 脉冲平行，在月经中期也有上升，提示 hCG 由垂体分泌，因此临床分析应考虑垂体分泌 hCG 的因素。

受精卵着床后，即排卵后的第 6 日受精卵滋养层形成时开始产生 hCG，约 1 日后能测到血浆 hCG，以后每 1～2 日上升 1 倍，在排卵后 14 日约达 100U/L，妊娠 8～10 周达峰值 (50 000～100 000U/L)，以后迅速下降，在妊娠中期和晚期，hCG 仅为高峰时的 10%。因 hCG 分子中的 a 链与 LH 中的 a 链有相同结构，为避免与 LH 发生交叉反应，在测定其浓度时，常测定特异的 β-hCG 浓度间接反映 hCG 含量。

1. 正常值　见表 2－8。

表 2－8　不同时期血清 β-hCG 浓度

测定时期	正常范围（U/L）
非妊娠妇女	<3.1
孕 7～10 日	>5.0
孕 30 日	>100
孕 40 日	>2 000
滋养细胞疾病	>100 000

2. 临床应用

（1）诊断早期妊娠：血 hCG 定量免疫测定<3.1μg /L 时为妊娠阴性，尿浓度>25U/L 为妊娠阳性。可用于早早孕诊断，迅速、简便、价廉。

目前应用广泛的早早孕诊断试纸使用方便、快捷。具体操作步骤：留被检妇女尿（晨尿更佳），用带有试剂的早早孕诊断试纸条（试纸条上端为对照测试线，下端为诊断反应线），将标有 MAX 的一端插入尿液中，尿的液面不得越过 MAX 线。1～5min 即可观察结果，10min 后结果无效。结果判断：仅在白色显示区上端呈现一条红色线则为阴性；在白色显示区上下呈现两条红色线则为阳性，提示妊娠。试纸反应线、因标本中所含 hCG 浓度不同可呈现出颜色深浅的变化。若试纸条上端无红线出现，表示试纸失效或测试方法失败。此法可检出尿中 hCG 的最低量为 25U/L。另外，也有利用斑点免疫层析法的原理制成的反应卡。反应卡的设计因厂家不同而异。通常，反应卡为一扁形塑料小盒，其内固定有一张硝酸纤维素膜，该膜预先用抗 hCG 抗体包被。操作时，将待检尿液滴于加样窗，3～5min 后观察结果：如待检样本中 hCG 超过标准，通过膜的层析作用向前移动，在结果窗口出现蓝色线条；若待检尿中不含 hCG，仅在对照窗口出现蓝色线条。在另一种反应卡上，如待检尿中 hCG 超过标准，在观察处出现红色斑点；若待检尿中不含 hCG，在观察处不出现红色斑点。

（2）异位妊娠：血尿 hCG 维持在低水平，间隔 2～3 日测定无成倍上升，应怀疑异位妊娠。

（3）滋养细胞肿瘤的诊断和监测

1）葡萄胎和侵蚀性葡萄胎：血浓度经常>100kU/L，且子宫达到或超过 12 周妊娠大小，hCG 维持高水平不下降，提示葡萄胎。在葡萄胎清除后，hCG 应呈大幅度下降，且在清除后的 16 周为阴性；若下降缓慢或下降后又上升，或 16 周未转阴者，排除宫腔内残留组织则可能为侵蚀性葡萄胎。hCG 是侵蚀性葡萄胎疗效监测的最主要的指标，hCG 下降与治疗有效呈一致性。

2）绒毛膜癌：hCG 是绒毛膜癌诊断和活性滋养细胞监测唯一的实验室指标，hCG 下降与治疗有效性一致，尿 hCG<50U/L 及血 hCG<3.1μg /L 为阴性标准，治疗后临床症状消失，每周检查 hCG 一次，连续 3 次阴性者可视为近期治愈。

3）性早熟和肿瘤：最常见的是下丘脑或松果体胚细胞的绒毛膜瘤或肝胚细胞瘤，以及卵巢无性细胞瘤、未成熟畸胎瘤分泌 hCG 导致性早熟，血浆甲胎蛋白升高是胚细胞瘤的标志。分泌 hCG 的肿瘤尚见于肠癌、肝癌、肺癌、卵巢腺癌、胰腺癌、胃癌，在成年妇女引起月经紊乱，因此成年妇女突然发生月经紊乱伴 hCG 升高时应考虑到上述肿瘤的异位分泌。

（八）人胎盘生乳素测定

人胎盘生乳素（HPL）是与胎儿生长发育有关的重要激素，由胎盘合体滋养细胞产生、贮存及释放。HPL 与人生长激素（HGH）有共同的抗原决定簇，呈部分交叉免疫反应，与 PRL 无交叉反应。HPL 自妊娠 5 周时即能从孕妇血中测出。随妊娠进展，HPL 水平逐渐升高，于孕 39～40 周时达高峰，产后迅速下降。

1. 正常值　见表2-9。

表2-9　不同时期血HPL正常范围

测定时期	正常范围（mg/L）
非孕期	<0.5
孕22周	1.0～3.8
孕30周	2.8～5.8
孕40周	4.8～12.0

2. 临床意义

（1）监测胎盘功能：妊娠晚期连续动态检测HPL可以监测胎盘功能。于妊娠35周后，多次测定血清HPL值均<4mg/L或突然下降50%以上，提示胎盘功能减退。

（2）糖尿病合并妊娠：HPL水平与胎盘大小成正比，如糖尿病合并妊娠时胎儿较大，胎盘也大，HPL值可能偏高。但临床应用时还应参考其他监测指标综合分析，以提高判断的准确性。

【护理配合】

抽血前做好解释工作，消除患者思想顾虑，使其主动配合。激素测定前2日避免使用激素类药物，以免影响检查结果，造成误诊、漏诊。

测　试　题

（一）A_1 型题

1. 关于阴道脱落细胞学检查，下列错误的是（　　）。
   A. 标本不宜来回涂抹　B. 载玻片应行脱脂处理
   C. 载玻片应标记好患者姓名及取材部位　D. 阴道窥器可涂抹润滑剂，以利插入阴道
   E. 月经期禁做阴道脱落细胞学检查

2. 为不孕症患者进行诊断性刮宫应选择的时间是（　　）。
   A. 预测的排卵期　B. 非经期的任何时间
   C. 月经干净后3～7日　D. 月经干净后12h内
   E. 近月经前或月经来潮12h内

3. 下列情况可以进行阴道镜检查的是（　　）。
   A. 月经期　B. 绝经过渡期
   C. 急性宫颈炎　D. 外阴阴道假丝酵母菌病
   E. 滴虫性阴道炎

4. 适宜进行输卵管通畅检查的时间是（　　）。
   A. 月经来潮前5日　B. 月经干净后3～7日
   C. 排卵期前　D. 排卵期后
   E. 月经期

5. 宫颈癌普查的常用方法是（　　）。
   A. 碘试验　B. 宫颈活体组织检查

C. 宫颈刮片细胞学检查　　D. 阴道镜检查
E. B型超声

6. 下列不宜行诊断性刮宫的情况是（　）。
A. 月经失调　　B. 子宫异常出血
C. 不孕症　　D. 怀疑子宫内膜癌
E. 急性宫颈炎

7. 阴道及宫颈细胞学检查的禁忌证是（　）。
A. 月经期　　B. 月经紊乱
C. 宫颈癌筛选　　D. 宫腔占位性病变
E. 异常闭经

8. 行输卵管通液时，为避免输卵管损伤、破裂，压力不宜超过（　）。
A. 20mmHg　　B. 50mmHg
C. 100mmHg　　D. 120mmHg
E. 160mmHg

9. 卵巢功能检查最简便的方法是（　）。
A. 基础体温测定　　B. 阴道脱落细胞涂片检查
C. 宫颈黏液涂片检查　　D. 阴道B型超声监测卵泡发育
E. 子宫内膜活组织检查

10. 用阴道分泌物悬滴法查念珠菌时，应用的悬液是（　）。
A. 4%碳酸氢钠　　B. 10%氢氧化钠
C. 0.9%盐水　　D. 0.2%新洁尔灭
E. 1%乳酸液

（二）A_2 型题

患者女性，26岁。因停经43日，腹痛2h入院。妇科检查：宫颈抬举痛明显。为明确是否为输卵管妊娠破裂内出血，宜选择的检查项目是（　）。
A. 腹腔镜检查　　B. 阴道镜检查
C. 阴道B超检查　　D. 阴道后穹窿穿刺术
E. 尿妊娠试验

（三）A_3 型题

（1～3题共用题干）

患者，女性，44岁。因接触性出血半年入院。妇科检查：宫颈Ⅱ度糜烂，子宫及双附件（-）。

1. 首先应该为患者进行检查的是（　）。
A. 宫颈活体组织检查　　B. 宫颈刮片细胞学检查
C. 阴道镜检查　　D. 诊断性刮宫
E. 定期随访

2. 若病理报告为巴氏Ⅲ级，则下一步的诊治措施是（　）。
A. 宫颈活体组织检查　　B. 宫颈锥形切除术

C. 全子宫切除术　　D. 诊断性刮宫

E. 随访观察

3. 若患者子宫活体组织检查术后局部有出血，需带尾线的纱球压迫出血，指导其取出纱球的时间是（　　）。

A. 1h 后　　B. 2h 后

C. 4h 后　　D. 12h 后

E. 24h 后

（四）简答题

1. 简述输卵管通畅检查的适应证与禁忌证。
2. 简述阴道后穹窿穿刺术的护理要点。
3. 如何做好诊断性刮宫的护理配合？
4. 作为一名护士，在进行宫颈或颈管活体组织检查时您如何配合？

本项目小结

阴道分泌物悬滴检查

- 操作前准备——①患者准备；②用物准备；③环境准备
- 操作方法——①用无菌长棉签取后穹窿部白带少许；②放在玻片上；③显微镜下找活动的滴虫
- 结果判断——①清洁度Ⅰ～Ⅱ度视为正常；②Ⅲ～Ⅳ度为异常，多为阴道炎，同时常可发现病原菌、真菌或滴虫等病原体
- 护理配合——①向患者解释说明，取得配合；②准备的棉拭子必须清洁干燥；③根据婚姻状况选择是否使用窥阴器；④正确使用窥阴器；⑤掌握好本项检查的适应证和禁忌证；⑥告知患者检查结果

阴道脱落细胞检查

- 操作前准备——①患者准备；②用物准备；③环境准备
- 操作方法——①阴道涂片包括：阴道侧壁刮片法、棉签采集法；②宫颈刮片法；③宫颈管涂片；④宫腔抽吸涂片；⑤局部印片
- 结果判断——①巴氏分类法：Ⅰ级完全正常；Ⅱ级提示有炎症；Ⅲ级可疑癌；Ⅳ级高度可疑癌；Ⅴ级确定癌；②TBS 分类法：良性细胞学改变；鳞状上皮细胞异常；腺上皮细胞改变；其他恶性肿瘤
- 护理配合——①向患者解释检查意义及方法，取得配合；②所需物品清洁干燥，不涂化学物品或润滑剂；③取材后做好标记；④掌握好本项检查的适应证和禁忌证；⑤交代术后注意事项；⑥及时反馈化验结果；⑦为患者制订检查计划

宫颈或颈管活体组织检查

- 操作前准备——①患者准备；②用物准备；③环境准备
- 操作方法——①钳取术；②宫颈管搔刮术；③宫颈锥形切除术
- 护理配合
  - 术前准备——①介绍活检的临床意义、目的及操作过程；②掌握好本项检查的适应证和禁忌证
  - 术中配合——①多点钳取的组织标本瓶上应注明取材部位；②做好患者心理支持
  - 术后护理——①交代术后注意事项；②用抗生素预防感染；③告知复查事宜

诊断性刮宫

- 操作前准备——①患者准备；②用物准备；③环境准备
- 操作方法——①协助患者取正确体位，消毒外阴、阴道；②做双合诊；③消毒、钳夹宫颈，探测子宫方向及宫腔深度；④按子宫屈向送入刮匙；⑤刮宫要彻底；⑥严格掌握注意事项；⑦刮出组织送病理学检查
- 护理配合
  - 术前准备——①再次询问病史，掌握适应证；②选择合适检查时间；③解释操作的目的及意义；④备好病理检查用物；⑤预约时交代注意事项
  - 术中配合——①做好患者心理护理；②密切观察生命体征；③供给医生所需物品，将组织做标记，备检
  - 术后护理——①嘱留观 1h，注意观察患者自觉症状；②交代术后注意事项；③告诉患者 1 周后到门诊复查

基础体温测定

- 操作前准备——①患者准备；②用物准备；③环境准备
- 操作方法——①每晚临睡前将体温计备好；②第 2 日清晨活动前测口温 5min；③每日记录；④至少连续测量 3 个周期
- 结果判断——基础体温可呈双相型、单相型或出现高温相异常，高温出现及持续时间反映有无排卵、排卵时间、黄体形成、黄体的发育和退化是否正常
- 护理配合——①向患者说明检查目的，取得配合；②指导患者正确记录并注明影响因素；③告知患者测量体温期间每日睡眠习惯、睡眠时间、测量时间固定不变；④为确保结果的准确性，清晨测体温前严禁起床、大小便、进食、说话等

- 输卵管通畅检查
  - 操作前准备——①患者准备；②用物准备；③环境准备
  - 操作方法——①协助患者取正确体位，消毒外阴、阴道；②置入宫颈导管；③宫腔内注入生理盐水及抗生素，缓慢推注；④取出宫颈导管及阴道窥器
  - 结果判断——①输卵管通畅；②输卵管阻塞；③输卵管通而不畅
  - 护理配合
    - 术前准备——①向患者解释检查的目的及意义；②严格掌握检查的适应证和禁忌证；③术前 30 min 用药；④嘱患者排空膀胱
    - 术中配合——①为医生提供手术所需用物，了解患者自觉症状；②准备药物温度适宜
    - 术后护理——①嘱留观 1h，注意观察患者自觉症状；②交代术后注意事项

- 阴道后穹窿穿刺术
  - 操作前准备——①患者准备；②用物准备；③环境准备
  - 操作方法——①协助患者取正确体位，消毒外阴、阴道后铺洞巾；②行阴道检查；③暴露宫颈和后穹窿，再次消毒；④充分暴露阴道后穹窿；⑤穿刺；⑥拔针、止血，取出阴道窥器
  - 结果判断——①异位妊娠、黄体破裂；②陈旧性宫外孕；③盆腔炎性渗出液
  - 护理配合
    - 术前准备——①向患者解释检查的目的和要求；②明确穿刺禁忌证
    - 术中配合——①提供用物，协助医生完成穿刺；②密切观察生命体征
    - 术后护理——①整理用物；②观察阴道流血情况；③健康教育；④及时送检并观察患者情况

- 超声检查
  - 检查类型——①B 型超声检查：经腹部 B 型超声检查和经阴道 B 型超声检查；②彩色多普勒超声检查；③三维超声检查
  - 护理配合——①向患者说明检查的意义；②指导取正确体位；③根据需要憋尿；④检查完毕帮助患者擦去耦合剂
  - 妇科应用——①B 型超声检查：子宫肌瘤、子宫腺肌病和腺肌瘤、盆腔炎、卵巢肿瘤、监测卵泡发育、探测宫内节育器、介入超声的应用；②彩色多普勒超声检查；③三维超声波扫描技术

- 腹腔镜检查
  - 术前准备：①详细采集病史；②术前检查；③肠道、泌尿道、阴道准备；④腹部皮肤准备；⑤患者采取头低臀高位
  - 操作步骤：①常规消毒、留置导尿管和放置举宫器；②行人工气腹；③放置腹腔镜；④腹腔镜观察；⑤腹腔镜手术；⑥手术结束放尽腹腔内 CO_2，取出腹腔镜及各穿刺点的套管针鞘，行皮内缝合
  - 护理配合
    - 术前准备：①心理护理；②备皮；③监测生命体征，复核各项辅助检查结果，排除禁忌证；④排空膀胱
    - 术中配合：①摆好体位，注意保护患者身体支撑点的皮肤；②关爱患者，指导其配合；③提供术中用品，观察患者生命体征
    - 术后护理：①覆盖穿刺口，取必要体位；②鼓励患者早期活动；③讲解术后注意事项

- 宫腔镜检查
  - 操作前准备：①患者准备；②用物准备；③环境准备
  - 操作方法：①协助患者取正确体位，消毒外阴、阴道；②用宫颈钳夹宫颈前唇，适当扩张宫颈；③行宫腔冲洗至洗出液清亮；④观察宫腔
  - 护理配合
    - 术前准备：①掌握检查时机；②术前需评估局部和全身情况；③解释检查的目的、意义及操作过程，嘱禁食
    - 术中配合：①关爱患者，注意观察生命体征；②做好术中用物的传递
    - 术后护理：①嘱留观 1h，注意观察患者自觉症状；②交代术后注意事项；③遵医嘱使用抗生素

- 阴道镜检查
  - 操作前准备：①患者准备；②用物准备；③环境准备
  - 操作方法：①协助患者取膀胱截石位，擦除阴道、宫颈分泌物；②调整阴道镜和检查台高度；③先在白光下用 10 倍低倍镜粗略观察，再增大倍数循视野观察；④取可疑组织，送病理检查
  - 结果判断：①正常图像：原始鳞状上皮、柱状上皮、正常转化区；②异常图像：真性糜烂、乳头瘤、非正常转化区
  - 护理配合
    - 术前准备：①掌握检查适应证和禁忌证；②评估局部和全身情况；③解释检查的目的、意义及操作过程
    - 术中配合：①调整光源，递送物品；②心理支持，注意观察生命体征；③标本及时送检
    - 术后护理：①嘱留观 1h，注意观察患者自觉症状；②交代术后注意事项

- 内分泌激素测定
  - 操作方法：抽取外周血测定其激素含量
  - 结果判断：①下丘脑促性腺激素释放激素（GnRH）测定：GnRH 兴奋试验、氯米芬试验；②垂体促性腺激素测定；③垂体催乳激素测定；④雌激素测定；⑤孕激素测定；⑥雄激素测定；⑦人绒毛膜促性腺激素（hCG）测定；⑧人胎盘生乳素测定
  - 护理配合：抽血前做好解释工作，消除患者思想顾虑，使其主动配合。告知患者测定前 2 日避免使用激素类药物

（崔景品）

项目三　女性生殖系统炎症患者的护理

学习目标

1. 掌握女性生殖系统炎症患者的临床表现、处理要点及护理措施、健康教育。
2. 熟悉女性生殖系统的自然防御功能，生殖系统炎症患者的健康史、护理诊断。
3. 了解生殖系统炎症的病因、病理、病原体特点及感染途径。
4. 了解性传播疾病的护理评估、护理诊断及护理措施。
5. 会运用所学知识拟订生殖系统炎症患者的护理诊断及护理措施。
6. 具有高度的责任心、同情心和爱心，尊重、爱护患者。

任务一　概　　述

生殖系统炎症是妇科常见疾病，包括下生殖道的外阴炎、阴道炎、宫颈炎和上生殖道的子宫内膜炎、输卵管炎、输卵管卵巢炎、盆腔腹膜炎及盆腔结缔组织炎。此外，还有生殖器结核。炎症可局限在一个部位，也可多部位同时受累；其病情轻重不一，轻者无症状，重者可引起败血症甚至感染性休克而死亡。女性生殖系统炎症不仅危害患者，还可危及胎儿及新生儿，故对生殖系统炎症应积极防治。

▶▶▶　问题探究：女性生殖道的自然防御功能有哪些？

（一）女性生殖道的自然防御功能

因女性生殖道的解剖及生理生化特点使其具有比较完善的自然防御功能，对感染具有很强的防御能力，健康妇女外阴及阴道内虽有一些病原体存在，但一般不引起炎症。其自然防御功能如下。

1. 外阴　外阴被覆的上皮为复层鳞状上皮，抵御感染能力强。两侧大阴唇自然合拢，遮盖尿道口和阴道口，可以防止外界微生物污染。

2. 阴道　因盆底肌肉的作用，阴道口闭合，阴道前后壁紧贴，减少外源性微生物的侵入（经产妇阴道壁松弛，这种防御功能较差）；阴道正常菌群尤其是乳杆菌，可抑制其他细菌生长。生理情况下，雌激素作用使阴道上皮增生变厚，增加对病原体的抵抗力，同时使上皮细胞内含有丰富糖原，在阴道乳酸杆菌作用下分解为乳酸，维持阴道正常的酸性环境（pH 多在 3.8～4.4），使适应于弱碱性环境下繁殖的病原体受到抑制，称为自净作用。另外，阴道分泌物中的黏蛋白可形成网状非特异性物理屏障，并维持巨噬细胞活性，防止微生物侵入损害阴道上皮。

3. 子宫颈　子宫颈内口紧闭，且子宫颈管黏膜被覆单层高柱状上皮，分泌大量黏液形成胶冻状黏液栓，成为上生殖道感染的机械性屏障；黏液栓内含乳铁蛋白、溶菌酶等，可抑制细菌侵入子宫内膜；子宫颈管黏膜形成皱褶、陷窝或嵴突，从而增加黏膜表面积。

4. 子宫内膜　育龄妇女子宫内膜周期性剥脱，利于消除宫腔感染。子宫内膜分泌液中也含有乳铁蛋白、溶菌酶等，可消除少量进入子宫腔的病原体。

5. 输卵管　输卵管黏膜上皮细胞的纤毛向宫腔方向定向摆动及输卵管的蠕动，均有利于阻止病原体的侵入。输卵管分泌液与子宫内膜分泌液一样，含有乳铁蛋白、溶菌酶等，可清除偶然进入输卵管的病原体。

6. 生殖道的免疫系统　子宫颈和子宫等生殖道黏膜聚集有不同数量的淋巴组织及散在的淋巴细胞（包括T细胞、B细胞）。此外，中性粒细胞、巨噬细胞、补体及一些细胞因子在局部均有重要的免疫功能，发挥抗感染作用。

女性生殖系统虽然在解剖、生理生化方面具有较强的自然防御功能，但因外阴前与尿道、后与肛门邻近，易受污染；同时，外阴和阴道又是性交、分娩及各种宫腔操作的必经之道，易受到损伤及各种外界病原体的感染。当自然防御功能被破坏（如月经期、妊娠期、分娩期和产褥期），或机体免疫功能下降、内分泌发生变化、内源性菌群变化或外源性致病菌侵入生殖道，均可引起炎症。

（二）病原体

1. 细菌　多为化脓菌，如葡萄球菌、链球菌、大肠埃希菌、厌氧菌、变形杆菌、淋病奈瑟菌及结核杆菌。

2. 原虫　以阴道毛滴虫最多见，其次为阿米巴原虫。

3. 真菌　以假丝酵母菌为主。

4. 病毒　以疱疹病毒、人乳头瘤病毒多见。

5. 螺旋体　以苍白密螺旋体多见。

6. 衣原体　沙眼衣原体常见，感染症状不明显，但常导致输卵管黏膜结构及功能严重损害，并可引起盆腔广泛粘连。

7. 支原体　是正常阴道菌群的一种，属于条件致病菌，包括人型支原体、生殖支原体及解脲支原体。

（三）传染途径

1. 沿生殖道黏膜上行蔓延　病原体由外阴侵入阴道后，或阴道内菌群沿宫颈黏膜、子宫内膜、输卵管黏膜到卵巢及腹腔，此为非妊娠期、非产褥期盆腔炎的主要感染途径（图3-1）。常见病原体为淋病奈瑟菌、沙眼衣原体及葡萄球菌等。

2. 经淋巴系统蔓延　病原体经外阴、阴道、宫颈及子宫体创伤处的淋巴管侵入内生殖器官的其他部位及盆腔结缔组织，是流产后感染、产褥感染及宫内节育器放置后感染的主要感染途径（图3-2），多见于链球菌、大肠埃希菌和厌氧菌感染。

3. 经血液循环传播　病原体首先侵入人体其他系统，之后再经血液循环系统感染生殖器，是结核菌感染的主要途径（图3-3）。

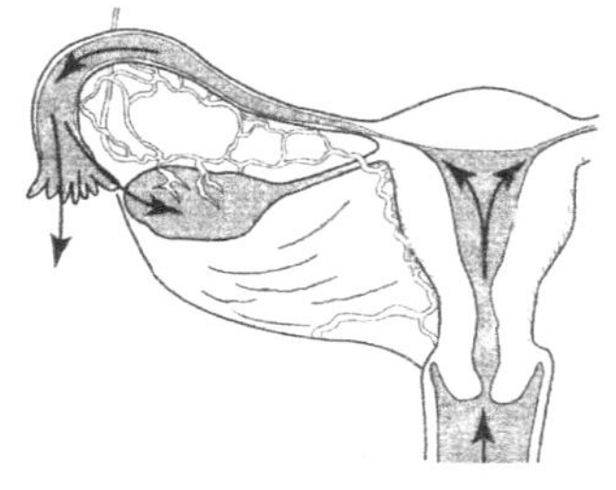
图3-1　炎症经黏膜上行蔓延

4. 直接蔓延　腹腔其他脏器感染后直接蔓延至内生殖器，如阑尾炎可引起右侧输卵管炎。

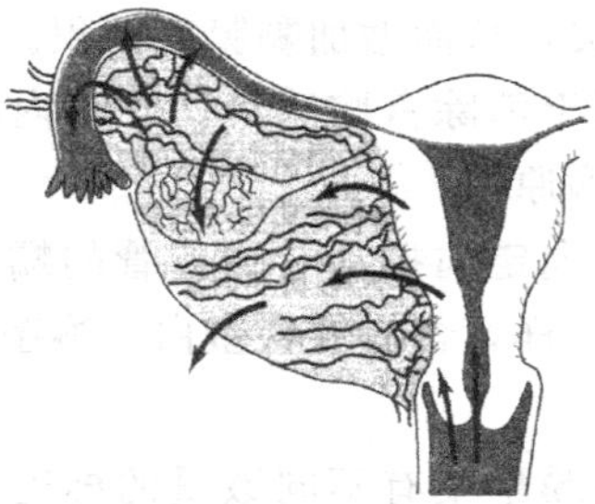

图 3－2 炎症经淋巴系统蔓延

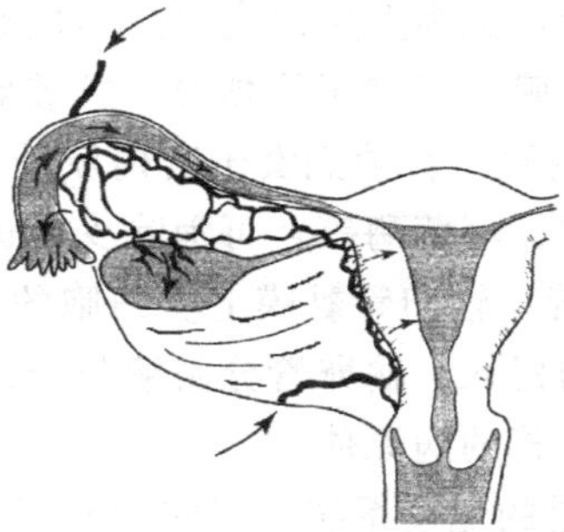

图 3－3 炎症经血行传播

任务二 外阴炎患者的护理

外阴炎是指外阴部皮肤和黏膜的炎症，为妇科常见疾病，各年龄段均可发病。因外阴暴露在外，且与尿道、肛门邻近，局部潮湿，与外界接触较多，故易受污染致感染，其中以大、小阴唇最多见。

一、护理评估

（一）健康史

外阴经常受到阴道分泌物、经血、尿液、粪便的刺激，若不注意局部皮肤清洁易引起外阴炎；其次尿瘘患者尿液的长期浸渍、粪瘘患者粪便的刺激，以及糖尿病患者糖尿的刺激等也可引起外阴炎。此外，穿紧身化纤内裤、经期使用卫生巾或月经垫通透性差，局部潮湿，均可引起外阴炎。

（二）身体状况

外阴皮肤黏膜瘙痒、疼痛或灼热感，于活动、排尿、排便及性交时加重。病情严重者可形成外阴溃疡致行走不便。检查见局部充血、肿胀、糜烂，常有抓痕，严重者可形成溃疡或湿疹。慢性炎症可使局部皮肤或黏膜增厚、粗糙、皲裂，甚至苔藓样变。

（三）心理社会状况

了解病程，评估患者对外阴炎发病相关知识的了解程度及对所出现症状的反应，有无情绪的变化。生殖系统炎症会涉及女性隐私部位，故患者可出现害羞、紧张、焦虑、烦躁或担心别人耻笑等心理反应，通过和患者交流、接触、观察等方式了解其患病后情绪变化，并了解社会支持系统情况。

（四）处理要点

治疗原则是保持局部清洁干燥，强调消除病因，局部应用抗生素。

1. 病因治疗　寻找病因，积极治疗原发病。糖尿病患者应及时治疗糖尿病；发现尿瘘、粪瘘者则应及时行修补术。

2. 局部治疗　可用1∶5000高锰酸钾溶液或0.1%聚维酮碘液坐浴，每次15～30min，每日2次，5～10次为一疗程。坐浴后涂抗生素软膏或紫草油。此外，还可选用中药（如土茯苓、苦参、白藓皮、蛇床子、黄柏各15g，川椒6g）水煎熏洗外阴部，每日1～2次。急性期还可选用红外线或微波等进行局部物理治疗。

二、护理诊断/护理问题

1. 皮肤或黏膜完整性受损　与外阴皮肤、黏膜溃疡等有关。
2. 舒适的改变　与外阴瘙痒及疼痛等有关。

三、护理目标

1. 患者皮肤黏膜的完整性得以保护。
2. 患者诉舒适感增强。

四、护理措施

（一）保护皮肤黏膜完整性

1. 一般护理

（1）积极寻找病因并给予祛除，糖尿病患者应及时治疗糖尿病，有效控制血糖。尿瘘和粪瘘患者，应及时行修补术，避免局部刺激。

（2）嘱患者多休息，避免劳累，急性炎症期如急性盆腔炎时应卧床休息。指导患者增加营养，进食高热量、高蛋白、高维生素饮食。发热时多饮水。

2. 缓解症状

（1）指导患者定时更换消毒会阴垫，便后冲洗及会阴擦洗时遵循由前向后、从尿道到阴道，最后达肛门的原则。

（2）炎症急性期，患者宜采取半卧位，以利于分泌物积聚于子宫直肠陷凹而使炎症引流或局限。

（3）为发热患者做好物理降温并及时更换衣服、床单。

（4）疼痛症状明显者，遵医嘱给予镇痛药。

（5）局部奇痒难忍时，酌情给予止痒药膏，并嘱咐患者避免搔抓。

（二）促进舒适

1. 坐浴及止痒　教会患者正确的坐浴方法，包括坐浴液的配制浓度、温度、坐浴时间及注意事项。坐浴液要按比例配制，浓度过高易致皮肤黏膜损伤，浓度过低影响治疗效果。坐浴液温度一般为40℃，坐浴时应将会阴部完全浸没于药液中。阴道流血、月经期、妊娠期、产褥期宫颈内口未闭合者禁止坐浴。告知患者治疗期间限制辛辣食物的摄入。

2. 物理治疗　炎症急性期可选用微波或红外线灯进行局部治疗。治疗时应注意保护患者隐私，并注意保暖。

问题探究：如何预防外阴炎？

（三）健康教育

1. 加强卫生宣教，指导患者养成良好的卫生习惯，穿纯棉内裤并经常更换，保持外阴清洁、干燥，尤其是月经期、妊娠期和产褥期，每天清洗外阴，勿用刺激性的药液或肥皂清洗外阴。

2. 告知患者禁止搔抓，避免局部皮肤破溃或合并细菌感染。

五、护理评价

1. 患者皮肤黏膜是否受损，或受损处皮肤经治疗是否已愈合。

2. 患者经治疗有无明显不适，生活型态是否正常。

任务三　前庭大腺炎患者的护理

病原体侵入前庭大腺引起的炎症称为前庭大腺炎。前庭大腺位于两侧大阴唇下 1/3 深部，腺管开口于小阴唇与处女膜之间，在性兴奋时分泌出黏液。此病以育龄妇女多见，幼女及绝经后妇女少见。

一、护理评估

（一）健康史

因前庭大腺解剖部位的特点，在月经期、性交、分娩等情况污染外阴部时，病原体易于侵入而引起炎症。主要病原体多为内源性病原体（如葡萄球菌、大肠埃希菌、链球菌及肠球菌等）和性传播疾病的病原体（主要为淋病奈瑟菌及沙眼衣原体等），常为混合感染。急性炎症发作时，病原体首先侵犯腺管，使其呈现急性化脓性炎症，腺管开口往往因肿胀或渗出物凝聚而阻塞，导致脓液不能外流、积存而形成脓肿，称为前庭大腺脓肿。急性炎症消退后，腺管阻塞，脓液吸收后由黏液分泌物所代替，形成前庭大腺囊肿；此外，先天性腺管狭窄或腺腔内黏液浓稠，致分泌物排出不畅亦可形成囊肿；前庭大腺损伤，如分娩时会阴与阴道裂伤后瘢痕形成致阻塞腺管口，或会阴后-侧切开术损伤腺管，导致前庭大腺囊肿。前庭大腺囊肿可继发感染导致脓肿反复发作。

（二）身体状况

1. 前庭大腺脓肿　炎症多为单侧，初期表现为局部肿胀、疼痛、烧灼感，致使行走不便，有时会导致大小便困难。检查见局部红肿、发热、压痛明显。脓肿形成时，疼痛剧烈，触之有波动感，脓肿直径可达 5～6cm；患者出现发热等全身症状，白细胞计数增高，患侧腹股沟淋巴结可呈不同程度增大等。脓肿内压力增大时，使表面皮肤变薄，自行破溃，若破口大，引流通畅，炎症可消退痊愈；若破口小，脓液引流不畅，炎症持续不消退，致使症状反复发作。若为淋病奈瑟菌感染，挤压局部可有稀薄、淡黄色脓液流出。

2. 前庭大腺囊肿　其大小不一，一般是由小逐渐增大，有时可持续数年不变。囊肿小且无感染者，患者多无自觉症状，往往于妇科检查时被发现；若囊肿大，患者可感觉外阴有坠胀感或性交不适。检查见囊肿多呈椭圆形（图 3－4），多为单侧，也可为双侧。

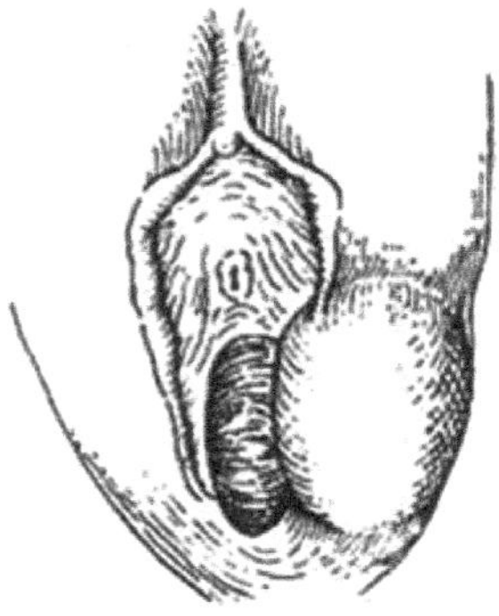

图 3－4　前庭大腺囊肿

（三）处理要点

急性期需卧床休息，局部热敷或坐浴，选用敏感的抗生素抗感染治疗。可选取前庭大腺开口处分泌物做细菌培养及药敏试验，确定病原体及敏感抗生素，根据病原体选用口服或肌内注射抗生素。在培养结果出来之前，可选择广谱抗生素。此外，还可选用清热、解毒中药（如蒲公英、连翘、金银花、紫花地丁等）局部热敷或坐浴。脓肿形成后，应该切开引流并行造口术，尽量避免切口闭合后反复感染或形成囊肿。一旦形成了前庭大腺囊肿，应行造口术，造口术方法简单，损伤小，术后还能保留腺体功能。

二、护理诊断/护理问题

1. 疼痛　与局部炎症刺激有关。
2. 有皮肤完整性受损的危险　与脓肿破溃或手术有关。

三、护理目标

1. 患者自诉疼痛减轻或消失。
2. 患者皮肤完整性得到保护。

四、护理措施

（一）缓解疼痛

1. 急性期患者的护理　嘱患者卧床休息，保持外阴清洁、干燥，教会局部热敷或坐浴的方法及注意事项，遵医嘱给予抗生素抗感染治疗。

2. 手术治疗患者的护理　充分做好术前准备，备好手术所有用物，并向患者解释手术的目的及方法，使其理解并接受、配合治疗。

（二）保护皮肤完整性

切开引流或造口术后，局部用引流条引流，每日更换，同时用消毒液常规擦洗外阴，每日 2 次；也可用清热解毒中药局部热敷或坐浴，每日 2 次。

（三）健康教育

1. 养成良好的卫生习惯，保持外阴清洁、干燥，尤其是月经期、孕期、产褥期，应每天清洗外阴，更换内裤。

2. 月经期和产褥期禁止性交，并使用消毒卫生巾。

3. 禁用刺激性药物或肥皂擦洗。

4. 外阴部破溃者要预防继发感染。

五、护理评价

1. 患者疼痛是否减轻或消失，有无其他不适。

2. 患者伤口愈合是否良好，皮肤完整性是否得到保护。

任务四 阴道炎患者的护理

案例 杨女士，33岁，已婚。因阴道分泌物增多伴外阴瘙痒1周而就诊。1周前患者无明显诱因出现阴道分泌物增多，伴外阴瘙痒，分泌物呈黄色，有腥臭味，未曾治疗。

妇科检查：外阴潮红，阴道黏膜充血，有散在出血斑点，后穹窿有多量黄白色稀薄泡沫状分泌物；行分泌物悬滴法检查见到活动的阴道毛滴虫。

问题导向

1. 作为一名护理人员应从哪些方面对该患者进行护理评估？
2. 如何指导其缓解外阴瘙痒？
3. 从哪些方面对其进行护理和健康指导？

阴道炎是妇科常见疾病，各年龄组均可发病。生育年龄妇女性活动频繁，且阴道为分娩、宫腔操作的必经之道，易受损伤及外界病原体的感染；婴幼儿及绝经后妇女雌激素水平低，局部抵抗力下降，也易发生感染。

正常情况下阴道内有微生物寄居形成阴道正常微生物群，正常妇女阴道中可分离出20余种微生物，其中以细菌为主。阴道正常微生物群包括革兰阳性需氧菌及兼性厌氧菌（如乳杆菌、非溶血性链球菌、棒状杆菌、肠球菌及表皮葡萄球菌等）、革兰阴性需氧菌及兼性厌氧菌（如革兰染色变异而有时呈革兰染色阳性的加德纳菌、大肠埃希菌及摩根菌等）、专性厌氧菌（如消化链球菌、消化球菌、类杆菌、动弯杆菌、普雷沃菌及梭杆菌）、支原体及假丝酵母菌等；其中以产生过氧化氢（H_2O_2）的乳杆菌为优势菌。

正常阴道内虽然有多种微生物存在，但阴道与这些微生物群之间形成生态平衡，故并不致病。在维持阴道生态平衡中，雌激素、乳杆菌及阴道pH起重要作用。阴道生态平衡一旦被破坏或外源性病原体侵入，即可导致炎症发生。正常阴道菌群中乳杆菌为优势菌，该菌除了维持阴道的酸性环境外，其产生的H_2O_2及其他抗微生物因子可抑制或杀灭其他细菌；此外，还可能通过占位性保护及营养竞争而不利于其他微生物生长、繁殖。阴道的酸性环境有利于乳杆菌的生长，抑制其他病原微生物的生长。任何使阴道pH升高的因素，如频繁性交（性交后阴道

pH 可上升至 7.2 并维持 6～8h)、阴道灌洗等，均不利于乳杆菌生长。此外，长期应用抗生素抑制乳杆菌生长，或机体免疫力低下，均可使其他致病菌成为优势菌，引起炎症。体内雌激素下降，致使阴道上皮变薄，糖原减少，乳酸的产生减少，pH 升高，局部抵抗力下降，使其他致病菌成为优势菌，导致炎症发生。

一、护理评估

问题探究：各种阴道炎的鉴别点有哪些？

【滴虫阴道炎】

(一) 健康史

1. 病原体　滴虫阴道炎是由阴道毛滴虫（图 3－5）引起的常见阴道炎。滴虫只有滋养体无包囊期，滋养体的生活力较强，可在 3～5℃环境下存活 21 日，在 40℃环境下生存 20～60min，在普通肥皂水中也能生存 45～120min，在半干燥环境中约生存 10h。阴道毛滴虫适宜在温度 25～40℃、pH 5.2～6.6 的潮湿环境中生长，一旦 pH＞7.5 或＜5 滴虫则不能生长。滴虫有嗜血及耐碱特性，在月经前、后阴道 pH 发生变化时，尤其经后接近中性，隐藏在腺体及阴道皱襞中的滴虫常得以繁殖，引起炎症发作。此外，滴虫能够消耗、吞噬阴道上皮细胞内的糖原，并吞噬乳杆菌，阻碍乳酸形成，使阴道 pH 升高，利于滴虫繁殖。滴虫除寄生于阴道外，还常侵入尿道、尿道旁腺、膀胱、肾盂及男性包皮皱襞、尿道、前列腺等处。

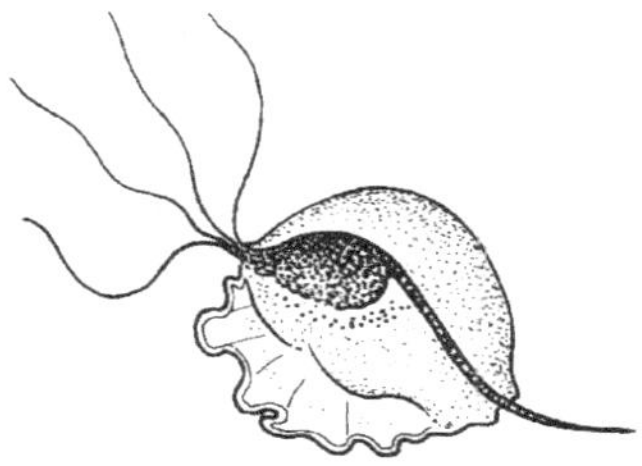

图 3－5　阴道毛滴虫

2. 传播方式　包括：①经性交直接传播。由于男性感染滴虫后常无症状，易成为感染源。②间接传播。经公共浴池、浴盆、浴巾、坐式便器、游泳池、内衣物、污染的器械及敷料等传播。

(二) 身体状况

1. 症状　潜伏期为 4～28 日。1/4～1/2 的患者在感染初期无症状，其中 1/3 的患者将在 6 个月内出现临床症状，症状轻重与局部免疫因素、滴虫数量及毒力强弱有关。主要症状为阴道分泌物增多，外阴局部瘙痒、灼热、疼痛及性生活痛等。瘙痒部位主要为阴道口及外阴。典型阴道分泌物为稀薄泡沫状、黄绿色、有臭味，严重者呈脓性。若合并尿道感染，患者可出现尿急、尿频、尿痛，甚至血尿。阴道毛滴虫可吞噬精子，并能阻碍乳酸形成，影响精子在阴道内存活，导致不孕。

2. 体征　妇科检查见阴道、宫颈阴道部黏膜充血，严重者有散在小的出血斑点，甚至宫颈有出血点，形成“草莓样”宫颈，阴道后穹窿有大量分泌物，呈灰黄色、黄白色稀薄液体或黄绿色脓性分泌物，常呈泡沫状。少数女性阴道内虽有滴虫存在但无炎症反应，阴道黏膜无异常改变，称为带虫者。

（三）心理社会状况

因炎症部位处在隐私处，患者往往有羞耻感，不愿及时就诊。要及时了解其心理动态，耐心倾听其诉说，鼓励患者与家人积极参与制订治疗、护理方案，减轻焦虑和恐惧。

（四）相关检查

1. 悬滴法检查　为最简便的方法。取一滴温生理盐水置于玻片上，在阴道侧壁取典型阴道分泌物混于生理盐水中，立即在低倍显微镜下寻找滴虫，低倍光镜下可见到呈波状运动的滴虫及增多的白细胞被推移。此法的敏感度达60%～70%。

2. 培养法　对于可疑患者，若多次悬滴法未能发现滴虫时，可送做培养，准确度达98%左右。

3. 目前聚合酶链反应（PCR）也可用于滴虫的诊断，敏感度达90%，特异度达99.8%。

（五）处理要点

切断传染途径，杀灭阴道滴虫，恢复阴道正常环境，保持阴道自净功能，防止复发。

1. 全身用药　因滴虫阴道炎可同时伴有尿道、尿道旁腺、前庭大腺滴虫感染，欲治愈需全身用药。女性患者口服药物的治愈率在82%～89%，若性伴侣同时治疗，治愈率达95%。初次治疗推荐甲硝唑2g，或替硝唑2g，单次口服；也可选择甲硝唑400mg，或替硝唑500mg，每日2次，连服7日。治疗后无症状者无须随访，有症状者需随诊。部分滴虫阴道炎可在月经后复发或再次感染，治疗后需随访至症状消失。对于症状持续存在者，治疗后7日复诊。若为初次治疗失败，可重复应用甲硝唑400mg，每日2次，连服7日；或单次口服替硝唑2g。若治疗仍失败，给以甲硝唑2g或替硝唑2g，每日1次，连服5日。服药后可出现胃肠道副反应，如食欲减退、恶心、呕吐，此外，偶尔出现头痛、白细胞减少及皮疹等，一旦发现应停药。甲硝唑用药期间及停药24h内、替硝唑用药期间及停药72h内禁饮酒（因该药与乙醇结合后可出现皮肤潮红、呕吐、腹痛、腹泻等反应）。甲硝唑可通过乳汁排泄，故哺乳期用药期间及用药后24h内不宜哺乳。服用替硝唑者，用药期间及服药后3日内避免哺乳。性伴侣应同时治疗，避免重复感染，治疗期间禁止性交。

2. 局部用药　用弱酸性溶液（如0.5%醋酸或1%乳酸或1∶5000高锰酸钾液等）冲洗/擦洗阴道或坐浴，有利于改善阴道内环境，之后将甲硝唑阴道泡腾片200mg置阴道穹窿，每日1次，7次为1疗程，可提高药物的疗效。

3. 妊娠期滴虫阴道炎治疗　妊娠期滴虫阴道炎可致胎膜早破、早产及低体重儿，妊娠期治疗可减轻症状，减少传播，防止新生儿呼吸道和生殖道感染。但甲硝唑治疗能否改善以上并发症尚无定论。

4. 治疗期间的注意事项　为避免重复感染，内裤及洗涤用物应煮沸5～10min以消灭病原体，并对其性伴侣进行治疗。

【外阴阴道假丝酵母菌病】

（一）健康史

1. 病原体　外阴阴道假丝酵母菌病（VVC）是由假丝酵母菌引起的常见外阴、阴道炎症，又称外阴阴道念珠菌病。本病80%～90%由白假丝酵母菌引起，10%～20%为光滑假丝酵母菌、近平滑假丝酵母菌及热带假丝酵母菌等引起的。国外资料显示，约有75%女性一生中至少患过1次外阴阴道假丝酵母菌病，其中40%～50%有过1次复发。假丝酵母菌（彩图3-1）对热的抵抗力差，加热到60℃ 1h即可死亡；但对干燥、阳光、紫外线及化学制剂等抵抗力较强。

白假丝酵母菌为条件致病菌，此菌存在于口腔、肠道、阴道，10%～20%非孕妇女及30%孕妇阴道中有此菌寄生，但并不引起症状。假丝酵母菌适宜在酸性环境中生长，假丝酵母菌感染的阴道pH多在4.0～4.7，通常小于4.5。在全身及阴道局部免疫力下降，尤其局部细胞免疫力下降时，假丝酵母菌大量繁殖，出现阴道炎症状。此外，当阴道内糖原增多、酸度增加时最适宜假丝酵母菌繁殖；常见的诱因有妊娠、糖尿病、长期应用广谱抗生素、雌激素及大量应用免疫抑制剂者，其他诱因还包括免疫功能低下性疾病、胃肠道假丝酵母菌疾病、含高剂量雌激素的避孕药、穿紧身化纤内裤及肥胖，后两者可使会阴局部温度及湿度增加，假丝酵母菌易于繁殖引起感染。

2. 传播途径　包括：①内源性感染。为主要传染途径，寄生于阴道、口腔及肠道的假丝酵母菌可互相传染，一旦条件满足就可引起感染。②直接传染。少部分患者也可通过性生活直接传染。③间接传染。极少数患者可通过接触污染的衣物等间接传染。

（二）身体状况

1. 症状　主要症状为外阴瘙痒、灼痛，可有尿频、尿痛及性交痛；外阴瘙痒程度居各种阴道炎之首，严重时坐卧不安，痛苦异常。部分患者阴道分泌物增多，典型阴道分泌物为白色稠厚、呈凝乳或豆腐渣样。

2. 体征　妇科检查可见外阴部有地图样红斑、水肿，常有抓痕，严重者可见皮肤皲裂，表皮脱落；阴道黏膜充血、水肿，小阴唇内侧及阴道黏膜面上有白色块状物附着，擦去后露出充血水肿的黏膜面；急性期还可见到阴道黏膜糜烂及浅表溃疡。

目前根据其流行情况、感染的假丝酵母菌菌株、宿主情况不同、临床表现轻重不一及对治疗的反应不同，并为利于治疗及比较治疗效果，将外阴阴道假丝酵母菌病分为单纯性外阴阴道假丝酵母菌病和复杂性外阴阴道假丝酵母菌病（表3-1）。

表3-1　外阴阴道假丝酵母菌病临床分类

区别点	单纯性	复杂性
发生频率	一般为散发或非经常发作	一般为复发或经常发作
临床表现	轻度到中度	重度
病原体种类	白假丝酵母菌	非白假丝酵母菌
宿主情况	免疫功能正常	有诱因（如免疫力低下或应用免疫抑制剂或妊娠、糖尿病）
治疗效果	佳	欠佳

（三）心理社会状况

因外阴瘙痒严重，影响患者休息与睡眠，且本病容易反复发作，患者可有焦虑、烦躁等心理情绪。有些患者不愿就医，不愿言表，充满矛盾心理。

（四）相关检查

1. 悬滴法　在阴道分泌物中找到假丝酵母菌即可确诊，具体方法为取少许阴道分泌物，置于放有生理盐水或10%氢氧化钾溶液（因10%氢氧化钾可溶解假丝酵母菌以外的其他细胞成分，使得假丝酵母菌检出率高于生理盐水，阳性率为70%～80%）的玻片上，混匀后在显微镜下找到假菌丝和芽生孢子。

2. 涂片法　取阴道分泌物涂片后，用革兰染色检查分泌物中的芽生孢子和假菌丝。

3. 培养法　若有症状而多次湿片检查为阴性，或顽固性病例，为确诊是否为非白假丝酵母菌感染，可采用培养法。

4. pH测定　具有重要鉴别意义。若pH＜4.5，单纯性假丝酵母菌感染可能性大，若pH＞4.5且涂片中混有多量白细胞，则有存在混合感染的可能。

（五）处理要点

消除诱因，根据患者情况选择局部或全身应用抗真菌药物，根据患者的临床分类，决定疗程长短。

1. 消除诱因　有糖尿病者应积极治疗；及时停用广谱抗生素、雌激素及免疫抑制剂，勤换内裤，并将用过的内裤、毛巾和盆用开水烫洗。

2. 单纯性外阴阴道假丝酵母菌病的治疗　可局部用药，也可全身用药，主要以短疗程的局部抗真菌药物为主。全身用药与局部用药的疗效相似，治愈率达80%～90%，一般用药2～3日症状减轻或消失。唑类药物疗效高于制霉菌素。

（1）局部用药：宜选用2%～4%碳酸氢钠溶液冲洗阴道或坐浴，改善阴道内环境，抑制假丝酵母菌生长。冲洗或坐浴后，主要为阴道内用药：①咪康唑栓剂，每晚1粒（200mg），连用7日为1疗程；也可每晚1粒（400mg），连用3日为一个疗程；或1粒（1200mg），1日疗法。②克霉唑栓剂，每晚1粒（150mg），连用7日；也可每日早、晚各1粒（150mg），连用3日；或1粒（500mg），单次给药。③制霉菌素栓剂，每晚1粒（10万U），连用10～14日。

（2）全身用药：对不愿采用局部用药者、不能耐受局部用药、未婚妇女及局部用药效果差、病情顽固者，可选用口服药物，如氟康唑150mg顿服，或伊曲康唑每次200mg，每日1次，连用3～5日；或选用1日疗法，每日400mg，分2次口服。

3. 复杂性外阴阴道假丝酵母菌病的治疗　局部用药或全身用药选择的药物基本和单纯性外阴阴道假丝酵母菌病相同，只是均应适当延长治疗时间。

（1）严重外阴阴道假丝酵母菌病：无论局部用药还是全身用药均应延长疗程。局部用药者，延长至7～14日；口服氟康唑150mg者，应于72h后加服1次。

（2）复发性外阴阴道假丝酵母菌病的治疗：一年内有症状并经真菌学证实的外阴阴道假丝酵母菌病发作4次或以上者，称为复发性外阴阴道假丝酵母菌病。其发病机制多不明确。对于该病例应检查及去除诱因，并检查是否合并其他感染性疾病（如滴虫阴道炎、细菌性阴道病、艾滋病等）。其治疗分为2种：①初始治疗。如为局部治疗，治疗时间应延长为7～14日；如选择的是口服氟康唑150mg，则在第4日、第7日各加服1次。②维持治疗。常用的是氟康唑150mg或克霉唑栓剂500mg，每周1次，共6个月；或选用其他局部唑类药物间断应用。治疗前应做真菌培养确诊，且初始治疗达到真菌学阴性后再开始维持治疗。治疗期间要定期复查监测疗效及药物不良反应，一旦发现不良反应，应立即停药。

（3）妊娠合并外阴阴道假丝酵母菌病的治疗：以局部治疗为主，7 日疗法效果好。禁止口服唑类药物。

4. 性伴侣的治疗　无须对性伴侣进行常规治疗。与女性患者接触的男性约 15%出现龟头炎，对有症状的男性应进行假丝酵母菌检查及治疗，预防女性重复感染。

5. 随访　如症状持续存在或诊断后 2 个月内复发者，需要再次复诊。

【细菌性阴道病】

（一）健康史

细菌性阴道病为阴道内正常菌群失调导致的一种混合感染，但其临床及病理特征无炎症改变。正常情况下，阴道内以产生过氧化氢的乳杆菌为优势菌；细菌性阴道病时，阴道内乳杆菌减少导致其他细菌大量繁殖，主要有加德纳菌、厌氧菌和人型支原体，其中以厌氧菌（如动弯杆菌、紫单胞菌、类杆菌、普雷沃菌、消化链球菌等）居多，厌氧菌的数量可增至正常妇女的 100～1000 倍。促使阴道菌群发生变化的原因可能与频繁性生活、多个性伴侣或阴道灌洗使阴道碱化有关。

（二）身体状况

1. 症状　多发生在性活跃期妇女。10%～40%的患者无临床症状，有症状者主要表现为阴道分泌物增多，鱼腥臭味（是因厌氧菌繁殖的同时可产生胺类物质所致，如尸胺、三甲胺、腐胺等），性生活后加重，可伴有外阴瘙痒和灼热感。

2. 体征　妇科检查见阴道黏膜无充血的炎症表现，后穹窿有大量分泌物，分泌物多呈灰白色，稀薄，均质一致，常附于阴道壁黏膜，因其黏度很低，易于从阴道壁拭去。

细菌性阴道病还可以引起其他不良结局，妊娠期细菌性阴道病可引起绒毛膜羊膜炎、胎膜早破、早产等；非妊娠期患者可引起子宫内膜炎、盆腔炎及子宫全切除术后阴道断端感染等。

（三）心理社会状况

通过与患者的接触及交谈，观察其行为变化，了解患者心理状态及情绪的变化，应详细评估家属的态度。

（四）相关检查

下列 4 项条件中有 3 项阳性，临床即可诊断为细菌性阴道病。

1. 匀质、稀薄、白色的阴道分泌物，常黏附于阴道壁。

2. 检出线索细胞。取少许阴道分泌物置于玻片上，加一滴生理盐水溶液混合后，高倍显微镜下查找线索细胞，白细胞极少（与滴虫阴道炎的不同点）；严重病例，线索细胞可达 20%以上，但几乎无白细胞。线索细胞即脱落的阴道表层细胞，细胞边缘黏附颗粒状物即各种厌氧菌，主要是加德纳菌，细胞边缘不清或呈锯齿形。

3. 胺臭味试验阳性。取少许阴道分泌物置于玻片上，滴入 10%氢氧化钾 1～2 滴，产生烂鱼样腥臭味，系胺遇碱释放氨所致。

4. 阴道分泌物 pH＞4.5（pH 通常为 4.7～5.7）。

（五）处理要点

1. 全身用药　首选甲硝唑（甲硝唑抑制厌氧菌生长，不影响乳杆菌生长，是较理想的治疗药物，但对支原体效果差）400mg 口服，每日 2～3 次，连服 7 日；或克林霉素 300mg，每日 2 次，连服 7 日。

2. 局部用药　可用 1％乳酸或 0.5％醋酸液或 1∶5000 高锰酸钾液坐浴，改善局部环境，抑制细菌生长。之后应用含甲硝唑的栓剂或甲硝唑泡腾片 200mg，每晚 1 次，连用 7 日，或 2％克林霉素软膏，阴道涂布，每晚 1 次，每次 5g，连用 7 日。口服药物和局部用药疗效相似，治愈率可达 80％左右。

3. 性伴侣的治疗　性伴侣不需常规治疗。虽本病与多个性伴侣有关，但临床上对性伴侣给予治疗并未改善治疗效果和降低其复发率。

4. 妊娠期细菌性阴道病的治疗　因本病与不良妊娠结局有关，有症状的细菌性阴道病孕妇及无症状的高危孕妇（有早产及胎膜早破史者）均需治疗。本病妊娠期有合并上生殖道感染的危险，多选择口服用药，主要选用甲硝唑 200mg，每日 3 次，或克林霉素 300mg，每日 2 次，均连服 7 日。

5. 随访　细菌性阴道病复发较常见，治疗后无症状者不需常规随访，症状持续存在或症状重复出现者，应告知患者复诊，并接受治疗。妊娠合并细菌性阴道病者，治疗后需要随访。可选择与初次治疗不同的药物。

【萎缩性阴道炎】

（一）健康史

萎缩性阴道炎常见于自然绝经妇女或卵巢去势后妇女，也可见于产后闭经、药物假绝经治疗或盆腔放疗后卵巢失去功能的妇女。由于卵巢功能衰退，内源性雌激素水平降低，阴道黏膜萎缩变薄，皱襞消失，弹性降低，上皮细胞内糖原减少，阴道内 pH 升高，嗜酸性的乳杆菌不再是优势菌，局部抵抗力下降，其他病原体过度繁殖或易侵入繁殖而引起炎症。

（二）身体状况

1. 症状　主要症状为外阴瘙痒、灼热不适及阴道分泌物增多。分泌物呈稀薄、淡黄色，感染严重者可呈脓血性白带。可伴有尿频、尿急、尿痛等；因阴道黏膜萎缩，可伴有性交痛。

2. 体征　妇科检查见内外生殖器官呈老年性改变，阴道呈萎缩性改变，皱襞消失，黏膜萎缩、菲薄；阴道黏膜充血，表面有散在点状出血斑或小出血点，严重时可见表浅溃疡，溃疡面可与对面粘连，造成狭窄甚至闭锁，炎性分泌物引流不畅可形成阴道积脓或宫腔积脓。

（三）心理社会状况

因阴道分泌物增多甚至出血致患者心情不畅，但又不愿诊治，需评估影响其不愿就诊的因素及家庭支持系统，并询问以往应对问题的方式。

（四）相关检查

1. 阴道分泌物检查　显微镜下见大量白细胞及基底层细胞而无滴虫及假丝酵母菌可考虑萎缩性阴道炎。

2. 宫颈刮片、分段诊刮　对于出现血性白带者，应常规行宫颈刮片，必要时行分段诊刮术，排除子宫恶性肿瘤。

3. 局部活组织检查　主要用于阴道壁有肉芽组织及溃疡，需与阴道癌鉴别者。

（五）处理要点

治疗原则为补充雌激素，改善阴道内环境，增强阴道抵抗力，抑制细菌生长。

1. 抑制细菌生长　用1%乳酸或0.5%醋酸液或1∶5000高锰酸钾液冲洗/擦洗阴道或坐浴，每日1次，以增加阴道酸度，抑制细菌生长繁殖；之后阴道局部应用抗生素如甲硝唑200mg或诺氟沙星100mg，放置阴道深部，每日1次，7～10日为一疗程。

2. 补充雌激素，增加阴道抵抗力　针对病因补充雌激素，增加阴道抵抗力。具体方法：①局部用药。0.5%己烯雌酚软膏或妊马雌酮（结合雌激素）软膏局部涂抹，每日1～2次，连用14日；或己烯雌酚0.125～0.25mg，每晚放入阴道深部，7日为一疗程。②全身用药。排除禁忌证者（乳腺癌、子宫内膜癌患者禁用雌激素制剂），可口服尼尔雌醇，首次4mg，以后每2～4周1次，每次2mg，维持2～3个月。对同时需要性激素替代治疗的患者，可给予妊马雌酮0.625mg和醋酸甲羟孕酮2mg，也可选用其他雌激素制剂。

【婴幼儿外阴阴道炎】

（一）健康史

婴幼儿阴道炎常见于5岁以下的幼女，多与外阴炎并存，故称婴幼儿外阴阴道炎。婴幼儿的解剖、生理特点使其容易发生炎症。常见的病因有：①婴幼儿解剖学特点。外阴发育差，不能遮盖尿道口及阴道前庭，病原体容易入侵。②婴幼儿的阴道环境与成年女性不同。新生儿出生后母体来源的雌激素水平下降，致使阴道上皮薄，糖原少，阴道pH升高，乳杆菌不再是优势菌，局部抵抗力低，易受其他病原体感染。③婴幼儿卫生习惯不良、外阴不洁或母亲及保育人员不注意患儿外阴清洁，大便后处理不当，大便污染，使肠道细菌侵入阴道，或外阴损伤及蛲虫感染，均可引起阴道炎。④由于婴幼儿好奇，在阴道内误放异物，如花生米、豆类、橡皮、果核、纽扣、发夹、别针、小石头等，造成阴道上皮损伤，而发生继发性感染。

常见的病原体包括大肠埃希菌、葡萄球菌及链球菌等。目前，淋病奈瑟菌、阴道毛滴虫、假丝酵母菌等也成为常见的病原体。病原体可通过患病母亲或保育员的手、污染的衣物、浴盆及毛巾等间接传染。

（二）身体状况

1. 症状　主要症状为阴道分泌物增多，呈脓性。临床上多是由母亲发现婴幼儿内裤上有脓性分泌物而就诊。大量阴道分泌物刺激致外阴瘙痒，而婴幼儿因不能正确地诉说症状，常表现为哭闹、烦躁不安或用手搔抓外阴，使感染扩散。部分患儿伴有下泌尿道感染，出现尿频、尿急、尿痛。如小阴唇粘连，排尿时尿流变细、分道或尿不成线。

2. 体征　检查可见外阴、阴蒂、尿道口、阴道口黏膜充血、水肿，可见阴道口流出脓性分泌物；病变严重者可致外阴溃疡或小阴唇粘连，粘连的小阴唇有时遮盖阴道口及尿道口，仅见一裂隙，尿液自裂隙排出。检查时还应通过肛诊排除阴道异物、外生殖器畸形及肿瘤等。蛲虫所致的阴道炎，外阴及肛门外奇痒，阴道流出多量稀薄的黄绿色脓性分泌物。

（三）相关检查

用细棉拭子或吸管取阴道分泌物查找阴道毛滴虫、白假丝酵母菌，或涂片行革兰染色进行病原学检查（包括淋病奈瑟菌、支原体、衣原体等），以明确病原体，必要时做细菌培养。

(四) 处理要点

主要的处理有：①对症处理，如阴道内有异物应及时取出；轻度小阴唇粘连者外涂雌激素软膏后多可松解，严重者应分离粘连，并涂以抗生素软膏；有蛲虫者，给予驱虫治疗。②针对病原体选择口服相应抗生素治疗，或用吸管将抗生素溶液滴入阴道。③保持外阴清洁、干燥，减少摩擦。

二、护理诊断/护理问题

1. 组织完整性受损　与外阴、阴道炎症损伤有关。
2. 舒适的改变　与外阴瘙痒、灼痛、分泌物刺激有关。
3. 知识缺乏　缺乏阴道炎预防及治疗的相关知识，缺乏围绝经期保健知识。

三、护理目标

1. 患者外阴皮肤及阴道黏膜完整性得以保护。
2. 患者不适症状缓解或消失。
3. 患者能叙述阴道炎预防的措施及围绝经期保健的注意事项，并积极配合治疗。

四、护理措施

(一) 保护皮肤黏膜完整性

1. 一般护理

(1) 指导患者养成良好的卫生习惯，保持外阴的清洁、干燥，尤其是月经期、孕期及产褥期。

(2) 开展普查普治，消灭传染源。

(3) 避免搔抓外阴部。

(4) 内裤、坐浴及洗涤用物应煮沸消毒 5～10min 或用开水烫洗，性伴侣可同时治疗，避免重复感染及交叉感染。

2. 指导患者配合检查　告知患者取分泌物做检查之前 24～48h 避免阴道灌洗、阴道上药及性交。查找滴虫时，分泌物取出后注意保暖并及时送检。

(二) 促进舒适

1. 指导患者正确用药，并告知患者全身用药的注意事项

(1) 向患者说明用药的目的及注意事项，取得患者的配合。

(2) 告知患者各种剂型药物的用药方法，并注意药物的不良反应，发现异常及时报告医生。

(3) 阴道冲洗或坐浴液要遵医嘱配制，浓度不要过高或过低，水温一般控制在 38～40℃。

(4) 月经期要暂停坐浴、阴道冲洗及阴道用药。

(5) 向患者解释坚持遵医嘱规律治疗的重要性，注意性伴侣的治疗。

(6) 老年人本人用药困难者，指导其家属协助用药或由医务人员帮助用药。

(7) 婴幼儿外阴阴道炎：指导患儿及家长养成良好卫生习惯，保持外阴清洁、干燥，清洁消毒用物，防止交叉感染；告知患儿不要搔抓，并指导家长正确用药的方法及应观察的内容。

(8) 局部用药前要洗净双手，并消毒所用用具。

2. 指导患者正确随访

(1) 滴虫阴道炎常于月经后复发，正规治疗后应于月经干净后复查阴道分泌物，连续3次检查均为阴性，方为治愈。

(2) 外阴阴道假丝酵母菌病常于月经来潮前复发，故其治疗后应于月经来潮前复查阴道分泌物，连续3次检查均为阴性为治愈。

(3) 其他类型阴道炎根据情况选择随访方案。

问题探究：如何预防阴道炎的发生？

(三) 健康教育

(1) 加强卫生宣教，告知患者注意个人卫生，保持外阴清洁、干燥，勤换内裤，并及时消毒；忌用肥皂或刺激性洗液清洗外阴。

(2) 定期进行妇科检查，做到普查普治；医疗单位做好消毒隔离，防止交叉感染；治疗期间禁止性生活；消灭传染源，禁止阴道炎患者及带虫者进入游泳池。

(3) 正确应用雌激素、广谱抗生素及免疫抑制剂。积极治疗原发疾病。

(4) 加强绝经过渡期的保健知识宣教，严格遵医嘱适当补充雌激素。

(5) 加强婴幼儿的看护，避免异物放入阴道，尤其是穿开裆裤的婴幼儿；养成良好的卫生习惯，婴幼儿应每日清洗外阴，勤换内衣；婴幼儿要选择柔软宽松的棉质内衣裤，并单独洗涤。

五、护理评价

1. 患者外阴皮肤及阴道黏膜是否完整。
2. 患者不适症状是否缓解或消失。
3. 患者能否叙述阴道炎预防的措施及围绝经期保健的注意事项，能否积极配合治疗。

任务五　子宫颈炎患者的护理

子宫颈炎是常见的女性下生殖道炎症。子宫颈炎包括子宫颈阴道部炎症及子宫颈管黏膜炎症，临床以子宫颈管黏膜炎多见。如子宫颈管黏膜炎症未得到及时彻底治疗，可引起上生殖道炎症。若急性炎症未经及时诊治或病原体持续存在，可导致慢性子宫颈炎症。

一、护理评估

问题探究：引起子宫颈炎的原因有哪些？

(一) 健康史

正常情况下，宫颈具有包括黏膜免疫、体液免疫和细胞免疫等多种防御功能，是阻止下生殖道病原体进入上生殖道的重要防线，而宫颈容易受性交、宫腔操作及分娩的损伤，且宫颈管黏膜被覆的单层柱状上皮抗感染力较差，容易发生感染。多见于产褥期感染、感染性流产、不洁性生活、宫颈损伤和阴道异物并发感染。病原体主要有：①性传播疾病病原体：如淋病奈瑟菌及沙眼衣原体，主要见于性传播疾病的高危人群。②内源性病原体：部分子宫颈炎的病原体与细菌性阴道病的病原体、生殖支原体感染有关；但部分子宫颈炎患者的病原体不清楚。淋病奈瑟菌和沙眼衣原体均可感染宫颈管柱状上皮，并沿黏膜面扩散引起浅层感染，病变以宫颈管明显。淋病奈瑟菌除侵袭宫颈管柱状上皮外，还常侵犯尿道移行上皮、尿道旁腺和前庭大腺。

（二）身体状况

1. 症状　大部分患者无临床症状。有症状者主要表现为阴道分泌物增多。分泌物的性状依病原体的种类、炎症的程度而不同，可呈现乳白色黏液状，或呈淡黄色黏液脓性，或血性。增多的阴道分泌物刺激可引起外阴瘙痒及灼热感，有时可出现月经间期出血、性交后出血等症状。如合并尿路感染，可出现尿频、尿急、尿痛等症状。

2. 体征　妇科检查见宫颈充血、水肿、黏膜外翻，并有黏液脓性分泌物附着或经宫颈管流出，宫颈管黏膜质脆易出血。如为淋病奈瑟菌感染，因累及尿道旁腺和前庭大腺，可见尿道口、阴道口黏膜充血、水肿及大量脓性分泌物。

（三）心理社会状况

患者因白带有异味而有羞愧、焦虑，部分患者可因接触性出血出现恐惧、不安，甚至因担心将来发展为宫颈癌，而加剧恐惧心理。

（四）相关检查

出现两个特征性体征，显微镜检查见阴道分泌物白细胞增多，即可做出子宫颈炎的初步诊断。子宫颈炎诊断后，需进一步检测淋病奈瑟菌和衣原体。

1. 具备以下两个特征性体征之一或两个同时具备

（1）在宫颈管或宫颈管棉拭子标本上，肉眼见到脓性或黏液脓性分泌物。

（2）用棉拭子擦拭宫颈管时，容易诱发宫颈管内出血。

2. 白细胞检测　检测宫颈管或阴道分泌物中白细胞，后者则需排除引起白细胞增多的阴道炎症。①宫颈管脓性分泌物涂片行革兰染色，中性粒细胞＞30 个/HP；②阴道分泌物湿片检查白细胞＞10 个/HP。

3. 病原体检测　应检测淋病奈瑟菌和衣原体，同时注意有无细菌性阴道病及滴虫阴道炎。

（1）检测淋病奈瑟菌常用方法有：①分泌物涂片后行革兰染色，寻找中性粒细胞内有无革兰染色阴性双球菌。因宫颈分泌物的敏感性及特异性差，不推荐用于女性淋病的诊断。②淋病奈瑟菌培养，是诊断淋病的金标准。③核酸检测，包括核酸扩增及核酸杂交，尤以前者诊断淋病奈瑟菌感染的敏感性及特异性高。

（2）检测沙眼衣原体常用方法有：①酶联免疫吸附试验检测沙眼衣原体抗原，是临床常用方法；②衣原体培养，该方法操作复杂，临床上少用。

4. 宫颈刮片、分段诊刮　对于出现血性白带者，应排除宫颈上皮内瘤变、子宫颈癌及子宫内膜癌。

(五)处理要点

1. 未得到病原体检测结果前患者的治疗　有性传播疾病高危因素的患者，尤其是年轻女性，可给予阿奇霉素1g，单次顿服；或多西霉素100mg，每日2次，连服7日为1疗程。

2. 获得致病病原体检测结果患者的治疗　可有针对性地选择有效抗生素。

(1) 单纯急性淋病奈瑟菌性子宫颈炎：主张大剂量、单次给药，如头孢曲松钠250mg，单次肌内注射；或头孢克肟400mg，单次口服；也可用氨基糖苷类的大观霉素4g，单次肌内注射。

(2) 沙眼衣原体感染者：主要选用的药物有：①四环素类：如多西环素100mg，每日2次，连服7日。②红霉素类：主要是阿奇霉素1g单次顿服，或红霉素500mg，每日4次，连服7日。③喹诺酮类：如氧氟沙星300mg，每日2次，连服7日；左氧氟沙星500mg，每日1次，连服7日。

3. 淋病奈瑟菌性子宫颈炎常伴有衣原体感染，故治疗时除选用抗淋病奈瑟菌的药物外，还应同时应用抗衣原体的药物，并应对其性伴侣进行相应的检查和治疗。对于合并细菌性阴道病者，应同时兼顾细菌性阴道病的治疗，否则会导致子宫颈炎持续存在。

二、护理诊断/护理问题

1. 舒适的改变　与阴道分泌物增多有关。
2. 焦虑　与担心子宫颈炎癌变、治疗效果不佳等有关。

三、护理目标

1. 患者舒适感增强，症状消失。
2. 患者能积极面对现实，焦虑情绪消失。

四、护理措施

(一)促进舒适

1. 一般护理　指导患者加强外阴部护理，保持外阴清洁、干燥，减少局部摩擦；鼓励患者积极治疗子宫颈炎，防止上生殖道感染。

2. 指导患者配合治疗，并加强监护　应根据病原体的类型及病情严重程度，指导患者遵医嘱及时、足量、足疗程、规范应用抗生素，详细讲解具体的用药方法及注意事项。

(二)心理护理

对病程长、迁延不愈者，应给予关心和耐心解说，告知疾病的发生、发展过程及防治措施，消除思想顾虑，减轻心理负担，树立治疗信心，坚持治疗，促进康复。

(三)健康教育

▶▶▶ 问题探究：如何预防子宫颈炎？

1. 向患者传授防病知识，注意个人卫生，避免不洁性生活，减少计划外妊娠。

2. 注意经期、流产后及产褥期卫生，避免感染。
3. 提高助产技术，避免分娩时或器械损伤宫颈。
4. 产后发现宫颈裂伤应及时缝合。
5. 指导已婚女性定期做妇科检查，发现宫颈炎症积极治疗。

▶▶▶ 问题探究：如何对子宫颈炎患者进行随访指导？

治疗后症状持续存在者，应告知患者随访。持续性子宫颈炎患者，需进一步了解有无再次感染性传播疾病，性伴侣是否已进行治疗，是否持续存在阴道菌群失调。对于无明显病因的持续性子宫颈炎病例，目前尚无明确有效的治疗方法。

五、护理评价

1. 患者舒适感是否增强，症状是否消失。
2. 患者能否积极面对现实，焦虑情绪是否消失。

任务六　急性盆腔炎患者的护理

女性内生殖器及其周围结缔组织、盆腔腹膜发生的炎症称为盆腔炎（PID）。为妇科常见病，按其发病过程可分为急性盆腔炎和慢性盆腔炎。盆腔炎是一组女性上生殖道感染性疾病，炎症可局限在一个部位，也可同时累及多个部位，最常见的为输卵管炎和输卵管卵巢炎。急性盆腔炎多发生于性活跃期、有月经的妇女，很少见于初潮前、绝经后及未婚妇女；若未得到及时、彻底治疗，可导致慢性盆腔炎，使炎症反复发作，严重影响妇女的生殖健康，并增加家庭及社会经济负担。

急性盆腔炎的病理变化包括以下几点。

（1）急性子宫内膜炎及子宫肌炎：子宫内膜充血、水肿，有炎性渗出物，严重者可致内膜坏死、脱落形成溃疡。镜下可见大量白细胞浸润，炎症向深部侵入形成子宫肌炎。

（2）急性输卵管炎、输卵管积脓、输卵管卵巢脓肿：因病原体传播途径不同急性输卵管炎有不同病变特点：①病原体经子宫内膜上行蔓延。首先引起输卵管黏膜炎，致输卵管黏膜肿胀、间质水肿充血、大量中性粒细胞浸润，严重者输卵管上皮可发生退行性变或成片脱落，致输卵管黏膜粘连，引起输卵管管腔及伞端闭锁，如管腔内有脓液积聚即可形成输卵管积脓。大肠埃希菌、类杆菌、普雷沃菌及淋病奈瑟菌感染除直接引起输卵管上皮损伤外，其细胞壁脂多糖等内毒素还可致输卵管纤毛大量脱落，使输卵管运输功能减退甚至丧失。因沙眼衣原体的热休克蛋白与输卵管热休克蛋白存在相似性，感染后引起的交叉免疫反应可损伤输卵管，致输卵管黏膜结构及功能严重破坏，并引起广泛性盆腔粘连。②病原体经宫颈的淋巴播散。病原体经宫颈旁结缔组织首先侵及浆膜层，发生输卵管周围炎，之后累及肌层，但输卵管黏膜层可不受累或受累极轻。病变以输卵管间质炎为主，使其管腔常因肌壁增厚受压变窄，但仍能保持通畅。轻者输卵管轻度充血、水肿、略增粗；严重者输卵管明显增粗、弯曲，纤维素性脓性渗出物增多，使其与周围组织粘连。

卵巢炎症很少单独发生，白膜是良好的自然防御屏障，卵巢常与炎性输卵管伞端粘连而发生卵巢周围炎，称为输卵管卵巢炎，习称附件炎。炎症可经卵巢排卵的破孔侵入卵巢实质形成卵巢脓肿，脓肿壁与输卵管积脓粘连、穿通，形成输卵管卵巢脓肿，其可为一侧病变，也可为两侧病变，约半数是在可识别的急性盆腔炎初次发病后形成，另一部分是多次急性发作或重复感染而形成。输卵管卵巢脓肿多位于子宫后方或子宫、阔韧带后叶及肠管间粘连处，可破入阴道或直肠，一旦破入腹腔，则引起弥漫性腹膜炎。

(3) 急性盆腔腹膜炎：盆腔内器官感染严重时，往往蔓延到盆腔腹膜，致使腹膜充血、水肿、少量炎性渗出液，可引起盆腔脏器粘连。当大量脓性渗出液积聚于粘连的间隙内时，可形成散在小脓肿；其中直肠子宫陷凹部位脓肿较多见，脓肿前为子宫，后为直肠，顶部为粘连的肠管及大网膜，脓肿一旦破入直肠可使症状突然减轻，也可破入腹腔引起弥漫性腹膜炎。

(4) 急性盆腔结缔组织炎：病原体经淋巴管进入盆腔结缔组织，致结缔组织充血、水肿及中性粒细胞浸润，其中以宫旁结缔组织炎最常见，初起时表现为局部增厚，质地较软，边界不清，随着炎症的加重，逐渐向两侧盆壁呈扇形浸润，如组织化脓形成盆腔腹膜外脓肿，脓肿可自发破入阴道或直肠。

(5) 败血症及脓毒血症：当病原体毒性强、数量多、患者抵抗力降低时，常发生败血症。急性盆腔炎患者如身体其他部位出现多处炎性病灶或脓肿，应考虑脓毒血症，但需经血培养确诊。

(6) 肝周围炎（Fitz-Hugh-Curtis）：是指肝包膜炎症而无肝实质损害的肝周围炎。主要见于淋病奈瑟菌及沙眼衣原体感染。因肝包膜充血水肿，吸气时右上腹疼痛。肝包膜上有脓性或纤维渗出物，在肝包膜与前壁腹膜之间形成粘连，早期呈松软粘连，晚期形成琴弦样粘连。5%～10%输卵管炎可出现肝周围炎，临床表现为继下腹痛后出现右上腹痛，或两者同时出现。

一、护理评估

▶▶▶ 问题探究：急性盆腔炎的高危因素包括哪些？其临床表现有哪些？

（一）健康史

1. 高危因素　了解其高危因素利于急性盆腔炎的预防及正确诊断。

(1) 年龄：据美国资料报道，急性盆腔炎的高发年龄是15～25岁。考虑可能与性活动频繁、宫颈柱状上皮生理性外移及宫颈黏液机械防御功能较差有关。

(2) 不良性行为：本病多发生于性活跃期妇女，尤其初次性交年龄小、性交过频、多个性伴侣及性伴侣有性传播性疾病者。

(3) 下生殖道感染：如细菌性阴道病、淋病奈瑟菌性子宫颈炎及衣原体性子宫颈炎与急性盆腔炎密切相关。

(4) 宫腔内手术操作后感染：宫腔镜检查、刮宫术、输卵管通液术、子宫输卵管造影等，因手术消毒不严或手术致生殖道黏膜损伤、出血、坏死等，导致下生殖道内源性菌群的病原体上行感染。

(5) 不良的卫生习惯：经期性交或使用不洁月经垫等，均可使病原体侵入而致炎症发生。此外，低收入人群不注意性卫生保健等均可引起炎症。

(6) 邻近器官炎症直接蔓延：如腹膜炎及阑尾炎等可蔓延至盆腔而发病，主要病原体为大肠埃希菌。

(7) 慢性盆腔炎急性发作：慢性盆腔炎所致盆腔广泛粘连、输卵管损伤及输卵管防御能力下降，容易造成再次感染，而致急性发作。

2. 病原体　急性盆腔炎的病原体来源有外源性和内源性，两种病原体可以单独存在，但通常是混合感染，考虑可能是淋病奈瑟菌或沙眼衣原体感染后造成输卵管损伤，容易继发需氧菌及厌氧菌感染。不同病原体有不同的传播途径及致病特点，了解这些特点利于根据临床经验判定致病菌，并为治疗时选择抗生素提供帮助。

(1) 外源性病原体：主要为性传播疾病的病原体，如淋病奈瑟菌、沙眼衣原体。此外，还有支原体。据报道，西方国家急性盆腔炎的主要病原体是淋病奈瑟菌和沙眼衣原体；在我国淋病奈瑟菌和沙眼衣原体引起的急性盆腔炎也明显增加，并已引起人们的重视，但目前尚缺乏大宗流行病学资料。

(2) 内源性病原体：主要是来自原寄居于阴道内的菌群，包括需氧菌和厌氧菌，可仅为需氧菌感染或仅为厌氧菌感染，但多为需氧菌和厌氧菌混合感染。主要的需氧菌及兼性厌氧菌包括金黄色葡萄球菌、溶血性链球菌和大肠埃希菌；厌氧菌包括脆弱类杆菌、消化球菌、消化链球菌。厌氧菌感染容易形成盆腔脓肿（脓液有粪臭味并伴有气泡）、感染性血栓性静脉炎。

(二) 身体状况

临床表现可因炎症轻重及范围大小而不同。

1. 症状　轻者无症状或症状轻微，临床不易被发现，从而延误治疗而致慢性盆腔炎。常见症状为下腹痛、发热、阴道分泌物增多。腹痛呈持续性，活动、劳累及性交后加重。病情严重者可有寒战、高热、头痛、食欲减退等。月经期发病者可表现为月经量增多、经期延长。如有腹膜炎，可出现消化系统症状，如恶心、呕吐、腹胀、腹泻等。如形成脓肿，可有下腹包块及局部压迫刺激症状；脓肿位于子宫前方可引起排尿困难、尿频等膀胱刺激症状，如引起膀胱肌炎还可出现尿痛；脓肿位于子宫后方可引起直肠刺激症状；如在腹膜外可引起腹泻、里急后重感或排便困难。如输卵管炎发病时同时伴有右上腹疼痛，应怀疑肝周围炎。

2. 体征　患者临床体征差异较大，轻者无明显异常发现，或妇科检查仅见宫颈举痛或子宫体压痛或附件区压痛。病情严重者呈急性病容，体温升高，心率加快，下腹部压痛、反跳痛及肌紧张，叩诊鼓音明显，肠鸣音减弱或消失。盆腔检查：阴道壁充血，宫颈充血、水肿，可见脓性臭味分泌物自子宫颈口流出（说明宫颈管黏膜或宫腔有急性炎症），穹窿明显触痛（注意有无饱满）；宫颈举痛；宫体稍大，压痛，活动受限；子宫两侧明显压痛；单侧输卵管炎者，可触及增粗、压痛明显的输卵管；输卵管积脓或输卵管卵巢脓肿者，可触及压痛明显、不活动的包块；宫旁结缔组织炎者，可扪及宫旁一侧或两侧片状增厚，或两侧宫骶韧带高度充血、水肿、增粗，压痛明显；有盆腔脓肿形成且位置较低时，可于后穹窿或侧穹窿扪及肿块且有波动感，三合诊常能协助进一步了解盆腔情况。

（三）心理社会状况

密切观察患者的精神状态、语言、行为，评估有无焦虑情绪，有无精神不振、沮丧、烦躁、睡眠欠佳等症状及其程度。了解患者及家属对疾病的认知程度、支持程度。

（四）相关检查

1. 血液检查　白细胞总数及中性粒细胞数均增高，血沉可增快。体温达 39℃以上者做血培养及药敏试验。

2. 阴道后穹窿穿刺　疑有盆腔脓肿时进行此项操作，见到脓液可确诊。

3. 阴道、宫颈分泌物及后穹窿穿刺液涂片、培养及核酸扩增检测病原体　注意淋病奈瑟菌和衣原体感染。涂片行革兰染色助于淋病奈瑟菌的诊断。

4. B 型超声或其他影像学检查　可用于输卵管积脓、输卵管卵巢脓肿、盆腔积液、盆腹腔脓肿的诊断。

5. 腹腔镜检查　仅在诊断困难，或怀疑输卵管卵巢脓肿破裂时应用。

（五）处理要点

主要是早期、及时、足量、联合应用抗生素治疗，必要时手术治疗。抗生素的应用具有经验性、及时及个体化等特点，可清除病原体，改善临床症状及体征，减少后遗症。正确的抗生素治疗可使绝大部分急性盆腔炎患者彻底治愈。原则上应根据药敏试验选用抗生素较合理，但通常需在获得实验室结果前即给予抗生素治疗，故初始治疗应根据经验选择抗生素。因急性盆腔炎多为淋病奈瑟菌、沙眼衣原体、需氧菌及厌氧菌的混合感染，因此，抗生素选择时应涵盖这些病原体，应用广谱抗生素及联合用药。一般在急性盆腔炎诊断 48h 内及时应用抗生素将明显降低后遗症的发生。治疗方案的选择应根据医院条件、患者接受程度、药物价格及药物的有效性等综合考虑。

1. 门诊治疗　适用于患者病情较轻，一般状况好，症状轻，且能耐受口服抗生素，有条件随访者。给予口服或肌内注射抗生素。常用方案有：①氧氟沙星 400mg 口服，每日 2 次，或左氧氟沙星 500mg 口服，每日 1 次，并同时加用甲硝唑 400mg，每日 2～3 次，连用 14 日；②头孢曲松钠 250mg 或头孢西丁钠 2g 单次肌内注射，同时加丙磺舒 1g 口服，之后改为多西环素 100mg 加甲硝唑 400mg 口服，每日 2 次，连用 14 次；③其他的第三代头孢菌素与多西环素、甲硝唑联合应用。

2. 住院治疗　适用于患者病情严重，一般情况差，伴有发热、恶心、呕吐；或出现腹膜炎或输卵管卵巢脓肿；不能耐受口服抗生素，或门诊治疗无效，或诊断不清者等。选择以抗生素治疗为主的综合治疗。

（1）支持疗法，对症处理：卧床休息，选择半卧位，利于脓液积聚于直肠子宫陷凹而使炎症局限。尽量避免不必要的妇科检查，以免炎症扩散。加强营养，补充液体，并注意纠正电解质紊乱和酸碱平衡失调。高热者及时采用物理降温。有腹胀者可行胃肠减压。

（2）抗生素治疗：常用药物配伍方案有：①第二代头孢菌素或相当于第二代头孢菌素的药物及第三代头孢菌素或相当于第三代头孢菌素的药物。如头孢西丁钠 2g，静脉注射，每 6h 1 次；或头孢替坦二钠 2g，静脉注射，每 12h 1 次；加用多西环素 100mg，每 12h 1 次，静脉用药或口服。临床症状改善至少24h后改为口服抗生素，如多西环素100mg，每12h 1次，连用14日。不能耐受多西环素者，可改用阿奇霉素500mg，每日1次，连用3日。输卵管卵巢脓肿者，可加用克林霉素或甲硝唑，以便更有效的对抗厌氧菌。此外，还可选用头孢呋辛钠、头孢唑肟钠、头孢曲松钠、头孢噻肟钠等。②克林霉素与氨基糖苷类药物联合应用。克林霉素900mg，每8h 1次，静脉滴注；庆大霉素首先给予负荷剂量（2mg/kg），之后再给予维持量（1.5mg/kg），每8h 1次，静脉滴注。待临床症状、体征改善后继续静脉应用24～48h，之后改为克林霉素450mg口服，1日4次，连用14日；或多西环素100mg口服，每12h 1次，连用14日。③喹诺酮类药物与甲硝唑联合用药。氧氟沙星400mg，每12h 1次，静脉滴注；或左氧氟沙星500mg，每日1次，静脉滴注。甲硝唑500mg，每8h 1次，静脉滴注。④青霉素类与四环素类药物联合应用：氨苄西林3g静脉注射，每6h 1次，同时加服多西环素100mg，每日2次，连用14日。

（3）手术治疗：适应证有：①药物治疗无效。经药物治疗24～48h，体温持续不降，且患者中毒症状加重或包块增大的输卵管卵巢脓肿或盆腔脓肿者，应及时手术，避免发生脓肿破裂。②脓肿持续存在。经药物治疗病情好转，继续控制炎症2～3周，包块仍未消失但已局限化，应手术切除，避免日后再次急性发作。③脓肿破裂。有盆腔脓肿者，一旦突然出现腹痛加剧，寒战、高热、恶心、呕吐、腹胀，检查腹部拒按，或有中毒性休克表现，应怀疑脓肿破裂。如脓肿破裂未及时诊治，病死率高。故一旦怀疑脓肿破裂，需立即在大量抗生素治疗同时行剖腹探查。手术可根据具体情况选择经腹手术或腹腔镜手术。

3. 中药治疗　主要应用活血化瘀、清热解毒药物，如银翘解毒汤、安宫牛黄丸或紫血丹等。

二、护理诊断/护理问题

1. 体温过高　与感染有关。
2. 疼痛　与盆腔感染有关。
3. 焦虑　与病程长、治疗效果不明显有关。
4. 知识缺乏　缺乏有关急性盆腔炎的自我护理知识。

三、护理目标

1. 患者体温降至正常。
2. 患者疼痛减轻或消失。
3. 患者能面对现实，焦虑程度减轻。
4. 患者了解急性盆腔炎的相关知识，并积极配合治疗和护理。

四、护理措施

（一）维持正常体温，缓解疼痛，促进舒适

1. 一般护理

（1）嘱患者卧床休息，取半卧位，以利于炎症局限。

（2）严密观察生命体征，每4h测量1次，体温过高给予物理降温。

(3) 给予高能量、高维生素、高蛋白的流食或半流饮食，补充液体，遵医嘱纠正水电解质紊乱及酸碱平衡失调。

(4) 伴腹胀者，遵医嘱行胃肠减压。

(5) 避免不必要的盆腔检查以避免炎症扩散。

2. 药物治疗患者的护理

(1) 遵医嘱根据病原体的特点及时选择高效的抗生素，并以收效最快的途径给药。

(2) 同时使患者及家属了解及时、足量应用抗生素的重要性，帮助其建立信心，主动配合。

(3) 护士要勤巡视，保证药液在体内的有效浓度，并注意观察患者的用药反应。用药后疗效欠佳者及时报告医生。

3. 手术患者的护理　按腹腔镜手术或腹部手术护理常规完成护理。

(二) 心理护理

向患者及家属解释本病的原因、发展及预后，解除患者困惑和恐惧。同时详细介绍治疗及护理方案，争取患者及家属合作。关心患者的疾苦，耐心倾听患者的诉说，并给患者提供表达不适的机会，尽可能满足患者的需求，解除患者的思想顾虑，增强自信心。争取患者及家属参与探讨适合个人的治疗方案，取得患者和家属的理解，减轻患者的心理压力。

(三) 健康教育

问题探究：如何降低此病的发病率？

1. 加强公共卫生教育，提高公众对生殖道炎症的认识和预防感染的重要性。
2. 指导患者加强经期、孕期及产褥期卫生。
3. 指导性生活卫生，节制性生活，避免性传播疾病。
4. 增加营养，锻炼身体，注意劳逸结合，提高机体抵抗力。
5. 对沙眼衣原体感染的高危妇女筛查和治疗可减少急性盆腔炎发生率。
6. 及时治疗下生殖道感染。

问题探究：在疾病治疗期间，护士应从哪些方面对患者进行指导？

1. 向患者讲授疾病发生、发展过程、治疗及护理措施，增加患者的参与意识。
2. 对于沙眼衣原体及淋病奈瑟菌感染者，可在治疗后4～6周复查病原体。
3. 告知患者及时彻底治愈急性盆腔炎，防止转为慢性。

五、护理评价

1. 患者感染是否得到控制，体温是否正常。
2. 患者疼痛是否减轻，舒适感是否增强。
3. 患者心态是否良好，能否表达焦虑情绪，能否与医护人员共同讨论疾病的预防、治疗和护理方案，是否具备一定的疾病护理知识及技能。

任务七　慢性盆腔炎患者的护理

慢性盆腔炎是妇科常见疾病，多是因急性盆腔炎未得到及时正确治疗所致。其病程长，且月经期症状容易加重，机体抵抗力下降时易反复发作，不仅严重影响妇女健康、工作、生活，也会增加家庭负担。其主要病理改变为组织破坏、广泛粘连、增生及瘢痕形成，导致：①慢性输卵管炎与输卵管积水。慢性输卵管炎双侧多见，输卵管呈轻度或中度增粗，伞端可闭锁并与周围组织粘连。如伞端及峡部粘连闭锁，输卵管内浆液性渗出物积聚而形成输卵管积水，或因输卵管积脓的脓液被吸收，由浆液性渗出液替代形成输卵管积水，其表面光滑，管壁甚薄，形似腊肠或曲颈的蒸馏瓶状，可游离或与周围组织有膜样粘连（图 3－6）。②输卵管卵巢炎及输卵管卵巢囊肿。输卵管炎症波及卵巢时，两者可相互粘连形成炎性包块。有时输卵管伞端与卵巢粘连并贯通，液体渗出积聚或输卵管卵巢脓肿中脓液被吸收而形成输卵管卵巢囊肿（图 3－6）。③慢性盆腔结缔组织炎。炎症蔓延至子宫韧带，可致韧带增粗、变硬，主要累及主韧带和宫骶韧带。如果炎症蔓延广泛，可使宫旁结缔组织增厚变硬，子宫固定，形成“冰冻骨盆”。

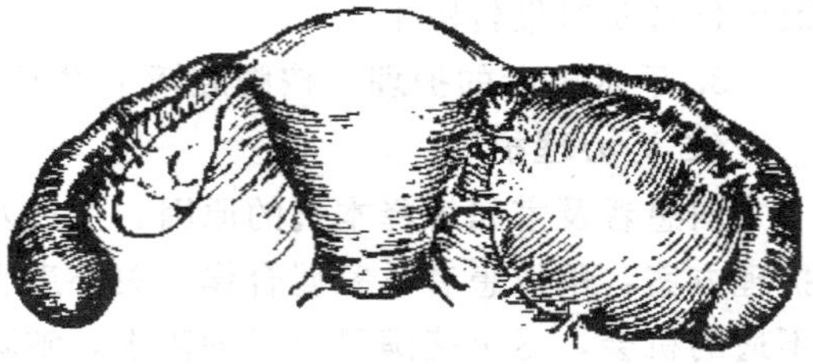

图 3－6　输卵管积水及输卵管卵巢囊肿

一、护理评估

（一）健康史

慢性盆腔炎常为急性盆腔炎未得到及时、彻底治疗或患者体质较差病程迁延所致；但有些患者无急性盆腔炎病史，如沙眼衣原体感染所致输卵管炎。其病原体主要为金黄色葡萄球菌、溶血性链球菌、大肠埃希菌、脆弱类杆菌、衣原体及淋病奈瑟菌。

（二）身体状况

1. 症状

（1）慢性盆腔痛：下腹坠胀、疼痛及腰骶部酸痛为主要症状，常在劳累、性交后、排便时或月经前后加剧，主要是因炎症导致的粘连、瘢痕及盆腔充血所致。据报道，约 20%急性盆腔炎发作后会遗留慢性盆腔痛，且多发生在急性盆腔炎发作后 4～8 周。

（2）月经失调：慢性炎症导致盆腔充血，患者可出现经量增多，子宫内膜炎时常有月经不规则，卵巢功能受损时可致月经失调。

（3）不孕：输卵管粘连阻塞可致不孕或异位妊娠；急性盆腔炎后不孕症发病率为 20%～30%；异位妊娠发生率是正常妇女的 8～10 倍。

（4）全身症状多不明显，有时可出现低热、乏力、全身不适，部分患者有神经衰弱症状。

2. 体征　子宫多呈后倾后屈，活动受限或粘连固定。输卵管炎时可在子宫一侧或两侧触及条索状增粗、轻度压痛的输卵管；输卵管积水或输卵管卵巢囊肿者可在盆腔一侧或两侧触及活动受限的囊性包块；盆腔结缔组织炎者则在子宫旁一侧或两侧有片状增厚、压痛。宫骶韧带常增粗、压痛、变硬。

（三）心理社会状况

密切观察患者的精神状态，了解有无焦虑情绪、疲倦面容，有无精神不振、睡眠欠佳等神经衰弱症状。了解患者及家属对疾病的认知程度及对疾病的心理反应，对不孕的态度。

（四）相关检查

B型超声及其他影像学检查有助于鉴别炎性包块和卵巢恶性肿瘤。

（五）处理要点

对于慢性盆腔炎的治疗单一疗法效果较差，采用综合治疗为宜。包括中药治疗、物理治疗、药物治疗和手术治疗，同时注意增强营养，加强锻炼，提高机体抵抗力。治疗前需排除子宫内膜异位症等其他引起盆腔痛的疾病。

1. 输卵管炎、输卵管卵巢炎和盆腔结缔组织炎症

（1）中药治疗：慢性盆腔炎以湿热型居多，以清热利湿，活血化瘀为主。也可中药外敷腹部或小剂量灌肠。

（2）物理疗法：利用温热的良性刺激可以促进盆腔局部血液循环，改善组织的营养状况，提高新陈代谢，以利炎症的吸收和消退。常用方法有短波、超声波、离子透入（可加入各种药物，如青霉素、链霉素等）、蜡疗等。

（3）其他药物治疗：根据病情选择性应用抗生素，同时使用 α-糜蛋白酶 5mg 或透明质酸酶 1500U，肌内注射，隔日 1 次，7～10 次为一疗程，也可应用地塞米松，以利于粘连分解和炎症的吸收，提高疗效。

（4）对于慢性盆腔痛，目前尚无有效的治疗方法。

2. 输卵管积水、输卵管卵巢囊肿　手术治疗。对于无生育要求者行患侧附件切除，对年轻要求生育者可行输卵管造口术或开窗术。反复发作的盆腔炎性病灶亦宜手术治疗，可行单侧附件切除术或子宫全切除术加双侧附件切除术。对年轻妇女应尽量保留卵巢功能。

3. 不孕者，多需辅助生殖技术协助受孕。

二、护理诊断/护理问题

1. 疼痛　与炎症引起下腹部坠胀、隐痛及腰骶部酸痛有关。
2. 睡眠型态紊乱　与疼痛或心理障碍有关。
3. 焦虑　与病程长、治疗效果不明显或不孕有关。

三、护理目标

1. 患者疼痛症状减轻或消失。
2. 患者睡眠充足，精神饱满。

3. 患者焦虑程度减轻。

四、护理措施

(一) 缓解疼痛，促进睡眠

1. 一般护理

(1) 指导患者安排好日常生活，加强营养，注意休息，防止受凉。

(2) 若患者睡眠不佳，可在睡前热水泡脚，保持室内安静，也可在睡前进行按摩，必要时遵医嘱给予镇静药物。

(3) 鼓励患者参加适当的体育锻炼，如慢跑、散步、打太极拳、踢毽子、参加各种球类活动，增强体质，避免过度劳累。

(4) 必要时可遵医嘱给予镇静止痛药以缓解症状。

2. 药物治疗患者的护理　遵医嘱给予足量有效的抗生素，并告知患者用药剂量、方法及注意事项，抗生素不宜长期使用，使用地塞米松停药时应逐渐减量。

3. 手术患者的护理　遵医嘱按手术护理常规进行术前准备及术后护理。

(二) 心理护理

认真倾听患者诉说有关思想顾虑，及时给予解答，并尽可能帮助患者解决问题。与患者共同讨论、分析病情，选择最佳治疗方案，增强患者战胜疾病的信心。

(三) 健康教育

1. 指导患者保持良好的个人卫生习惯，节制性生活。

2. 积极锻炼身体，提高机体抵抗力。

3. 讲解疾病发生、发展过程、治疗及护理措施，增加患者的参与意识。

五、护理评价

1. 患者下腹部坠痛、隐痛及腰骶部酸痛是否减轻或消失。

2. 患者精神是否饱满，是否有疲倦感，睡眠是否良好。

3. 患者情绪是否稳定，能否积极配合治疗及护理措施的实施。

任务八　生殖器结核患者的护理

由结核分枝杆菌感染引起的女性生殖器炎症称为生殖器结核，亦称结核性盆腔炎。多见于20～40岁妇女，也可见于绝经后妇女。近年来因耐多药的结核菌株增多、艾滋病增加及对结核病控制的松懈，生殖器结核的发病率有升高趋势。

生殖器结核的病理表现包括：①输卵管结核。双侧输卵管受累居多，但双侧病变的程度可不同。占女性生殖器结核的90%～100%，几乎所有的生殖器结核均累及输卵管。输卵管增粗肥大，伞端外翻呈烟斗嘴状是输卵管结核的特征性表现，亦可表现为伞端封闭，管腔内充满干酪样物质；还可表现为输卵管增粗，管壁内有结核结节；或输卵管僵直增粗，峡部有多个结节状隆起。其浆膜层可见多个粟粒样结节，病变广泛的可见盆腔腹膜、肠管表面及卵巢表面也布满类似结节，或并发腹水型结核性腹膜炎。如在输卵管管腔内见到干酪样物质，有助于和非结核性炎症相鉴别。输卵管常与其邻近器官如卵巢、子宫、肠曲广泛粘连。②子宫内膜结核。常由输卵管结核蔓延而来，占生殖器结核的50%～80%。输卵管结核患者中约有半数同时并发子宫内膜结核。病变早期主要出现在子宫腔两侧角，子宫大小及形状无明显变化，随着病情发展，子宫内膜受到不同程度破坏，最终以瘢痕组织取代，使宫腔粘连、缩小。③卵巢结核。主要由输卵管结核蔓延而来，占生殖器结核的20%～30%。因卵巢白膜包裹，通常仅有卵巢周围炎，很少侵犯卵巢深层。少数卵巢结核是由血液循环传播而来，可在卵巢深部形成结核结节及干酪样坏死性脓肿。④子宫颈结核。较少见，常由子宫内膜结核蔓延而来或经淋巴及血液循环传播，占生殖器结核的10%～20%。病变可表现为乳头状增生或溃疡，易与子宫颈癌混淆。⑤盆腔腹膜结核。多合并输卵管结核。根据病变特点分为渗出型和粘连型。前者以渗出为主，特点为腹膜及盆腔脏器浆膜面布满无数大小不一的散在灰黄色结节，渗出物为浆液性草黄色澄清液体，并积聚于盆腔，可因粘连形成多个包裹性囊肿；后者以粘连为主，特点为腹膜增厚，并与邻近脏器紧密粘连，粘连间的组织常发生干酪样坏死，易形成瘘管。

一、护理评估

问题探究：生殖器结核的传染途径有哪些？有哪些临床表现？

（一）健康史

1. 病原体　为结核分枝杆菌，一般是先感染身体其他部位，如肺结核、肠结核、腹膜结核、肠系膜淋巴结结核，也可是淋巴结核、骨结核或泌尿系统结核，之后继发生殖器结核。约10%肺结核患者伴有生殖器结核。其潜伏期较长，可达1～10年，多数患者在日后发现生殖器结核时，其原发病灶已痊愈。

2. 传播途径

（1）血行传播：是最主要的传播途径。青春期正值生殖器发育，血供丰富，结核分枝杆菌易借血行传播，使生殖器受累。肺部感染后1年内可感染内生殖器，输卵管黏膜利于结核分枝杆菌的潜伏感染，故首先侵犯输卵管，之后依次扩散到子宫内膜、卵巢，但较少侵犯宫颈、阴道、外阴。有研究表明，如肺部原发感染时间接近月经初潮时，通过血行播散，累及生殖道的可能性大大增加，此时组织反应不明显，临床也无症状。

（2）直接蔓延：肠结核、肠系膜淋巴结结核及腹腔结核时可直接蔓延至内生殖器。

（3）淋巴传播：较少见。消化道结核可通过淋巴管逆行传播致内生殖器感染。

（4）性交传播：极为罕见。男性泌尿系统结核可通过性交传播，上行感染。

（二）身体状况

临床表现因病程长短及病情轻重而异。主要表现如下。

1. 症状

(1) 月经失调：病变早期因子宫内膜充血水肿及溃疡，可有经量增多；晚期因子宫内膜遭受不同程度破坏而表现为月经稀少或闭经。多数病例就诊时已属晚期。

(2) 下腹坠痛：因盆腔炎性变化及粘连，可出现不同程度的下腹坠痛，劳累及经期加重。

(3) 不孕：多数生殖器结核患者因不孕就诊。在原发性不孕患者中生殖器结核为常见原因之一。因结核病变致输卵管黏膜破坏及粘连，常使管腔阻塞；也可因输卵管周围粘连，管腔有时虽保持部分通畅，但黏膜纤毛被破坏，输卵管僵硬、蠕动受限，丧失运输功能致不孕；子宫内膜结核阻碍了受精卵着床与发育，致不孕。

(4) 全身症状：如为活动期，患者可有结核病的常见症状，如发热、盗汗、食欲减退、乏力、体重减轻等。轻者全身症状不明显，可仅有经期发热，症状严重者可有高烧等全身中毒症状。

2. 体征　全身及妇科检查因病变的程度及范围的不同而有较大差异。多数患者因不孕行诊断性刮宫、子宫输卵管碘油造影及腹腔镜检查时方才发现有盆腔结核，而无明显体征及其他自觉症状。严重盆腔结核常合并腹膜结核，检查见腹部有柔韧感或腹水征，如形成包裹性积液，可触及囊性、边界不清、不活动的包块，因表面有肠管粘连，叩诊空响。子宫发育一般较差，常因周围粘连使活动受限。如附件受累，于子宫两侧可触及条索状输卵管或输卵管与卵巢等脏器粘连形成的大小不等及形状不规则、质硬、表面不平并有结节状突起的肿块，或可触及钙化结节。

（三）心理社会状况

结核病是一种慢性传染病，治疗时间长，加上用药时间长、药物昂贵，担心经济问题；另外，还担心会传染他人及影响今后的学习、工作，甚至个人婚姻，如此种种给患者造成了较大的心理负担。故应注意评估患者对生殖器结核的反应及支持系统情况。

（四）相关检查

1. 子宫内膜病理检查　是诊断子宫内膜结核最可靠的依据。为预防刮宫致结核病灶扩散，术前 3 日及术后 4 日应每日肌注链霉素 0.75g 及口服异烟肼 0.3g。经前子宫内膜较厚，如有结核菌，此时阳性率高，故应选择在经前 1 周或月经来潮 6h 内行刮宫术。子宫内膜结核多由输卵管蔓延所致，故刮宫时应特别注意刮取子宫角部内膜，并将刮出物送病理检查，如在病理切片上找到典型结核结节，诊断即可成立，但结果为阴性也不能排除结核的可能。有条件者可将部分刮出物或分泌物做结核菌培养。如无组织物刮出，且宫腔小而坚硬，可结合病史及症状，应考虑为子宫内膜结核，需进一步检查。如宫颈可疑结核，应做活组织检查确诊。

2. X 射线检查

(1) 胸部 X 射线摄片，必要时行消化道或泌尿系统 X 射线检查，以便发现原发病灶。

(2) 盆腔 X 射线摄片见孤立钙化点，即可提示曾经有盆腔淋巴结结核病灶。

(3) 子宫输卵管碘油造影可见到下列征象：①子宫腔呈不同程度狭窄或变形，边界呈锯齿状；②输卵管管腔多处狭窄，呈典型串珠状或显示管腔细小而僵直；③在相当于输卵管、卵巢及盆腔淋巴结处有钙化灶；④如见碘油进入子宫一侧或两侧静脉丛，应考虑子宫内膜结核可能。子宫输卵管造影有可能将输卵管管腔中的干酪样物质及结核菌推向腹腔，故造影前后应使用抗结核药物，如肌注链霉素及口服异烟肼。

3. 腹腔镜检查　能直接观察子宫、输卵管浆膜面有无粟粒样结节，且可取腹腔液行结核菌培养，或在病变处取材做活组织检查。操作时应注意避免肠道损伤。

4. 结核菌检查　取宫腔刮出物或月经血或腹腔液作结核菌检查，常用方法有：①涂片抗酸染色查找结核菌；②结核菌培养：此法准确，但结核菌生长缓慢，一般需1～2个月才能得到结果；③分子生物学方法：方法简便快捷，如PCR技术，但可出现假阳性结果；④动物接种：方法复杂，且需时较长，不易推广。

5. 结核菌素试验　阳性者说明体内曾有结核分枝杆菌感染；如为强阳性说明目前有活动性病灶存在，但不能说明病灶部位；如为阴性一般情况下表示既往无结核分枝杆菌感染。

6. 其他　血象检查白细胞计数不高，分类见淋巴细胞增多，不同于化脓性急性盆腔炎；结核活动期红细胞沉降率增快，但正常不能除外结核病变，这些化验结果均非特异性，只能作为诊断参考。

（五）处理要点

处理原则：以抗结核药物治疗为主，营养休息等支持疗法为辅。一般经治疗后可以治愈，但疗程较长，且需定期复查，如果病情有变化，建议及时手术处理。

1. 抗结核药物治疗　应遵循早期、适量、规律、联合、全程的原则。抗结核药物治疗对90%女性生殖器结核有效。近年来采用异烟肼、乙胺丁醇、利福平、链霉素及吡嗪酰胺等抗结核药物联合应用，将疗程缩短为6～9个月，并取得良好疗效。常用的抗结核药物有：①异烟肼：300mg，每日1次顿服，或600～800mg，每周2～3次。②链霉素：0.75g，每日1次，肌内注射（50岁以上或有肾功能减退者可用0.5～0.75g）。③利福平：450～600mg（体重少于50kg者用450mg），每日早饭前顿服，便于吸收；间歇疗法为600～900mg，每周2～3次。④乙胺丁醇：每日0.75～1g口服，也可开始时每日25mg/kg，8周后改为125mg/kg；间歇疗法为：1.5～2g，每周2～3次。⑤吡嗪酰胺：每日1.5～2g，分3次口服。

目前临床上推行两阶段短疗程药物治疗方案，即强化期（前2～3个月）和巩固期（又称继续期，是指后4～6个月）。常用的治疗方案有：①前2个月强化期，每日联合应用链霉素、异烟肼、利福平、吡嗪酰胺4种药物，后4个月巩固期每日连续应用异烟肼、利福平；或巩固期每3周间歇应用异烟肼、利福平。②强化期2个月每日联合应用链霉素、异烟肼、利福平、吡嗪酰胺4种药物，巩固期6个月每日应用异烟肼、利福平、乙胺丁醇；或巩固期每周3次应用异烟肼、利福平、乙胺丁醇连续6个月；也可采用全程间歇疗法，即2个月强化期，每周3次联合应用链霉素、异烟肼、利福平、吡嗪酰胺，6个月巩固期每周3次应用异烟肼、利福平、乙胺丁醇。方案选择应根据病情，酌情选择。

2. 支持疗法　急性期至少要休息3个月，慢性患者可从事部分工作及学习，要劳逸结合，同时应加强营养，适当参加体育锻炼，增强体质。

3. 手术治疗　适应证：①盆腔包块经药物治疗后缩小，但不能完全消退者；②治疗无效或治疗后反复发作者；③盆腔结核形成较大包块或较大的包裹性积液者；④严重的子宫内膜结核患者，内膜破坏广泛，药物治疗无效者。手术以全子宫及双侧附件切除为宜。年轻患者应尽量保留卵巢功能；病变仅限于输卵管又迫切希望生育者，可行双侧输卵管切除术，保留卵巢和子宫。因生殖器结核常引起广泛而紧密的粘连，术前应口服肠道消毒药物并清洁灌肠，术中注意解剖关系，避免损伤。为避免手术时感染扩散，提高手术后疗效，手术前后需给予抗结核药物治疗。

二、护理诊断/护理问题

1. 营养失调：低于机体需要量　与食欲减退等有关。

2. 疼痛　与盆腔炎性变化及粘连有关。

3. 恐惧、焦虑　与预感生殖器结核预后不良及担心不孕有关。

三、护理目标

1. 患者进食正常，体重正常。

2. 患者诉疼痛减轻，舒适感增强。

3. 患者能正确认识生殖器结核，并能正确面对，情绪稳定。

四、护理措施

（一）保证营养，维持正常体重

1. 活动期嘱患者卧床休息，减少活动，以保存体力。

2. 给予清淡饮食及补充适当水分。

3. 提供安静、舒适的环境，保证充足的睡眠。

4. 体温过高时，应根据具体情况选择适宜的降温方式，如温水浴、乙醇浴、冰敷、冰盐水灌肠及药物降温等。

5. 出汗较多时，及时更换衣服、被服，注意保暖。

6. 饮食中注意蛋白质的供给必须充足（蛋白质是结核病灶修复的主要原料）。

7. 随着病情好转，可根据自身情况，进行适度的体育锻炼，以不引起疲劳或不适为宜。

（二）缓解疼痛，促进舒适

1. 密切观察病情变化

（1）注意观察体温变化及腹痛的部位、性质及持续时间。

（2）指导患者缓解疼痛的方法，如分散患者的注意力及运用必要的放松技术，必要时遵医嘱应用止痛药物。

2. 协助患者配合治疗

（1）药物治疗患者的护理：指导患者严格遵医嘱规律、正确应用抗结核药物，并告知用药剂量、方法、不良反应及注意事项，强调坚持规律、全程、合理用药的重要性，不可随意减量或停药，并耐心解释不科学的用药会引发药物的各种毒副反应或使细菌产生耐药性。

（2）手术治疗患者的护理：遵医嘱按腹部手术护理常规进行术前准备，加强术后护理。

（三）心理护理

耐心听取患者的主诉，提供充分诉说相关思想顾虑的场所及时间，并表示关心和理解，及时解答相关疑问，纠正其错误认识；尽可能帮助患者解决问题。与患者共同讨论、分析病情，选择最佳治疗方案，增强患者战胜疾病的信心。

（四）健康教育

1. 加强结核病预防知识的宣传教育，使大家懂得结核病的危害及传染方式，便于个人防护。

2. 日常生活调理：①指导患者合理安排休息，避免过度劳累；②保证营养的补充；③住处应保持通风干燥；④讲解疾病发生、发展过程、治疗及护理措施，增加患者的参与意识；⑤指导患者定期复查。

五、护理评价

1. 患者进食是否正常，体重是否正常。
2. 患者疼痛是否减轻，舒适感是否增强。
3. 患者能否正确认识生殖器结核，能否正确面对，情绪是否稳定。

任务九　尖锐湿疣患者的护理

尖锐湿疣是由人乳头瘤病毒感染生殖器官及附近表皮引起鳞状上皮疣状增生病变的性传播疾病。近年来发病率明显升高，仅次于淋病，常与淋病、梅毒、外阴阴道假丝酵母菌病、衣原体感染等多种性传播疾病并存。

一、护理评估

（一）健康史

1. 病原体　尖锐湿疣的病原体为人乳头瘤病毒（HPV），属于环状双链 DNA 病毒，目前共发现 100 多个型别，其中 30 个型别与生殖道感染有关。由于 HPV 在自然界普遍存在，促使 HPV 感染的高危因素有早年性交、多个性伴侣、免疫力低下、高水平性激素、吸烟等。HPV 除可引起生殖道尖锐湿疣外，还与生殖道恶性肿瘤有关，依其引起生殖道恶性肿瘤的可能性的大小，将其分为低危型（6、11、40、42、43、44、61 型）、中危型（30、33、35、39、45、51、52、53、56、58 型）和高危型（16、18、31 型）。生殖道尖锐湿疣主要与低危型 HPV6、HPV11 感染有关。温暖、潮湿的外阴皮肤有利于 HPV 的生长；国内外报道外阴尖锐湿疣的发病率明显升高，已成为女性常见的性传播疾病。妊娠期尖锐湿疣生长迅速，且不易控制；在阴道分娩时，胎儿可接触传染。

问题探究：尖锐湿疣的传播途径有哪些？有哪些临床表现？

2. 传播途径

（1）直接传播：经性交直接传播为主要的传播途径。有不洁性生活史、多个性伴侣者最易感染，患者性伴侣中约有60%发生HPV感染。

（2）间接传播：偶有通过污染的衣物、器械或敷料等间接传播。

（3）母婴传播：新生儿在经产道分娩时，因吞咽含有HPV的羊水、血或分泌物而感染。

（二）身体评估

1. 症状　潜伏期为3周～8个月，平均3个月。以20～29岁年轻妇女多见。症状常不明显，多以外阴赘生物就诊，部分患者可有外阴瘙痒、灼痛、性交后疼痛不适。

2. 体征　病变多发生于阴唇后联合、大小阴唇、阴道前庭、尿道口、肛门周围等部位，也可累及阴道和宫颈。典型体征为多发性鳞状上皮增生，初起为小而尖的丘疹，孤立、散在或簇状增生，粉色或白色，或为微小散在的小乳头状疣，柔软有细小的指状突起。病灶逐渐增大、增多并相互融合，呈鸡冠状、菜花状或桑葚状（彩图3-2），顶部有角化或感染糜烂。

（三）心理社会状况

患者对疾病相关知识的了解程度，有无紧张、恐惧、悲观等心理反应，评估家属对疾病的态度。

（四）相关检查

可在病变表面刮取细胞或取新鲜病变组织，采用PCR技术及DNA探针杂交行核酸检测HPV并能确定其类型；常规行宫颈细胞学检查，以发现宫颈上皮内瘤样变。

（五）对妊娠、胎儿及婴儿的影响

1. 对妊娠的影响　妊娠期细胞免疫功能降低，甾体激素水平增高，使会阴局部血液循环丰富，致使尖锐湿疣生长迅速，数目增多、体积增大，多区域、多形态，且妊娠期尖锐湿疣组织脆弱，阴道分娩时易导致大出血。巨大尖锐湿疣可阻塞产道。

2. 对胎儿及婴儿的影响　妊娠期尖锐湿疣有发生母婴垂直传播的危险。胎儿宫内感染极罕见，有报道个别胎儿出现畸形或死胎，出生后可能发生喉乳头瘤。其传播途径是经宫内感染、产道感染还是出生后感染目前尚无定论，一般认为经软产道感染。

（六）处理要点

目前尚无根治HPV的方法，治疗仅为去除外生疣体，改善症状和体征。治疗方法的选择应根据疣体的部位、大小、数量、患者是否可以自行用药、经济状况及医生经验等综合分析而定。

1. 局部药物治疗　适用于病灶小且位于外阴者。用药前先行表面麻醉如1%盐酸丁卡因，以减轻疼痛。可选用的药物有：①50%三氯醋酸涂擦病灶处，每周1次，通过对蛋白的化学凝固作用破坏疣体。一般1～3次后病灶可消退，用药6次未愈应改用其他方法。②0.5%足叶草毒素酊外用，每日2次，连用3日，停药4日为1疗程，可应用1～4个疗程。该药刺激性小，患者可自行用药。③5%咪喹莫特霜，每周3次，临睡前用药，可连用16周。将药膏均匀涂抹一薄层于疣患处，轻轻按摩直到药物完全吸收，并保留6～10h，用药部位不要封包，期间请勿洗澡；6～10h后，用清水和中性皂将药物从疣患处洗掉。④5%氟尿嘧啶软膏涂擦。

2. 物理或手术治疗　物理治疗有激光、冷冻、电灼、微波等。对面积广、数目多及对其他治疗失败的尖锐湿疣可选用微波刀或手术切除。注意冷冻不适用于阴道尖锐湿疣。巨大尖锐湿疣可直接行手术切除湿疣主体，待愈合后再采用局部药物治疗。患者的配偶或性伴侣应同时治疗。

3. 尖锐湿疣合并妊娠的治疗 ①妊娠36周前：病灶较小者可采用局部药物治疗，病灶大且有蒂者可行物理及手术治疗。②妊娠近足月或足月孕妇：病灶局限于外阴者可行冷冻或手术切除，届时可经阴道分娩；如病灶广泛，位于外阴、阴道及宫颈时，经阴道分娩极易发生软产道裂伤致大出血；或巨大尖锐湿疣堵塞软产道，均应行剖宫产结束分娩。

二、护理诊断/护理问题

1. 舒适的改变 与外阴瘙痒、烧灼痛有关。
2. 自尊紊乱 与社会不认同性传播疾病的患者有关。

三、护理目标

1. 患者瘙痒、烧灼症状消失，舒适感增强。
2. 患者能正确对待所患疾病，并积极配合治疗及护理。

四、护理措施

（一）维护自尊，促进舒适

1. 心理护理 医护人员要以诚恳、友好、热心、耐心的态度为患者提供优质的服务，尊重患者，解除患者的精神负担和思想顾虑，使患者及早到医院接受正规的诊断和正确治疗。耐心倾听患者诉说，及时解答患者提问，关心、体贴患者，帮助患者树立战胜疾病的信心和维持良好的自尊。

2. 一般护理 保持外阴清洁，禁止性生活；患者使用的物品应清洗消毒，严格隔离，防止交叉感染；瘙痒明显者给予局部止痒药膏，避免搔抓引起局部感染。

3. 配合医生 根据病情选择合理的治疗方法。

4. 病情观察 严密观察病情发展，注意局部病变的生长情况并观察用药效果和药物的不良反应。

5. 尖锐湿疣合并妊娠的护理 分娩后部分尖锐湿疣迅速缩小，甚至可能自然消退。妊娠期作好外阴护理，孕足月或近足月孕妇病灶较大影响阴道分娩者应选择剖宫产术，遵医嘱为其提供相应的手术护理。新生儿出生后应彻底洗澡，如无窒息，则不需用吸管清理呼吸道，以免损伤喉部黏膜致日后婴幼儿喉乳头瘤的发生。

（二）健康教育

▶▶▶ 问题探究：如何预防尖锐湿疣？

1. 贯彻以预防为主的重要性 嘱患者保持外阴清洁，避免混乱的性关系；被污染的衣裤、生活用品等要及时消毒，避免交叉感染。坚持治疗，治疗期间避免性生活。

2. 随访指导 尖锐湿疣的疣体小时，治愈率高，预后好，但容易复发，故应嘱患者遵医嘱随访接受指导。治愈后反复复发的顽固病例，应及时取活组织检查排除恶变。

五、护理评价

1. 患者疣体是否得到有效去除，舒适感是否增强，瘙痒及烧灼痛是否消失或减轻。
2. 患者对疾病是否有足够的认识，社会交往是否正常。

任务十　淋病患者的护理

淋病是由淋病奈瑟菌（简称淋菌）引起的以泌尿生殖系统化脓性感染为主要表现的性传播疾病。其传染性强，潜伏期短，可引起多种并发症和后遗症。近年来发病率居我国性传播疾病首位。

一、护理评估

▶▶▶ 问题探究：淋病的传播途径有哪些？有哪些临床表现？

（一）健康史

1. 病原体　淋病是我国目前发病率最高的一种性传播疾病，其病原体为淋病奈瑟菌。该菌为革兰阴性双球菌，呈肾形，成双排列，喜潮湿，恶干燥，离开人体后不易生存（彩图 3－3）。一般消毒剂或肥皂液都能使其迅速灭活。淋菌以侵袭生殖和泌尿系统黏膜的柱状上皮及移行上皮为特点，常隐藏在女性生殖道引起感染。

2. 传播途径　①绝大多数是通过性交经黏膜直接感染，多是男性先感染淋菌，之后再传染给女性；②间接感染极少，多是经过接触污染衣物、毛巾、床单、洗浴用具，以及消毒不严格的医疗器械等间接感染；③新生儿多在分娩通过产道时接触污染的阴道分泌物感染。

（二）身体状况

潜伏期一般为 1～10 日，平均为 3～5 日。50％～70％的女性感染淋病奈瑟菌后无症状，易被忽视，但仍具有传染性。感染初期病变局限于下生殖道、泌尿系统，随病情发展可累及上生殖道。临床分为急性和慢性两种。

1. 急性淋病

（1）症状：淋病奈瑟菌感染初期引起急性尿道炎（表现为尿频、尿急、尿痛，排尿时尿道口灼热感等）、急性宫颈管黏膜炎（表现为阴道脓性分泌物增多）、前庭大腺炎，外阴红肿、瘙痒、有烧灼感。病情进一步发展可累及上生殖道，出现急性子宫内膜炎、急性输卵管炎、输卵管积脓、盆腔腹膜炎，甚至输卵管卵巢脓肿、盆腔脓肿、弥漫性腹膜炎等，严重者可致中毒性休克。起病急，患者常表现为突然寒战高热、恶心呕吐、白带增多、双侧下腹痛等。经期发病者可有经期延长、经量增多。

（2）体征：急性尿道炎者检查见尿道口红肿、触痛，经阴道前壁向耻骨联合方向挤压尿道或尿道旁腺，可见脓性分泌物流出；前庭大腺炎者检查见腺体开口处红肿、触痛、溢脓，如腺管堵塞可形成脓肿（彩图 3－4）。急性子宫颈管黏膜炎检查可见宫颈明显充血、水肿、糜烂、举痛，易出血，有脓性分泌物自宫颈口流出；双侧附件增厚、压痛；如为输卵管卵巢脓肿，可触及压痛明显的囊性包块；有盆腔腹膜炎者出现下腹部压痛、反跳痛及肌紧张。淋病往往为多处症状同时存在。

2. 慢性淋病　常因急性淋病未经治疗或治疗不彻底转变而来。主要表现为慢性尿道炎、尿道旁腺炎、前庭大腺炎、慢性宫颈炎、慢性输卵管炎及积水等表现。淋菌可长期潜伏在尿道旁腺、前庭大腺或宫颈黏膜腺体深处，致其反复急性发作。

3. 妊娠合并淋病　妊娠期感染淋病奈瑟菌可引起感染性流产、绒毛膜羊膜炎、胎膜早破、早产和胎儿宫内感染；胎儿感染易引起胎儿窘迫、胎儿生长受限，甚至导致死胎、死产。分娩后产妇抵抗力低，如产道有损伤易发生淋病播散，引起子宫内膜炎、输卵管炎，严重者可致播散性淋病。约 1/3 新生儿通过未治疗的患病产妇软产道时可被淋菌感染，而出现新生儿淋菌结膜炎、肺炎，如治疗不及时可导致淋病败血症，使围生儿死亡率增加。新生儿淋病性眼炎治疗不及时，可发展成淋菌眼眶蜂窝织炎、角膜溃疡、云翳，严重者致角膜穿孔或虹膜睫状体炎、全眼球炎而失明。

（三）心理社会状况

观察患者对疾病的反应，有无心理问题，以及社会支持系统的情况。评估患者有无因感染引起的心理反应，如恐惧、焦虑，或因住院经济负担过重造成的心理压力；了解患者家庭成员感染情况、亲属朋友对患者的关心程度；患者患病后对工作学习的影响。

（四）相关检查

1. 分泌物涂片检查　取宫颈管或尿道口分泌物涂片检查，行革兰染色，急性期可见中性粒细胞内有革兰阴性双球菌。此方法对女性患者的检出率较低，且宫颈管分泌物中有些细菌与淋病奈瑟菌相似，可有假阳性，只能作为筛查手段。

2. 分泌物淋病奈瑟菌培养　是诊断淋病的金标准。取宫颈分泌物送培养，操作方法是：先拭去宫颈口分泌物，之后用棉拭子插入宫颈管内 1.5～2cm 处，转动并停留 20～30s，取出的宫颈管分泌物立即接种，同时应注意保湿、保温。培养的阳性率为 80%～90.5%。对于可疑淋菌盆腔炎并发盆腔积液者可行后穹窿穿刺，取穿刺液做涂片检查及送培养。疑有播散性淋病者，应在高热时取血做淋菌培养。

3. 核酸检测　PCR 及连接酶链反应（LCR）检测淋病奈瑟菌 DNA 片段，本方法具有较高的敏感性和特异性，但只能在具备一定条件的单位才能开展，操作过程中应注意防止污染造成的假阳性。

（五）处理要点

治疗要遵循尽早、彻底、及时、足量、规范用药的原则。急性期以药物治疗为主，首选第三代头孢菌素（头孢曲松钠、头孢噻肟钠），夫妻双方同治。轻症者可用大剂量单次给药，使血中有足够高的药物浓度杀灭淋菌；重症者应连续每日给药，保证足够疗程以彻底治愈。20%～40%淋病同时合并沙眼衣原体感染，可同时应用抗衣原体药物。妊娠期患者禁用喹诺酮类及四环素类药物。病情发展为慢性时，需采用支持疗法、物理疗法、封闭疗法、对症处理及手术治疗等综合治疗方案。

具体用药方案：①首选药物为头孢曲松钠250mg单次肌内注射或头孢噻肟钠1g单次肌内注射；不能耐受头孢菌素类或喹诺酮类药物者可选用大观霉素4g单次肌内注射。可同时加用阿奇霉素单次口服1g；或多西环素100mg口服，每日2次，连用7天。②病情严重，出现淋菌盆腔炎或播散性淋病者，多选用头孢曲松钠1g肌内注射，每日1次，连用10天，或大观霉素2g，肌内注射，每日2次，连用10次，加服甲硝唑400mg，每日2次，连用10日；或多西环素100mg口服，每日2次，连用10天。③妊娠期淋病应及时治疗，首选头孢曲松钠1g，单次肌内注射，同时加用红霉素0.5g口服，每日4次，连用7～10日。④淋病产妇娩出的新生儿均用1%硝酸银液滴眼，以预防淋菌眼炎，同时预防性应用头孢曲松钠25～50mg/kg（最大剂量不超过125mg），单次给药，肌内注射或静脉注射。

二、护理诊断/护理问题

1. 舒适的改变　与淋病引起的症状有关。
2. 自尊紊乱　与社会对性传播疾病的患者不认同有关。
3. 恐惧　与担心会传染给家人等有关。

三、护理目标

1. 患者疾病得到有效治疗，症状减轻或消失。
2. 患者能维持良好的自尊，社会交往正常。
3. 患者能讲述防止疾病传染的方法，情绪稳定。

四、护理措施

（一）维护自尊，促进舒适

1. 心理护理　关心、安慰、尊重患者，认真倾听患者诉说，及时解答患者疑问，解除其思想顾虑。强调急性期及时、彻底治疗及规律用药的重要性和必要性，向患者讲解采用的治疗方案及自我护理的方法，帮助其树立治愈的信心。

2. 急性期患者的护理　嘱患者卧床休息，严格遵医嘱按时、按量用药，严密做好床边隔离，将患者接触过的生活用品进行严格的消毒灭菌，双手需经消毒液浸泡消毒，防止交叉感染。

3. 孕妇的护理　做好消毒隔离工作，孕期禁用喹诺酮类药物。在淋病高发区，孕妇应于产前常规进行淋病筛查，最好在妊娠早、中、晚期各做一次宫颈分泌物涂片显微镜下查找淋菌，必要时做淋菌培养，以便及早确诊并给予彻底治疗。

4. 新生儿的护理　淋病产妇娩出的新生儿应遵医嘱预防性应用第三代头孢类药物（如头孢曲松钠25～50mg/kg，最大剂量不超过125mg，单次给药），肌内注射或静脉用药，同时均用1%硝酸银液滴双眼，以预防淋菌眼炎，并密切观察，注意新生儿播散性淋病的发生，可于生后不久即出现淋病性关节炎、脑膜炎甚至败血症，治疗不及时可致新生儿死亡。嘱患儿的双亲必须同时治疗。

（二）健康教育

问题探究：如何预防淋病？

1. 嘱患者家属检查淋菌，阳性者一并治疗，其子女有症状者也应检查。
2. 因淋病患者容易同时合并滴虫和梅毒感染，故应同时监测阴道滴虫、梅毒血清反应。
3. 治疗期间严禁性交，指导治愈后随访。
4. 此外，应教会患者自行消毒隔离的方法，患者的内裤、毛巾等应煮沸消毒 5～10min，其他所接触的物品及器具用 1%苯酚溶液浸泡。

问题探究：如何指导患者进行随访？

告知患者随访的重要性及必要性，指导其遵医嘱严密随访，判断疗效。治疗结束后 2 周内，在无性接触史情况下，符合下列标准者为治愈：①临床症状、体征完全消失；②治疗结束后 4～7 日取宫颈管分泌物行涂片及细菌培养，连续 3 次均为阴性，方为治愈。

五、护理评价

1. 患者舒适感是否增加，症状是否减轻或消失。
2. 患者对自身所患疾病是否有足够的认识，社会交往是否正常，能否维持较高的自尊。
3. 患者情绪是否稳定，能否讲述此病的消毒隔离方法，能否积极配合治疗及护理。

任务十一　艾滋病患者的护理

艾滋病又称获得性免疫缺陷综合征（AIDS），是由人类免疫缺陷病毒（HIV）引起的性传播疾病。HIV 可引起 T 淋巴细胞损害，导致持续性免疫缺陷，多器官出现机会性感染及罕见恶性肿瘤，最后导致死亡（有报道确诊后 1 年病死率为 50%）。

一、护理评估

问题探究：艾滋病的传播途径有哪些？有哪些临床表现？

（一）健康史

1. 病原体　艾滋病的病原体是 HIV，可存在于感染者的血液、阴道分泌物、眼泪、尿液、乳汁、脑脊液及精液中。HIV 在外界环境中的生存能力较弱，对化学及物理因素的抵抗力弱，加热 100℃处理 2h 即可使其灭活。

2. 传播途径　艾滋病患者及 HIV 携带者均具有传染性。传播途径包括：①主要通过性接触直接传播，包括同性、异性和双性接触；以往同性恋是 HIV 的主要传播方式，目前异性间的传播日趋严重。②血液传播：见于应用感染 HIV 的注射器或吸毒者共用注射器，接受感染 HIV 者的血液及血制品；接触感染 HIV 者的血液、黏液等。③母婴传播（包括产前、产时及产后）：HIV 感染的孕妇在妊娠期可通过胎盘垂直传播给胎儿，分娩时经软产道或出生后经母乳喂养感染新生儿。

3. 艾滋病的高危人群　包括：性伴侣已证实感染 HIV、有多个性伴侣、来自 HIV 高发区、患者为静脉吸毒者、使用过不规范的血制品，患有多种性传播疾病者尤其有溃疡型病灶者。

（二）身体状况

艾滋病潜伏期长短不一，短至几个月，长达 17 年。早期常无明显异常，部分患者有原因不明的淋巴结肿大，颈和腋窝部最明显；后期常发生各种机会性感染及恶性肿瘤，故其临床表现多样。我国 2001 年制定的《HIV/AIDS 诊断标准及处理原则》中华人民共和国国家标准（试行），将艾滋病的全过程分为急性期、无症状期和艾滋病期。

1. 急性期　通常发生在初次感染 HIV 后 2～4 周。部分患者感染 HIV 后初期无症状，部分感染者出现 HIV 病毒血症及免疫系统急性损伤所致的症状，且大多数患者临床症状轻微，持续 1～2 周后自行缓解。以发热最为常见，可伴有咽痛、盗汗、恶心、呕吐、腹泻、皮疹、关节痛、淋巴结肿大、肝脾增大及神经系统症状。

2. 无症状期　此期患者常无临床症状及体征。血液中不易检测出 HIV 抗原，但可检测到 HIV 抗体。此期一般持续 6～8 年，具有传染性。

3. 艾滋病期　主要表现为 HIV 感染的相关症状、各系统机会性感染及肿瘤。

（1）HIV 感染的相关症状主要表现为：①持续 1 个月以上的发热（原因不明的 38℃以上持续不规则发热）、盗汗、腹泻（腹泻次数每日 3 次以上）。②体重减轻 10%以上。③部分患者出现神经精神症状，如记忆力减退、精神淡漠、性格改变、头痛、癫痫及痴呆等。④出现持续性全身性淋巴结肿大，其特点为：除腹股沟外有两个或两个以上部位的淋巴结肿大；淋巴结直径≥1 厘米，无压痛，无粘连；持续时间 3 个月以上。

（2）机会性感染：常见的有卡氏肺孢子虫肺炎、进展迅速的活动性肺结核、口腔假丝酵母菌感染、巨细胞病毒感染（如巨细胞病毒性食管炎等）、弓形虫病、隐球菌脑膜炎等。

（3）肿瘤：可出现多种恶性肿瘤，常见的有卡波肉瘤、恶性淋巴瘤等。

（三）心理社会状况

因患者职业、年龄、性格及家庭关系的不同，心理反应也各异，主要表现为焦虑不安、恐惧、孤独抑郁、悲观绝望等，故应了解患者精神状态、情绪及其程度和支持系统情况。

（四）相关检查

1. HIV 抗体检测阳性。

2. CD_4淋巴细胞总数＜200/mm^{3}或 200～500/mm^3；CD_4/CD_8＜1。

3. 少数人感染初期血液中 HIVp24 抗原阳性。外周血白细胞计数及血红蛋白含量下降；β2 微球蛋白增高，均可协助诊断。

4. 找到艾滋病合并机会性感染的病原学或肿瘤的病理依据即可确立诊断。

（五）对胎儿及新生儿的影响

妊娠期宫内感染为 HIV 垂直传播的主要方式，并经胎盘感染胎儿，可引起流产、早产、胎儿生长受限、胎儿畸形、死胎；在妊娠期、分娩期和母乳喂养期 3 个阶段均易引起传播，导致胎儿、新生儿及婴幼儿感染。新生儿期感染 HIV 后常在 1 岁左右出现症状及体征，表现为生长缓慢、腹泻、体重减轻、全身淋巴结肿大、口腔感染、肝脾大、持续咳嗽，也可发生痴呆、共济失调，反复发生肺炎、蜂窝织炎等，病死率极高。鉴于 HIV 感染对胎儿、新生儿危害性较大，对 HIV 感染合并妊娠者可建议终止妊娠，产后不应哺乳。

（六）处理要点

目前尚无明确的治愈方法。主要采取一般治疗、抗病毒药物及对症处理等。常用的药物有抗病毒药物、免疫调节药物等。

1. 抗病毒药物　可选择的药物有：①核苷类反转录酶抑制剂。齐多夫定 200mg，每日 3 次，或 300mg，每日 2 次；司坦夫定 40mg 或扎西他滨 750mg，每日 3 次。②蛋白酶抑制剂。茚地那韦 800mg，每日 3 次；奈非那韦 750mg，每日 3 次；利托那韦 600mg，每日 2 次；沙奎那韦 600mg，每日 3 次。③非核苷类反转录酶抑制剂。台拉维定 400mg，每日 3 次；奈韦拉平 200mg，每日 1 次，2 周后改为 400mg，每日 1 次。联合用药可增加疗效。但司坦夫定和扎西他滨不能联合应用。

2. 免疫调节药物治疗　可用 α 干扰素、白细胞介素 2、丙种球蛋白及中药香菇多糖等。

3. 其他治疗　注意强调全身支持疗法，加强营养，并积极治疗机会性感染及恶性肿瘤。

4. HIV 感染的孕产妇的治疗　应在产前、产时或产后正确应用抗病毒药物（主要应用齐多夫定）治疗，直至产后 6 周，新生儿 HIV 感染率有可能显著下降，故应予以充分重视。

二、护理诊断/护理问题

1. 舒适的改变　与疾病相关的症状如体温过高、腹泻等有关。
2. 自尊紊乱　与社会对艾滋病患者的歧视、排斥有关。
3. 恐惧、焦虑　与疾病的难治性、预后不良及人们对艾滋病持恐惧心理有关。

三、护理目标

1. 患者舒适感增加，各种疾病相关症状得到有效控制。
2. 患者情绪稳定，维持较高的自尊。

四、护理措施

（一）促进舒适

1. 一般护理　对血液、体液进行隔离；发生条件致病菌感染时应严格卧床休息，降低机体消耗；待症状减轻后可逐渐起床活动；保持病室安静、舒适、空气清新，空气消毒每天

1次；给予高热量、高蛋白、高维生素易消化饮食，少食含纤维素多的饮食；注意食物色、香、味，以增加患者食欲；不能进食者应静脉输液，并维持水、电解质平衡。

2. 症状护理

（1）针对患者出现的各种症状，如发热、咳嗽、呼吸困难、呕吐、腹泻等进行对症护理，并密切观察病情变化。

（2）仔细观察患者口腔黏膜及皮肤情况，加强口腔护理及皮肤护理，预防感染的发生。长期卧床患者应定时翻身，预防压疮的发生。

3. 用药护理　严格遵医嘱用药，密切观察用药后反应，并定期复查血常规。出现严重不良反应者，及时告诉医生并积极配合进行处理。

（二）维护自尊，促进社交

由于艾滋病预后不良，且社会上人们对艾滋病持恐惧心理，患者易出现各种心理障碍，如焦虑、抑郁、孤独无助或恐惧等，甚至出现报复或自杀等行为。护理过程中应严密观察，及时与患者进行有效沟通；了解患者，分析其思想动态，针对患者心理障碍进行疏导；满足其合理要求，解除其孤独、恐惧心理；尊重患者人格，不应采取歧视和惩罚性态度，更不能表现出害怕被传染的恐惧心理；做好家属的思想工作，鼓励家属给患者多一些关怀、温暖、同情和爱，使其能面对现实，帮助患者树立战胜疾病的信心和决心。

（三）健康教育

▶▶▶ 问题探究：如何预防艾滋病？

1. 加强艾滋病预防知识宣教　利用各种形式进行宣传教育，使大家了解其危害性及传播途径，能采取有效的自我保护措施进行预防；应特别加强全民性道德教育，洁身自好，严禁吸毒，以预防艾滋病的传播。

2. 进行艾滋病知识教育　①告知艾滋病患者机体免疫机能低下，常会由于机会性感染而使病情恶化，应教会患者及家属预防或减少机会性感染的措施；②教育患者在性生活中坚持使用避孕套，避免夫妻或性伴侣之间的传播；③在进行抗病毒治疗期间，告知患者要严格遵医嘱按时用药，如出现不适或不良反应应听从医生的意见，不得擅自减量或停药，以免产生不良后果；④对无症状的 HIV 携带者应嘱其每 3～6 个月做 1 次临床及免疫学检查，出现症状或疑似症状及时就诊，及早治疗；⑤及时治疗 HIV 感染的孕产妇，以降低新生儿 HIV 感染。

五、护理评价

1. 患者各种疾病相关症状是否减轻，舒适感是否增加，体温是否得到有效控制。
2. 患者情绪是否稳定，社会交往是否正常，能否维持较高自尊。
3. 患者是否掌握艾滋病的防治方法，能否说出其传播途径。

知识拓展

性传播疾病

性传播疾病（STD）是指可经性行为或类似性行为传播的一组疾病。涉及8类病原体（包括细菌、病毒、螺旋体、衣原体、支原体、真菌、原虫及寄生虫）引起的20余种疾病。目前我国重点监测的性传播疾病有梅毒、淋病、艾滋病、尖锐湿疣、软下疳、性病性淋巴肉芽肿、生殖器疱疹和非淋菌性尿道炎8种，其中前3种疾病被列为乙类传染病。性传播疾病不仅可在泌尿生殖器官发生病变，还可侵犯区域淋巴结，甚至经血行播散侵犯全身各主要组织和器官，导致不孕、生殖器官畸形、毁容及特征性后遗症，严重影响患者身心健康及家庭和睦，已成为严重的社会问题。

测　试　题

（一）A_1 型题

1. 下列与阴道的自净作用无关的是（　　）。
   A. 雌激素　　B. 阴道 pH
   C. 阴道乳杆菌　　D. 阴道黏膜上皮细胞内糖原含量
   E. 宫颈黏液 pH
2. 关于外阴炎的处理方法中，下列不合适的是（　　）。
   A. 保持外阴清洁干燥　　B. 局部用 1∶5000 高锰酸钾溶液坐浴
   C. 穿紧身内裤以减少异味　　D. 积极治疗糖尿病等原发疾病
   E. 皮肤破溃者局部涂抗生素软膏
3. 关于前庭大腺脓肿的描述错误的是（　　）。
   A. 急性期，大阴唇上 1/3 处疼痛、肿胀
   B. 育龄期妇女多见，幼女及绝经期妇女少见
   C. 脓肿形成时触之有波动感，直径为 3～6cm
   D. 患者需卧床休息
   E. 脓肿切开引流后需保持外阴清洁
4. 阴道稠厚豆渣样分泌物见于（　　）。
   A. 萎缩性阴道炎　　B. 外阴阴道假丝酵母菌病
   C. 滴虫阴道炎　　D. 细菌性阴道病
   E. 子宫颈炎
5. 滴虫阴道炎典型白带特点是（　　）。
   A. 脓性　　B. 浆液性

C. 泡沫状　　D. 豆渣样
E. 血性

6. 滴虫阴道炎行阴道灌洗或坐浴，下列不能选用的药液是（　　）。
A. 0.5%醋酸　　B. 1%乳酸
C. 1/5000 高锰酸钾　　D. 碳酸氢钠
E. 食醋

7. 滴虫阴道炎的传播方式不包括（　　）。
A. 公共浴池传播　　B. 宫内传播
C. 性交传播　　D. 不洁器械和敷料传播
E. 游泳池传播

8. 可用碱性溶液冲洗阴道或坐浴的疾病是（　　）。
A. 外阴阴道假丝酵母菌病　　B. 萎缩性阴道炎
C. 滴虫阴道炎　　D. 慢性宫颈炎
E. 细菌性阴道病

9. 关于滴虫阴道炎护理指导错误的是（　　）。
A. 已婚患者应行阴道上药　　B. 已婚患者的丈夫应口服甲硝唑
C. 未婚患者应口服甲硝唑　　D. 已婚患者用酸性药液行阴道灌洗
E. 未婚患者用酸性溶液行阴道灌洗

10. 糖尿病患者容易合并的阴道炎是（　　）。
A. 外阴阴道假丝酵母菌病　　B. 滴虫阴道炎
C. 细菌性阴道病　　D. 非特异性外阴炎
E. 萎缩性阴道炎

11. 滴虫阴道炎典型体征是（　　）。
A. 阴道壁充血　　B. 阴道壁黏膜溃疡
C. 阴道黏膜附着白色片状物　　D. 阴道黏膜有散在出血斑点
E. 阴道黏膜萎缩

12. 外阴阴道假丝酵母菌病的典型体征是（　　）。
A. 阴道黏膜有散在性红色斑点　　B. 阴道黏膜附着白色片状物
C. 阴道黏膜萎缩　　D. 阴道黏膜充血
E. 阴道溃疡

13. 阴道炎行阴道灌洗时，药液的温度一般应控制在（　　）。
A. 20℃　　B. 40℃
C. 60℃　　D. 80℃
E. 100℃

14. 外阴奇痒，白带呈豆腐渣样，最可能的诊断是（　　）。
A. 外阴阴道假丝酵母菌病　　B. 滴虫阴道炎
C. 细菌性阴道病　　D. 萎缩性阴道炎
E. 前庭大腺炎

15. 关于滴虫阴道炎的预防下列不妥的是（　　）。
A. 提倡淋浴，公厕选择蹲厕　B. 及时发现和治疗带虫者
C. 勿互用内衣裤　D. 注意消毒隔离
E. 做好保护性隔离

16. 关于外阴阴道假丝酵母菌病，下列叙述不正确的是（　　）。
A. 孕妇容易发病　B. 主要通过性交直接传染
C. 糖尿病患者容易发病　D. 选用抗真菌药物治疗
E. 外阴奇痒

17. 子宫颈炎症常见的病原体为（　　）。
A. 淋病奈瑟菌及沙眼衣原体　B. 支原体
C. 葡萄球菌　D. 大肠埃希菌
E. 以上都对

18. 滴虫阴道炎的治愈标准是（　　）。
A. 白带涂片检查阴性即为治愈
B. 月经前后复查白带连续 3 次阴性
C. 治疗后复查白带连续 3 次阴性
D. 正规治疗后于月经干净后复查白带连续 3 次阴性
E. 以上均不是

19. 萎缩性阴道炎患者治疗时可在阴道内少量放置（　　）。
A. 孕激素　B. 雌激素
C. 雄激素　D. 糖皮质激素
E. 促性腺激素

20. 萎缩性阴道炎患者进行阴道灌洗常用的药液是（　　）。
A. 1%乳酸　B. 0.1%苯扎溴铵
C. 0.1%呋喃西林　D. 2%～4%碳酸氢钠
E. 生理盐水

21. 关于外阴阴道假丝酵母菌病的护理措施，下列错误的是（　　）。
A. 1%乳酸阴道灌洗，提高阴道抵抗力
B. 鼓励患者坚持治疗
C. 2%～4%碳酸氢钠液阴道灌洗
D. 嘱患者注意外阴清洁及用物的消毒
E. 妊娠期患者应鼓励其坚持局部用药，以免感染新生儿

22. 滴虫阴道炎，治疗期间注意事项不包括（　　）。
A. 治疗期间避免性交　B. 被褥、内裤勤洗晒
C. 已婚男女同时治疗　D. 白带检查阴性为治愈
E. 哺乳期禁用甲硝唑口服

23. 淋病的潜伏期为（　　）。
A. 24h　B. 1～10 日

C. 3～10 日　　D. 10～15 日

E. 1～2 个月

24. 急性淋病的治疗，首选抗生素是（　　）。

A. 链霉素　　B. 头孢曲松钠

C. 庆大霉素　　D. 阿米卡星

E. 四环素

25. 关于慢性盆腔炎临床表现的描述，下列不妥的是（　　）。

A. 下腹部及腰骶部酸痛，常于月经期、劳累后加重

B. 可有月经失调、经量增多、痛经

C. 一般不影响受孕

D. 妇科检查子宫呈后位，活动受限

E. 可有神经衰弱症状

26. 外阴阴道假丝酵母菌病的诱因不包括（　　）。

A. 糖尿病　　B. 阴道酸度增加

C. 长期应用广谱抗生素　　D. 肥胖

E. 吃辛辣食物

27. 急性盆腔炎采用的处理和护理措施中，不正确的是（　　）。

A. 取半卧位休息　　B. 补充营养，纠正水电解质紊乱

C. 应用广谱抗生素　　D. 急性期不能手术治疗

E. 体温过高者应给予物理降温

28. 关于子宫颈炎的描述不正确的是（　　）。

A. 主要表现为阴道分泌物增多　　B. 可以合并尿路感染

C. 可有外阴瘙痒　　D. 针对性选用有效抗生素

E. 应等到致病病原体检查结果出来后再应用抗生素

29. 生殖器结核的主要传播途径为（　　）。

A. 上行感染　　B. 血行传播

C. 直接蔓延扩散　　D. 淋巴传播

E. 病灶种植

30. 女性生殖器结核最常累及的部位是（　　）。

A. 子宫内膜　　B. 子宫颈

C. 输卵管　　D. 卵巢

E. 盆腔腹膜

31. 下列不属于慢性盆腔炎的是（　　）。

A. 输卵管积水　　B. 输卵管卵巢囊肿

C. 卵巢巧克力囊肿　　D. 慢性盆腔结缔组织炎

E. 慢性输卵管卵巢炎

32. 诊断子宫内膜结核最可靠的依据是（　　）。

A. 腹腔镜检查　　B. 盆腔 X 射线平片

C. 子宫输卵管造影　　D. 子宫内膜病理检查

E. 宫腔镜检查

33. 关于生殖器结核的病理变化，正确的是（　　）。

A. 输卵管结核多为双侧性，都是由子宫内膜结核蔓延而来

B. 卵巢结核通常是卵巢深部形成结节及干酪样坏死性脓肿

C. 子宫内膜结核可使宫腔粘连、变形、缩小

D. 宫颈结核在生殖器结核中最常见

E. 盆腔腹膜结核分为渗出型及粘连型，粘连型不易形成瘘管

34. 急性盆腔结缔组织炎病变最常见的部位是（　　）。

A. 直肠旁结缔组织　　B. 直肠子宫陷凹

C. 子宫旁结缔组织　　D. 盆腔腹膜

E. 膀胱旁结缔组织

35. 诊断子宫内膜结核取子宫内膜做病理检查时，关于注意事项，错误的是（　　）。

A. 子宫腔小而坚硬，无组织刮出，可以排除内膜结核

B. 术前 3 天、术后 4 天每天肌内注射链霉素 0.75g 及口服异烟肼 0.3g

C. 应于经前 1 周或月经来潮 6h 内做诊断性刮宫

D. 应注意刮取子宫角部内膜

E. 病理切片找到典型结核结节，诊断即可成立

36. 艾滋病除可通过性行为传播外，还会通过（　　）传染。

A. 输血　　B. 握手

C. 拥抱　　D. 空气

E. 同池游泳

37. 艾滋病急性感染期的主要特征是（　　）。

A. 发热、淋巴结肿大等症状　　B. 发热、腹痛、血压增高

C. 心慌、皮肤奇痒　　D. 心慌、气短

E. 血小板减少

38. 关于尖锐湿疣描述，下列错误的是（　　）。

A. 尖锐湿疣发病率在性传播疾病中仅次于淋病

B. 其病原体为 HPV

C. 免疫功能低下可使病灶迅速发展

D. HPV 主要感染上皮细胞，与外阴癌及子宫颈癌有关

E. 尖锐湿疣潜伏期为 1～3 周，症状明显

39. 淋病奈瑟菌对（　　）有抵抗力。

A. 紫外线　　B. 潮湿

C. 高温　　D. 肥皂

E. 消毒剂

40. 对艾滋病患者的护理，以下不正确的是（　　）。

A. 保持病室安静、空气清新　　B. 加强营养

C. 加强口腔护理　　D. 急性期可以剧烈活动
E. 遵医嘱应用抗病毒药物

(二) A_2 型题

1. 杨女士，40 岁，因胆道感染入院。给予大量广谱抗生素治疗 15 天，近 2 日外阴瘙痒严重，检查发现阴道黏膜有白色膜状物，擦除后露出红肿黏膜面，最可能是（　　）。
A. 滴虫阴道炎　　B. 外阴阴道假丝酵母菌病
C. 慢性宫颈炎　　D. 萎缩性阴道炎
E. 细菌性阴道病

2. 王女士，60 岁，近 1 个月来阴道流黄水样分泌物，时而带血，经检查排除恶性肿瘤，可能是（　　）。
A. 滴虫阴道炎　　B. 萎缩性阴道炎
C. 子宫颈炎　　D. 宫颈息肉
E. 子宫内膜炎

3. 卜女士，32 岁，近几天感到白带增多，呈稀薄状且有腥臭味，伴外阴瘙痒，应建议她到医院做（　　）。
A. 阴道分泌物悬滴检查　　B. 子宫颈刮片
C. 子宫颈管涂片　　D. 阴道侧壁涂片
E. 盆腔 B 超检查

4. 已婚妇女，26 岁，主诉白带多，外阴瘙痒 3 天；妇科检查见阴道内有稀薄的灰黄色泡沫状白带，合适的辅助检查是（　　）。
A. 宫颈刮片　　B. 阴道分泌物悬滴法检查
C. B 超　　D. 阴道镜
E. 宫颈活检

5. 王女士，28 岁，已婚，阴道分泌物增多伴外阴瘙痒 1 周来诊。妇科检查见阴道黏膜充血，后穹窿见多量白带，呈灰黄色泡沫状，有臭味，宫颈光滑。应该诊断为（　　）。
A. 淋病　　B. 生殖器疱疹
C. 滴虫阴道炎　　D. 外阴阴道假丝酵母菌病
E. 细菌性阴道病

6. 患者女性，25 岁，患慢性盆腔炎 2 年，反复发作，此次因高烧 3 天伴下腹痛入院。妇科检查：子宫大小正常，左侧附件区可触及 5cm×7cm×8cm 大小的包块，不活动，压痛明显，右附件无异常。最适宜的处理原则为（　　）。
A. 中药及抗生素治疗
B. 中药治疗
C. 给予足量抗生素治疗后行剖腹探查
D. 抗生素治疗及物理治疗
E. 后穹窿切开引流术

7. 30 岁妇女，因婚后 5 年不孕就诊。2 年来月经量少，近 3 个月闭经，经常低热。妇科检查：子宫较小，活动欠佳，两侧宫旁结缔组织增厚，左侧附件区可触及 3cm×3cm×

2cm 的肿块，轻压痛。红细胞沉降率 30mm / h。诊断性刮宫发现宫腔不规则，刮出组织少。子宫输卵管造影显示输卵管不通，有串珠样改变。应考虑诊断是（　　）。

A. 子宫内膜异位症　　B. 慢性盆腔炎

C. 急性输卵管炎　　D. 宫腔粘连

E. 生殖器结核

（三）A_3 型题

（1～3 题共用题干）

39 岁女性，下腹坠痛 5 天，加重伴发热 3 天，并自感便意频繁而就诊。查体：腹部压痛、反跳痛；妇科检查：后穹窿触痛，宫颈举痛，宫体明显压痛，可于子宫后方扪及一直径 8cm 的囊性包块，压痛明显，活动欠佳。

1. 该患者可能的临床诊断为（　　）。

A. 异位妊娠　　B. 卵巢肿瘤蒂扭转

C. 卵巢恶性肿瘤晚期　　D. 子宫颈炎

E. 盆腔炎脓肿形成

2. 最可能的病原体为（　　）。

A. 厌氧菌　　B. 淋病奈瑟菌

C. 衣原体　　D. 支原体

E. 葡萄球菌

3. 关于其治疗，下列说法正确的是（　　）。

A. 抗生素治疗为主，但必须等药敏试验结果出来后再开始应用抗生素

B. 立即剖腹探查

C. 持续应用抗生素 20 天后，症状明显好转，包块缩小，再改用更高效抗生素

D. 治疗过程中，患者腹痛突然加重，并出现休克症状，应积极扩容，待病情稳定后再行手术

E. 抗生素治疗 3 天后，病情不见好转，体温不降，包块直径 8cm 左右，应及时手术治疗

（4～6 题共用题干）

30 岁女性患者，外阴瘙痒伴大量阴道分泌物 4 天。妇科检查：阴道黏膜充血水肿，见散在出血斑点，后穹窿见大量脓性泡沫状分泌物，有臭味。

4. 该患者的诊断首先考虑为（　　）。

A. 滴虫阴道炎　　B. 外阴阴道假丝酵母菌病

C. 细菌性阴道病　　D. 子宫颈炎

E. 盆腔炎

5. 对此患者进行检查时，不正确的操作是（　　）。

A. 取分泌物前不能行妇科检查

B. 取分泌物前应先行阴道冲洗

C. 可疑患者，多次悬滴法检查阴性时应做培养

D. 注意标本保温

E. 取分泌物做悬滴法检查

6. 治疗方案首选（　　）。

A. 局部用药即可治愈

B. 全身用药和局部用药联合效果最佳

C. 应用碱性溶液冲洗阴道可提高疗效

D. 男性不易感染，无需用药

E. 症状消失，复查分泌物转阴性后，即可停药

（四）简答题

1. 女性生殖系统的自然防御机制有哪些？什么是阴道的自净作用？

2. 简述子宫颈炎的诊断条件及临床表现，说出其护理要点。

3. 列出几种常见阴道炎的主要鉴别点、治愈标准和护理要点。

4. 急性盆腔炎的病理类型有哪些？其临床表现有哪些？如何护理？慢性盆腔炎的病理类型有哪些？如何护理？

5. 性传播疾病有哪些？各自的临床特点有哪些？其传播途径有哪些？治疗原则是什么？护理要点有哪些？

（五）案例分析

患者女，36 岁，妊娠 2 月余，自然流产后 5 天，阴道流血不多，但分泌物呈脓血性，有臭味，发热伴下腹痛 3 天，今晨疼痛加剧。查体：痛苦病容，体温 39.6℃，下腹疼痛拒按。妇科检查：阴道黏膜充血、水肿，内有大量脓血性分泌物，宫颈充血、水肿、举痛明显，子宫略大且软，压痛，双侧附件增厚、明显压痛。化验：白细胞 1.8×10^9/L，中性粒细胞 90%。

请回答：

（1）该患者最可能的临床诊断是什么？

（2）针对该患者首选的处理方案是什么？

（3）作为一名护理人员对该患者如何实施护理？

本项目小结

外阴炎患者的护理

- 护理评估
  - 健康史：①阴道分泌物、经血、尿液及粪便刺激；②尿瘘患者尿液长期浸渍；③粪瘘患者粪便刺激；④糖尿病及穿紧身化纤内裤等
  - 症状：①外阴瘙痒、疼痛、灼热感；②外阴溃疡
  - 体征：①外阴炎症体征，严重者可形成糜烂、溃疡或湿疹；②慢性炎症可使局部皮肤黏膜增厚、粗糙或苔藓样变
  - 处理要点：①病因治疗；②局部治疗
- 护理诊断/护理问题——皮肤或黏膜完整性受损、舒适改变
- 护理措施
  - 指导患者遵医嘱正确用药——①解释、指导；②遵医行为
  - 健康教育——①疾病的相关知识进行告知；②加强宣传教育

前庭大腺炎患者的护理

- 护理评估
  - 健康史：①前庭大腺解剖部位特点；②病原体为内源性和性传播疾病病原体
  - 身体状况：①前庭大腺脓肿：单侧多见，局部肿胀、疼痛、烧灼感；检查见局部红肿、压痛，脓肿形成后出现发热，局部疼痛剧烈，触之有波动感；②前庭大腺囊肿：囊肿小且无感染者，患者多无自觉症状；囊肿大者，可有外阴坠胀感；检查见囊肿多成椭圆形，单侧多见
  - 处理要点：急性期卧床休息，局部热敷或坐浴，并选用抗生素；脓肿一旦形成应切开引流并行造口术；前庭大腺囊肿行造口术
- 护理诊断/护理问题——疼痛、有皮肤完整性受损的危险
- 护理措施
  - 急性期患者的护理——①卧床休息；②保持外阴清洁、干燥；③指导遵医嘱应用抗生素
  - 手术患者的护理——①充分做好术前准备；②术前向患者解释；③加强术后护理
  - 健康教育——加强卫生宣教，养成良好卫生习惯；禁用刺激性药物或肥皂擦洗外阴

阴道炎患者的护理

- 护理评估
  - 【滴虫阴道炎】
    - 健康史：①病原体为阴道毛滴虫；②传播方式：经性交直接传播、间接传播
    - 症状：①主要症状为泡沫样阴道分泌物增多；②外阴瘙痒、灼热、疼痛等；③尿道感染症状；④不孕
    - 体征：妇科检查：①阴道及宫颈阴道部黏膜充血，可见散在小的出血斑点，宫颈有出血点，形成“草莓样”宫颈；②阴道后穹窿可见大量泡沫状分泌物；③带虫者
    - 相关检查：①悬滴法检查；②培养法；③聚合酶链反应
    - 处理要点：①全身用药；②局部用药；③妊娠期患者治疗；④治疗期间的注意事项
  - 【外阴阴道假丝酵母菌病】
    - 健康史：①病原体为假丝酵母菌；②传播途径：内源性感染、直接传染、间接传染
    - 症状：①主要症状为外阴瘙痒、灼痛；②典型阴道分泌物为稠厚、豆渣样
    - 体征：妇科检查：①外阴部有地图样红斑，常有抓痕；②小阴唇内侧及阴道黏膜面上有白色块状物附着
    - 相关检查：①悬滴法检查；②涂片法；③培养法；④pH 测定
    - 处理要点：①消除诱因；②单纯性 VVC 的治疗：局部用药和全身用药；③复杂性 VVC 的治疗；④性伴侣的治疗；⑤随访
  - 【细菌性阴道病】
    - 健康史：是阴道内正常菌群失调导致的一种混合感染，其中以厌氧菌为多
    - 症状：①有症状者主要表现为阴道分泌物增多，鱼腥臭味；②外阴瘙痒和灼热感
    - 体征：妇科检查：阴道黏膜无炎症表现，后穹窿见大量稀薄、均质一致的分泌物，常附于阴道壁黏膜，易于拭去
    - 相关检查：①阴道分泌物匀质、稀薄、白色；②检出线索细胞；③胺臭味试验；④阴道分泌物 pH＞4.5
    - 处理要点：①全身用药；②局部用药；③性伴侣的治疗；④妊娠期患者治疗；⑤随访
  - 【萎缩性阴道炎】
    - 健康史：卵巢功能衰退，内源性雌激素水平降低，阴道局部抵抗力下降所致
    - 症状：①主要症状为外阴瘙痒、阴道分泌物增多；②伴有尿频、尿急等
    - 体征：妇科检查：①内外生殖器官呈老年性改变；②阴道黏膜有散在点状出血斑或小出血点，严重时可见表浅溃疡，可致阴道积脓或宫腔积脓
    - 相关检查：①阴道分泌物检查；②宫颈刮片、分段诊刮；③局部活组织检查
    - 处理要点：①抑制细菌生长；②补充雌激素，增强阴道抵抗力
  - 【婴幼儿外阴阴道炎】
    - 健康史：①解剖学特点；②生理学特点；③婴幼儿卫生习惯不良；④婴幼儿好奇所致行为
    - 症状：①阴道分泌物增多；②外阴瘙痒；③伴有尿频、尿急等
    - 体征：妇科检查：①局部黏膜充血水肿，阴道口流出脓性分泌物；②小阴唇粘连所致体征
    - 相关检查：阴道分泌物检查
    - 处理要点：①对症处理；②抗生素应用；③保持外阴清洁干燥
- 护理诊断／护理问题——组织完整性受损、舒适的改变、知识缺乏
- 护理措施
  - 一般护理——①生活常识指导；②指导就医
  - 指导患者配合检查——告知患者取材前的注意事项，注意标本保暖并及时送检
  - 指导患者正确用药——①解释；②告知；③指导；④协助
  - 指导患者正确随访——①滴虫阴道炎治愈标准；②外阴阴道假丝酵母菌病治愈标准
  - 健康教育——①加强卫生宣教；②定期妇科检查；③正确应用雌激素、广谱抗生素和免疫抑制剂；④加强绝经过渡期的保健知识宣教；⑤加强婴幼儿的看护

子宫颈炎患者的护理

- 护理评估
  - 健康史：①主要是宫颈防御功能被破坏；②病原体：性传播疾病病原体和内源性病原体
  - 症状：①阴道分泌物增多；②外阴瘙痒及灼热感；③经间期出血等；④合并尿路感染的表现
  - 体征：妇科检查：①宫颈充血、水肿、黏膜外翻；②黏液性脓性分泌物经宫颈管流出，黏膜质脆易出血；③累及尿道旁腺和前庭大腺出现的相应体征
  - 相关检查：①宫颈分泌物检查；②白细胞检测；③病原体检测；④ 宫颈刮片、分段诊刮
  - 处理要点：①未得到病原体检测结果前患者的治疗；②获得致病病原体检测结果患者的治疗；③淋病奈瑟菌性子宫颈炎常伴有衣原体感染，注意其治疗注意事项
- 护理诊断／护理问题——舒适的改变、焦虑
- 护理措施
  - 心理护理——做好心理护理工作，消除思想顾虑，树立治疗信心，坚持治疗
  - 一般治疗——①解释；②指导常规护理；③指导就医
  - 指导患者配合治疗——①指导用药；②讲解具体的用药方法及注意事项
  - 随访指导——告知患者随访的注意事项
  - 健康教育——①向患者传授防病知识；②注意经期卫生；③提高助产技术；④指导已婚女性定期做妇科检查

急性盆腔炎患者的护理

- 病理变化——①急性子宫内膜炎及子宫肌炎；②急性输卵管炎、输卵管积脓、输卵管卵巢脓肿；③急性盆腔腹膜炎；④急性盆腔结缔组织炎；⑤败血症及脓毒血症；⑥肝周围炎
- 护理评估
  - 健康史：①高危因素；②病原体：外源性病原体和内源性病原体
  - 症状：①发热；②下腹痛；③阴道分泌物增多；④月经改变；⑤腹膜炎表现；⑥脓肿形成后引起的相应症状
  - 体征：①腹部检查：腹膜炎体征；②妇科检查：阴道、宫颈充血，后穹窿触痛，宫颈举痛，宫体压痛、活动受限，输卵管增粗、压痛，输卵管积脓或输卵管卵巢脓肿可及压痛的、不活动的包块
  - 相关检查：①血液检查；②阴道后穹窿穿刺；③阴道、宫颈分泌物及后穹窿穿刺液涂片、培养及核酸扩增；④B型超声或其他影像学检查；⑤腹腔镜检查
  - 处理要点：①门诊治疗；②住院治疗：支持疗法、抗生素治疗、手术治疗；③中药治疗
- 护理诊断／护理问题——体温过高、疼痛、焦虑、知识缺乏
- 护理措施
  - 一般护理——①卧床休息，半卧位；②对症护理；③加强营养
  - 药物治疗患者护理——①指导遵医嘱应用抗生素；②说明抗生素应用的原则；③观察用药反应
  - 手术患者的护理——按腹腔镜手术或腹部手术护理常规完成护理
  - 心理护理——①解释；②加强沟通，解除患者的思想顾虑，增强自信
  - 健康教育——①加强公共卫生教育；②增加营养，锻炼身体；③增加患者的参与意识；④注意高危妇女的筛查；⑤指导复查；⑥及时彻底治愈急性盆腔炎，防止转为慢性

慢性盆腔炎患者的护理

- 病理表现：①慢性输卵管炎与输卵管积水；②输卵管卵巢炎及输卵管卵巢囊肿；③慢性盆腔结缔组织炎
- 护理评估：
  - 健康史：①急性盆腔炎未彻底治疗或患者体质较差致病程迁延所致；②病原体
  - 症状：①慢性盆腔痛；②月经失调；③不孕；④全身症状多不明显
  - 体征：妇科检查：①子宫后倾固定；②输卵管增粗、压痛；③盆腔可及活动受限的囊性包块；④宫旁组织增厚、压痛；⑤宫骶韧带增粗、压痛
  - 相关检查：B型超声及其他影像学检查
  - 处理要点：①输卵管炎、输卵管卵巢炎和盆腔结缔组织炎症的治疗：中药、物理治疗及其他治疗；②输卵管积水、输卵管卵巢囊肿：手术治疗；③不孕治疗
- 护理诊断／护理问题：疼痛、睡眠型态紊乱、焦虑
- 护理措施：
  - 一般护理：①指导患者安排好日常生活；②促进睡眠；③鼓励锻炼
  - 药物治疗护理：①遵医嘱用药；②告知患者用药的具体说明及注意事项
  - 手术患者的护理：遵医嘱按手术护理常规进行术前准备及术后护理
  - 心理护理：解释、劝导，促使患者积极参与，增强患者战胜疾病的信心
  - 健康教育：①指导保持良好的卫生习惯；②积极锻炼；③增加参与意识

生殖器结核患者护理

- 病理表现：①输卵管结核；②子宫内膜结核；③卵巢结核；④宫颈结核；⑤盆腔腹膜结核
- 护理评估：
  - 健康史：①病原体：结核分枝杆菌；②传播途径：血行传播、直接蔓延、淋巴传播、性交传播
  - 症状：①月经失调；②下腹坠痛；③不孕；④全身症状
  - 体征：①腹部检查：腹部柔韧感或腹水征；②妇科检查：子宫发育差、活动受限；可触及增粗的输卵管或肿块
  - 相关检查：①子宫内膜病理检查；②X射线检查；③腹腔镜检查；④结核菌检查；⑤结核菌素试验；⑥其他
  - 处理要点：①抗结核药物治疗；②支持疗法；③手术治疗
- 护理诊断／护理问题：营养失调：低于机体需要量，疼痛，恐惧、焦虑
- 护理措施：
  - 一般护理：①指导患者安排好日常生活；②促进睡眠；③对症护理；④鼓励锻炼
  - 密切观察病情变化：①注意体温变化；②注意腹痛情况；③指导遵医嘱用药
  - 协助患者配合治愈：①药物治疗患者的护理；②手术治疗患者的护理
  - 心理护理：解释、劝导，纠正错误认识，增强患者战胜疾病的信心
  - 健康教育：①加强结核病预防知识的宣传教育；②日常生活调理；③疾病相关知识讲解；④指导患者定期复查

- 尖锐湿疣患者的护理
  - 护理评估
    - 健康史：①病原体；②传播途径：直接传播、间接传播、母婴传播
    - 症状：常不明显，多以外阴赘生物就诊，部分患者可有外阴瘙痒、灼痛、性交后疼痛不适
    - 体征：妇科检查：①多发性鳞状上皮增生，初期为微小散在的小乳头状疣；②病灶逐渐增大、增多并相互融合，呈鸡冠状、菜花状或桑葚状
    - 相关检查：①在病变表面刮取细胞或取新鲜病变组织，采用 PCR 技术及 DNA 探针杂交行核酸检测；②宫颈细胞学检查
    - 对妊娠、胎儿及婴儿的影响：①对妊娠的影响；②对胎儿及婴儿的影响
    - 处理要点：①局部药物治疗；②物理或手术治疗；③尖锐湿疣合并妊娠的治疗
  - 护理诊断/护理问题——舒适的改变、自尊紊乱
  - 护理措施
    - 尊重患者——①为患者提供优质的服务；②解除患者精神负担及顾虑；③指导就医
    - 尖锐湿疣合并妊娠的护理——①做好外阴护理；②孕足月行剖宫产术前充分做好术前准备；③加强新生儿的护理
    - 心理护理——①解释、说明；②帮助树立战胜疾病的信心和维持良好的自尊
    - 指导随访——告知患者随访的注意事项
    - 健康教育——①强调以预防为主的重要性；②向患者传授防病知识；③坚持治疗

- 淋病患者的护理
  - 护理评估
    - 健康史：①病原体；②传播途径：直接传播、间接传播、母婴传播
    - 身体状况：急性淋病症状：急性尿道炎、急性宫颈管黏膜炎、前庭大腺炎、外阴红肿的表现，病情进一步发展可致上生殖道感染
      急性淋病体征：①尿道口红肿、触痛；②前庭大腺炎体征；③急性子宫颈管黏膜炎体征；④可及盆腔囊性包块；⑤盆腔腹膜炎体征
      慢性淋病症状：慢性尿道炎、尿道旁腺炎、前庭大腺炎、慢性宫颈炎、慢性输卵管炎及积水等表现，易反复急性发作
      妊娠合并淋病症状：①对妊娠的影响；②对胎儿影响；③易发生淋病播散；④对新生儿的影响
    - 相关检查：①分泌物涂片检查；②分泌物淋病奈瑟菌培养；③核酸检测
    - 处理要点：①治疗要遵循尽早、彻底、及时、足量、规范用药的原则；②急性期以药物治疗为主；③慢性期需采用支持疗法、物理疗法、封闭疗法、对症处理及手术治疗等综合治疗方案
  - 护理诊断/护理问题——舒适的改变、自尊紊乱、恐惧
  - 护理措施
    - 心理护理——①尊重关心患者；②解除其思想顾虑；③强调正规治疗的重要性；④帮助其树立治愈的信心
    - 急性期患者护理——①指导保健；②指导遵医嘱用药
    - 孕妇护理——①做好消毒隔离工作；②孕期禁用喹诺酮类药物；③淋病高发区注意筛查
    - 新生儿的护理——①遵医嘱预防性应用第三代头孢类药物；②预防淋菌眼炎
    - 健康教育——①以预防为主；②向患者传授防病知识；③坚持治疗
    - 指导随访——①告知患者随访的注意事项；②告知其治愈标准

艾滋病患者的护理

- 护理评估
  - 健康史：①病原体；②传播途径：直接传播、血液传播、母婴传播；③艾滋病的高危人群
  - 身体状况：①急性期：以发热最为常见；②无症状期：具有传染性；③艾滋病期：HIV感染的相关症状、机会性感染、肿瘤
  - 相关检查：①HIV抗体检测阳性；②淋巴细胞测定；③HIVp24抗原测定；④找到艾滋病合并机会性感染的病原学或肿瘤的病理依据
  - 对胎儿及新生儿的影响：①对胎儿的影响；②对新生儿的影响
  - 处理要点：①抗病毒药物治疗；②免疫调节药物治疗；③其他治疗；④HIV感染的孕产妇的治疗
- 护理诊断/护理问题
  - 舒适的改变，自尊紊乱，恐惧、焦虑
- 护理措施
  - 一般护理：①指导隔离；②指导休息及生活护理；③对症护理
  - 症状护理：①对症护理；②加强口腔护理及皮肤护理
  - 用药护理：①用药指导；②指导复查血常规
  - 心理护理：①解释、说明；②纠正不良心理状态，尊重患者人格
  - 健康教育：①加强艾滋病预防知识宣教；②进行艾滋病知识教育

（刘贵香）

项目四　女性生殖系统常见肿瘤患者的护理

学习目标

1. 掌握女性生殖系统常见肿瘤患者的护理措施。
2. 熟悉女性生殖系统常见肿瘤患者的护理评估内容。
3. 了解放疗患者的护理。
4. 学会腹部手术患者术前、术后的护理操作。
5. 具有爱伤观念和尊重、理解患者的职业素养。

女性生殖系统肿瘤是妇科常见病，可发生在生殖系统的任何部位，子宫和卵巢的肿瘤最为常见，阴道和输卵管肿瘤较少。按其性质分为良性肿瘤和恶性肿瘤两大类。良性肿瘤中以子宫肌瘤发病率最高，其次是卵巢良性肿瘤；恶性肿瘤中，以子宫颈癌最多见，其次是子宫内膜癌和卵巢癌。外阴癌、子宫肉瘤和输卵管癌比较少见。在女性生殖系统恶性肿瘤中，卵巢癌的病死率最高。本章重点介绍外阴癌、子宫颈癌、子宫肌瘤、子宫内膜癌和卵巢肿瘤患者的护理。

任务一　腹部手术前患者的护理

案例　王女士，33 岁，已婚。因发现腹部肿块 1 个月就诊。1 个月前患者无意中触到下腹部一肿块，无疼痛不适，去医院检查被收住院，准备手术。结婚 7 年，孕$_2$产$_1$流$_1$。

妇科检查：外阴、阴道（-），宫颈光滑，子宫前位，正常大小，左侧附件区触及一约儿头大的肿块，半实性，活动，无压痛，右侧（-）。

问题导向

1. 作为一名护理人员应从哪些方面对该患者进行护理评估？
2. 手术前应做哪些护理准备？
3. 从哪些方面对其进行健康指导？

妇科腹部手术根据手术方式主要分为剖腹探查术、子宫全切术、子宫次全切除术、附件切除术、子宫全切加附件切除术、子宫根治术等。根据疾病的轻、重、缓、急分为择期手术，限期手术和急诊手术。腹部手术是治疗妇科疾病的重要手段，但由于手术会给患者带来创伤，改变身体形象和常规生活，增加身心压力，因此，做好术前、术中及术后护理，是促进康复的关键。

一、护理评估

（一）健康史

应注意患者年龄、健康状态、临床初步诊断、病情轻重、缓急及手术时间、方式及范围。了解手术指征、治疗成功的概率及可能出现的并发症等。

（二）身体状况

评估患者的生命体征、营养状况及疾病有关的症状和体征，注意及时发现病情变化。

（三）心理社会状况

由于患者及家属对手术有关知识缺乏了解，担心手术的安全性及疾病预后，有的患者担心手术后会影响性功能及生育能力，导致患者出现焦虑、恐惧、绝望等心理反应。护士应了解患者的婚姻状态，家庭和社会支持系统情况，评估支持系统对患者产生的影响。

（四）相关检查

常规检查包括：血常规、出凝血时间、血型、交叉配血、尿常规、大便常规、肝肾功能、心电图、B型超声等，并根据病情需要选择相应的特殊检查。

二、护理诊断/护理问题

1. 知识缺乏　缺乏疾病治疗和护理的相关知识。
2. 焦虑/恐惧　与担心手术的危险性及术后机体改变有关。

三、护理目标

1. 患者获得手术及护理的有关知识，能配合治疗。
2. 患者情绪稳定，焦虑及恐惧程度减轻。

四、护理措施

（一）知识宣教

1. 护士应详细向患者讲解与手术治疗有关的知识，包括手术方式、麻醉方式、手术范围、手术后性功能及生育能力情况等。

2. 让患者了解手术的必要性，向患者及家属讲解各项术前准备的目的及意义，交代有关注意事项，取得患者及家属的理解和配合，教会患者如何配合护士实施术前护理。

3. 让患者及家属学会术后如何翻身、咳嗽、深呼吸、擦浴、大小便等，并进行减轻术后疼痛的放松和转移注意力等训练。

4. 介绍术后使用不同引流管及相关仪器的原因及注意事项。

（二）心理护理

1. 病房护士应运用谈话技巧鼓励患者说出自己对手术的担心和恐惧，对患者进行心理疏导，耐心解答提问，纠正错误观念。

2. 介绍疾病及手术的有关知识，及时提供正面信息，保持乐观情绪。手术室护士在术前探望患者，使患者了解手术室环境及术时有关情况，帮助解除不良情绪。

3. 让患者与同类疾病成功经历手术的患者进行交流，有利于增强患者对手术治疗的信心。

4. 在等待手术的时间，鼓励家属多陪伴患者，使患者心理需要得到满足，获得更好的安全感。

（三）术前准备

1. 胃肠准备　恶性肿瘤患者，术前3日起进无渣半流质饮食，遵医嘱给肠道抗生素；术前1天进流质饮食，并清洁灌肠。其他择期和限期手术患者，术前1日进流质饮食，术前8～12h禁食、禁饮；术前1日和手术当天各灌肠1次。

2. 阴道准备　子宫全切术患者，术前3日每日冲洗阴道1次，常用1∶5 000高锰酸钾溶液、0.02%碘伏溶液或0.01%苯扎溴胺溶液，手术前再次消毒阴道、阴道穹窿及宫颈部，消毒后用大棉签蘸干。行子宫全切术患者在宫颈及阴道穹窿部涂亚甲蓝。

3. 皮肤准备　术前1日沐浴（重患者采用擦浴）、更衣，然后根据术式进行手术区域皮肤准备。

4. 交叉配血　术前抽血，准备交叉配血，做好输血准备。

5. 用药护理　遵医嘱术前用药，如用青霉素、普鲁卡因，应详细询问患者有无药物过敏史，做青霉素过敏试验、普鲁卡因过敏试验，并做好记录；手术前晚给地西泮5mg口服，保证患者睡眠充足；术前半小时给基础麻醉药苯巴比妥、阿托品。

6. 留置导尿　术前留置导尿管，术中持续开放，有利于充分暴露手术野，避免损伤膀胱，并有利于术中观察尿量。

五、护理评价

1. 患者能否接受并配合手术治疗。
2. 患者是否情绪稳定，焦虑及恐惧程度是否减轻。

（崔霞）

任务二　腹部手术后患者的护理

一、护理评估

（一）健康史

手术室护士应充分了解手术过程，患者送回病房时，手术室护士应与病房护士进行床前交班，详细交代患者术中及目前情况。

（二）身体状况

患者送回病房时，病房护士应立即监测患者的生命体征、意识状态、皮肤颜色及温湿度、伤口敷料情况，观察各种管道通畅情况、引流液的量及性状。了解患者术后疼痛部位、性质及程度。

（三）心理社会状况

术后不适会造成患者不良的心理反应，担心手术是否会带来并发症。

二、护理诊断/护理问题

1. 有感染的危险　与手术创伤、出血致抵抗力下降有关。

2. 躯体移动障碍　与手术后活动受限有关。

三、护理目标

1. 患者术后不发生感染或感染征象被及时发现并得到控制。

2. 患者生活需求得到满足，自理能力尽快恢复。

四、护理措施

（一）术后常规护理

1. 严密观察　观察生命体征，术后每15～30min观察1次呼吸、脉搏、血压，连续6次正常后，可改为每4～6 h 1次；24h后改为每日2次；3天后改为每日1次。术后当天注意观察刀口敷料有无渗血。全子宫切除患者阴道有伤口，应注意观察有无流血、出血量及颜色。

2. 体位　硬膜外麻醉患者术后应去枕平卧6～8h；腰麻患者术后应去枕平卧12h；全麻患者未清醒者应去枕平卧，头偏向一侧，防止患者呕吐误吸，并注意观察患者意识恢复情况，直至患者完全清醒。术后第2天患者可改为半卧位。

3. 饮食　手术后当天禁食、禁水。观察患者肠功能恢复情况，未涉及肠道的手术患者，术后第2天可进少量流质饮食，但应避免牛奶、豆浆等产气食物，肛门排气后可进普通饮食。涉及肠道的手术患者，应禁食到肛门排气，才能进流质饮食，并逐步过渡到半流质饮食和普通饮食。

4. 输液及留置引流管的护理

（1）护士要注意观察静脉通畅情况，根据病情调整输液速度，遵医嘱给药。

（2）对术后留置尿管的患者，应保持导尿管通畅，注意观察尿量、颜色及性状，并做好记录。一般保留尿管24h后可拔出。

（3）注意观察引流管是否通畅，引流液的量、颜色、性状，并做好记录。

5. 疼痛护理　术后麻醉作用消失后24h内患者疼痛感明显，护士应协助患者采取较舒适的体位，减轻疼痛，必要时遵医嘱给镇痛剂，近年来多采用硬膜外自控镇痛泵（PCEA）或静脉自控镇痛泵（PCIA）。24～48h后停用。

6. 术后活动　鼓励患者早期活动，卧床时需多翻身、活动下肢，尽早下床活动，防止肺部感染及下肢静脉血栓，促进肠蠕动，减少肠粘连。

（二）防治感染

1. 观察体温　术后1～3天体温可升高，但一般不超过38℃，应每4h测1次体温。

2. 观察切口　观察腹部切口有无渗血、渗液及红肿硬结等感染征象，注意保持伤口敷料干燥。术后2～3天更换敷料，如无异常，7天拆线。

3. 外阴、阴道护理　子宫全切术患者应每日擦洗外阴2次，便后擦洗外阴，使用消毒会阴垫，并指导患者勤换内裤，保持外阴清洁，预防感染。注意观察阴道流血情况及分泌物量、色、气味。

4. 指导患者加强营养，提高抵抗力，多进食高蛋白和富含铁的食物。

5. 遵医嘱监测血常规，嘱使用抗生素和抗贫血药物。

（三）生活护理

1. 护士应勤巡视病房，及时了解患者生活需要。

2. 将日常生活用品放在患者方便处，以便及时取用。

3. 协助患者完成日常生活需要。

4. 鼓励患者及早活动，以便使身体尽快康复并恢复生活自理能力。

（四）出院指导

1. 加强营养，促进身体早日恢复，并注意多食蔬菜、水果等富含维生素及纤维素食物，保持大便通畅，防止便秘。

2. 术后逐步增加活动量，促进体力恢复。但6周内应避免剧烈运动及重体力劳动。

3. 子宫全切术患者6周内应避免性生活。

4. 按医嘱定时随访，一般出院后1月进行第一次随访，全面了解患者康复情况。

（崔霞）

任务三　外阴癌患者的护理

案例　刘某，女，68岁，外阴瘙痒2年，近1个月加重。查体见右侧大阴唇皮肤色素减退，可触及直径4cm结节，右侧腹股沟触及黄豆大小结节4个，质硬固定。行活检为鳞状细胞癌。

问题导向

1. 该患者的护理诊断有哪些？
2. 主要护理措施有哪些？
3. 如何指导该患者出院后的随访？

外阴癌是女性外阴恶性肿瘤中最常见的一种（约占 90%），占女性生殖系统肿瘤的 3%～5%，多见于 60 岁以上妇女，近年发病率有增高趋势。以外阴鳞状细胞癌最常见，其他有恶性黑色素瘤、基底细胞癌、前庭大腺癌等。约 2/3 的外阴癌发生在大阴唇，其余 1/3 发生在小阴唇、阴蒂、会阴、阴道等部位。

镜下见多数外阴鳞癌分化好，有角化珠和细胞间桥。前庭和阴蒂的病灶倾向于分化差或未分化，常有淋巴管和神经周围组织的侵犯，必要时可做电镜或免疫组化染色确定组织学来源。

一、护理评估

（一）健康史

问题探究：导致外阴癌的原因尚不完全清楚，哪些因素可能与外阴癌的发生相关？

1. 与 HPV 感染和吸烟相关　来自外阴上皮内瘤变，倾向于多灶性，多发生于年轻妇女。

2. 与慢性非瘤性皮肤黏膜病变相关　如外阴鳞状上皮增生和硬化性苔藓，倾向于单灶性，多见于老年女性。

（二）身体状况

1. 症状　主要为长时间持续久治不愈的外阴瘙痒和各种不同形态的肿物，如结节状、菜花状、溃疡状。肿物合并感染或较晚期癌可出现疼痛、渗液和出血。肿瘤侵及尿道或直肠时，可出现尿频、尿急、尿痛、血尿、便秘、便血等症状。

2. 体征　癌灶可生长于外阴任何部位，大阴唇最多见。早期局部丘疹、结节或溃疡，晚期见不规则肿块，组织脆而易脱落、溃烂、感染，流出脓性或血性分泌物。若癌灶已转移至腹股沟淋巴，可扪及一侧或双侧腹股沟增大、质硬、固定的淋巴结。

问题探究：外阴癌的转移途径有哪些？

外阴癌以直接浸润、淋巴转移为主，极少发生血行播散。

1. 直接浸润　癌灶逐渐增大，沿皮肤及邻近黏膜直接浸润尿道、阴道、肛门，晚期累及膀胱、直肠等。

2. 淋巴转移　最初至腹股沟浅淋巴结，再至股深淋巴结并经此进入盆腔内髂外、闭孔和髂内淋巴结，最后转移至腹主动脉旁淋巴结和左锁骨下淋巴结。

3. 血行播散　罕见，仅发生于晚期，引起肺、骨转移多见。

问题探究：如何对外阴癌进行临床分期？

根据国际妇产科联盟（FIGO）2009 年提出的临床分期法分期（表 4-1）。

表 4-1 外阴癌分期（FIGO，2009 年）

分期	肿瘤范围
Ⅰ	肿瘤局限于外阴
$Ⅰ_A$	肿瘤最大径线≤2cm，局限于外阴或会阴且间质浸润≤1mm*，无淋巴结转移
$Ⅰ_B$	肿瘤最大径线＞2cm 或局限于外阴或会阴，间质浸润＞1mm，无淋巴结转移
Ⅱ	任何大小的肿瘤侵犯至会阴邻近结构（下 1/3 尿道、下 1/3 阴道、肛门）无淋巴结转移
Ⅲ	任何大小的肿瘤，有或无侵犯至会阴邻近结构（下 1/3 尿道、下 1/3 阴道、肛门），有腹股沟-股淋巴结转移
$Ⅲ_A$	（i）1 个淋巴结转移（≥5mm），或（ii）1～2 个淋巴结转移（＜5mm）
$Ⅲ_B$	（i）≥2 个淋巴结转移（≥5mm），或（ii）≥3 个淋巴结转移（＜5mm）
$Ⅲ_C$	阳性淋巴结伴囊外扩散
Ⅳ	肿瘤侵犯其他区域（上 2/3 尿道，下 2/3 阴道）或远处转移
$Ⅳ_A$	（i）肿瘤侵犯下列任何部位：上尿道和（或）阴道黏膜、膀胱黏膜、直肠黏膜，或固定于骨盆壁；或（ii）腹股沟-股淋巴结出现固定或溃疡形成
$Ⅳ_B$	包括盆腔淋巴结的任何远处转移

注：* 肿瘤浸润深度指从肿瘤临近的最表浅真皮乳头的表皮一间质连接处至浸润最深点的距离。

（三）心理社会状况

外阴局部的症状、分泌物的增加，常使患者烦躁、工作及参与活动能力下降。外阴癌为恶性肿瘤，患者常感到悲哀、恐惧、绝望；外阴部手术致使身体完整性受到影响等原因常使患者出现自尊低下、自我形象紊乱等心理方面的问题。

（四）相关检查

1. 组织学检查　可确诊。对一切外阴赘生物和可疑病灶，均需尽早做活体组织检查。活检时，为避免取材不准而发生误诊，局部皮肤涂抹 1%甲苯胺蓝，待干后用 1%醋酸液擦洗脱色，于蓝染部位做活检或利用阴道镜定位，可提高活检阳性率。

2. 影像学检查　B 型超声、CT、MRI。

3. 其他　膀胱镜检查、直肠镜检等有助于判断是否有局部或远处转移。

（五）处理要点

手术治疗为主，辅以放射治疗与化学药物治疗。

1. 手术治疗　是外阴癌的主要治疗手段，手术的范围取决于临床分期、病变部位、肿瘤细胞的分化程度、浸润深度、患者身体状况及年龄。一般采用外阴根治术及双侧腹股沟深浅淋巴清扫术。

2. 放射治疗　适用于需要缩小癌灶后再行手术的患者、晚期患者或术后局部残留癌灶及复发癌的患者。

3. 化学药物治疗　多用于晚期癌或复发癌的综合治疗。

二、护理诊断

1. 疼痛　与晚期癌肿侵犯神经有关。

2. 有感染的危险　与手术创面大且接近肛门、安置引流管、抵抗力低下有关。

3. 自我形象紊乱　与手术切除外阴导致女性性征缺如有关。

三、护理目标

1. 住院期间患者疼痛程度逐渐减轻。

2. 患者治疗期间未发生感染或感染征象被及时发现。

3. 患者接受身体变化，正确面对自我。

四、护理措施

（一）缓解疼痛

（1）体位：术后患者应取平卧位，双腿外展屈膝，并在腘窝垫一软垫。

（2）积极镇痛：可按医嘱给予镇痛药或者使用自控镇痛泵。

（3）术后2日，遵医嘱可用红外线照射会阴部、腹股沟部，每日2次，每次15～20min，促进切口愈合。

（4）术后第5日，按医嘱给予缓泻药口服，软化大便，预防便秘。

（二）防治感染

1. 手术患者的护理

（1）术前准备

1）除按一般外阴、阴道手术患者准备以外，外阴癌多为老年妇女，术前应协助做好高血压、糖尿病等内科疾病的检查和治疗。

2）鼓励患者摄入营养丰富的饮食。

3）指导患者练习深呼吸、咳嗽、翻身等。

4）根据手术范围做相应的术前准备，需植皮的患者要进行供皮区剃毛，消毒后用无菌治疗巾包裹，并将术后要使用的棉垫、绷带、各种引流管（瓶）进行消毒备用。

（2）术后护理

1）按一般外阴、阴道手术患者术后常规护理。

2）保持引流通畅，观察引流物的颜色、性状、量等。

3）观察切口有无渗血，移植皮瓣的温度、湿度、颜色及有无红、肿、热、痛等感染征象。

4）保持外阴局部干燥、清洁。

5）指导患者合理进食，鼓励活动上半身、上肢，协助下肢及足部的被动运动，预防压疮。

6）遵医嘱使用抗生素和抗贫血药物。

2. 放疗患者的皮肤护理

（1）放疗期间及以后的一段时间内随时观察照射区皮肤颜色、结构及完整性，询问患者有无干燥、瘙痒及疼痛等。

（2）一般在照射后8～10日出现皮肤的反应，如红斑或脱屑，可在观察下继续放疗；若出现水泡或溃疡，则停止照射。

（3）保持局部清洁干燥，遵医嘱涂擦1%甲紫、抗生素软膏等。

（三）心理护理

给患者讲解外阴癌的相关知识，鼓励患者表达自己的不适，针对具体问题给予耐心的解释、帮助和支持；指导患者采取积极的应对方式；给家属讲解疾病的相关知识，得到家属的理解和支持，让患者体会到家庭的温暖；做好患者的术前指导，向患者讲解手术的方式、手术将重建切除的会阴等，使患者对手术充满信心，积极配合治疗。

（四）健康教育

1. 健康知识宣教

（1）对于手术患者讲解手术相关知识，做好术前指导，减轻或消除患者对手术的恐惧和对预后的忧虑。

（2）注意保持外阴部清洁，避免长期使用刺激性强的药液清洗外阴。

（3）若出现外阴瘙痒或发现外阴肿物及白色病变，应及时就医。

（4）告知患者应予外阴根治术后 3 个月返回医院复诊以全面评估其术后恢复情况，以便商讨治疗及随访计划。

▶▶▶ 问题探究：如何对外阴癌放疗患者进行随访指导？

2. 随访指导　外阴癌放疗以后 2 年内复发的患者约占 80%，5 年内约占 90%，故应指导患者具体随访时间，第 1 年：1～6 个月每月 1 次，7～12 个月每 2 月 1 次；第 2 年每 3 个月 1 次；第 3～4 年每半年 1 次；第 5 年及以后每年 1 次。随访内容包括放疗的效果、不良反应及有无肿瘤复发的征象等。

五、护理评价

1. 患者疼痛是否缓解或消失。
2. 患者治疗期间体温是否正常，切口有无红、肿、热等感染征象。
3. 患者是否接受外表的改变。

（张露）

任务四　子宫颈癌患者的护理

案例　张女士，55 岁，已婚，因性生活后出血半年，加重 1 个月就诊。半年前无明显原因出现性生活后出血，开始为白带带血，近 1 个月血量增多，白带增多，呈水样，腥臭味。20 岁结婚，孕$_5$ 产$_4$ 流$_1$，丈夫 5 年前患前列腺癌，手术。

妇科检查：外阴（-），阴道（-），宫颈外口 4 点处有一绿豆大的乳头状物，触血（+），子宫正常大小，活动，双附件（-）。

宫颈刮片细胞学检查：巴氏Ⅴ级，宫颈液基细胞学 TBS 检查报告：鳞状细胞癌。

问题导向

1. 该患者护理评估还有哪些内容？
2. 应如何对该患者进行护理？
3. 该患者能否治愈？该病如何预防和早期发现？

子宫颈癌是妇科最常见的恶性肿瘤，发生在宫颈上皮，高发年龄原位癌在30～35岁，浸润癌在50～55岁。子宫颈癌早期治疗可以治愈，因癌前病变阶段时间较长，近40年来通过宫颈细胞学筛查，使子宫颈癌和癌前病变患者得到早发现、早诊断、早治疗，子宫颈癌的发病率和病死率已有明显下降。

一、护理评估

（一）健康史

问题探究：哪些因素可能引起子宫颈癌？能否预防？

子宫颈癌的病因至今未完全明确，目前认为与以下因素有关。

1. 性行为和分娩次数　过早性生活、性伴侣过多、早育、多产、密产。

2. 病毒感染　高危型HPV感染是主要危险因素。90%以上的子宫颈癌伴有高危型HPV感染。目前已知有16、18、31、33、35、39、45、51、52、56、58亚型属高危型。人类免疫缺陷病毒（HIV）、单纯疱疹病毒（HSV）Ⅱ型及人巨细胞病毒也可能与子宫颈癌发病有着密切关系。

3. 高危男子　与患阴茎癌、前列腺癌或其伴侣曾患子宫颈癌的男子性接触的妇女也容易患子宫颈癌。

（二）组织发生和病理

1. 组织发生和发展　子宫颈癌病变好发部位在子宫颈外口的原始鳞-柱状上皮交界部和生理性鳞-柱状上皮交接部之间形成的移行带区。在移行区形成的过程中，未分化鳞状上皮代谢活跃，在某些物质的刺激下，可发生细胞分化不良、排列紊乱，细胞核异常、有丝分裂增加，形成宫颈上皮内瘤变（CIN），即癌前病变。宫颈上皮内瘤样变分为三级：Ⅰ级即轻度不典型增生，Ⅱ级即中度不典型增生，Ⅲ级即重度不典型增生和宫颈原位癌。随着CIN的继续发展，则形成宫颈浸润癌（图4-1）。

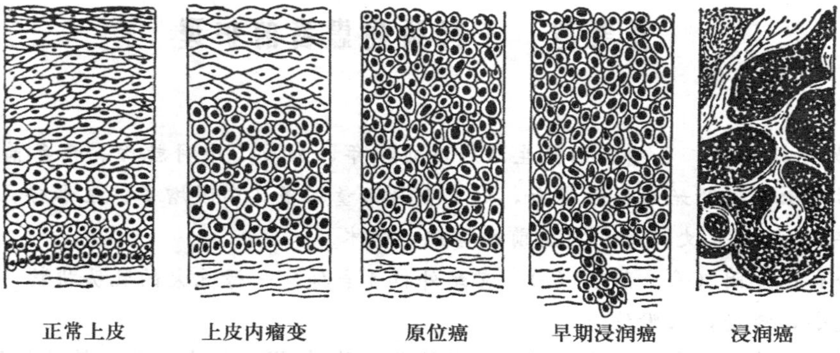

图4-1　宫颈正常上皮、上皮内瘤变及癌

2. 病理类型　子宫颈癌按组织发生学分类时，80%～85%为鳞状上皮癌，15%～20%为腺癌，还有极少数腺鳞癌，腺鳞癌恶性程度高，转移早，预后不好。巨检有外生型、内生型、溃疡型和颈管型 4 种类型（图 4－2）。

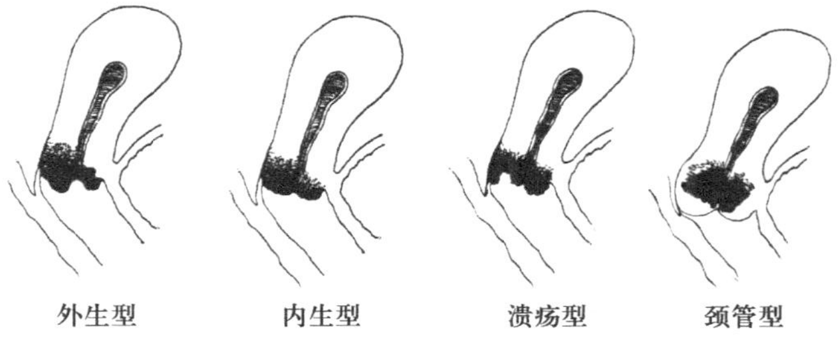

图 4－2　子宫颈癌的巨检类型

子宫颈癌的转移途径主要为直接蔓延和淋巴转移，晚期可经血行转移。

（三）身体状况

1. 症状　早期患者一般无自觉症状，I_B期以后可出现以下症状。

（1）阴道出血：是子宫颈癌最常见的症状。最早表现为性交后或妇科检查后少量阴道流血，称接触性出血，随病情发展，出血量可逐渐增多。晚期病灶较大，侵蚀血管，可致大出血。绝经后患者可表现为不规则阴道流血。

（2）阴道排液：多数患者有阴道排液，早期白色、稀薄如水样或米泔样、有腥臭，量不多。晚期因组织坏死，继发感染，则出现大量米汤样或脓性恶臭白带。

（3）疼痛：为晚期主要症状。因癌肿侵犯盆腔闭孔、腰骶神经或压迫神经，致腰骶部、下腹及下肢疼痛。

（4）继发症状：晚期根据病灶累及范围出现不同症状，可引起尿频、尿急、肛门坠胀、里急后重，甚至出现消瘦、贫血等恶病质症状。

2. 体征　早期子宫颈癌局部无明显病灶，表现为宫颈光滑或轻度糜烂，质地较硬，触之易出血。随着病情发展，根据不同类型，宫颈局部表现不一。外生型病变组织向外生长，可见息肉状、乳头状突起，进而形成菜花状赘生物，表面不规则，触之易出血；内生型可见宫颈肥大、质硬，宫颈管膨大如桶状，宫颈表面光滑或有浅表溃疡。晚期癌组织坏死脱落形成溃疡或空洞，若病灶浸润阴道，致阴道穹窿消失，阴道壁变硬、有赘生物；浸润宫旁，致宫旁组织呈结节状增厚、变硬，甚至形成“冰冻”骨盆。

3. 临床分期　采用 FIGO 的临床分期标准，在治疗前进行分期（表 4－2、图 4－3）。

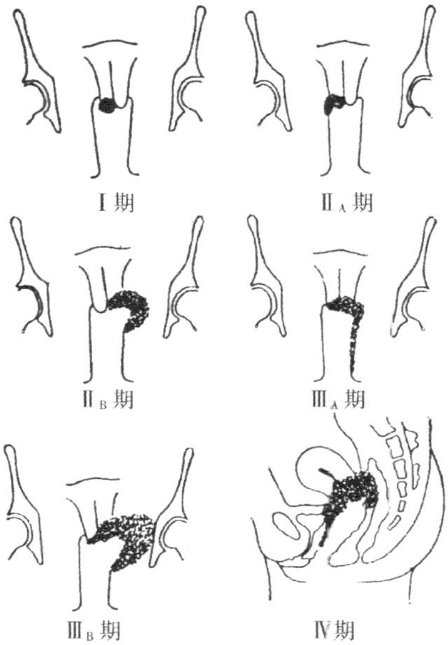

图 4－3　子宫颈癌的临床分期

表 4-2 子宫颈癌的临床分期（FIGO，2009 年）

分期	肿瘤范围
Ⅰ	肿瘤局限在子宫颈（扩展至宫体将被忽略）
$Ⅰ_A$	镜下浸润癌（所有肉眼可见的病灶，包括表浅浸润，均为$Ⅰ_B$期）间质浸润＜5mm，宽度≤7mm
$Ⅰ_{A1}$	间质浸润≤3mm，宽度≤7mm
$Ⅰ_{A2}$	间质浸润＞3mm，且＜5mm，宽度≤7mm
$Ⅰ_B$	临床病灶局限于子宫颈，或镜下病灶＞$Ⅰ_A$
$Ⅰ_{B1}$	临床灶病≤4cm
$Ⅰ_{B2}$	临床灶病＞4cm
Ⅱ	肿瘤超过子宫颈，但未达到骨盆壁或未达阴道下 1/3
$Ⅱ_A$	肿瘤侵犯阴道上 2/3，无明显宫旁浸润
$Ⅱ_{A1}$	临床可见病灶≤4cm
$Ⅱ_{A2}$	临床可见病灶＞4cm
$Ⅱ_B$	有明显宫旁浸润，但未达到盆壁
Ⅲ	肿瘤已扩展到骨盆壁，在进行直肠指诊时，肿瘤和盆壁间无间隙。肿瘤累及阴道下 1/3，由肿瘤引起的肾盂积水或肾无功能的所有病例，除非已知道由其他原因引起
$Ⅲ_A$	肿瘤累及阴道下 1/3，没有扩展到骨盆壁
$Ⅲ_B$	肿瘤扩展到骨盆壁，或引起肾盂积水或肾无功能
Ⅳ	肿瘤超出真骨盆范围，或侵犯膀胱和（或）直肠黏膜
$Ⅳ_A$	肿瘤侵犯邻近的盆腔器官
$Ⅳ_B$	远处转移

（四）心理社会状况

因出现接触性出血、大量阴道排液使患者紧张不安。一旦确诊，患者及家属更加恐惧、悲观、失望，表现出对疾病预后的担忧。

（五）相关检查

▶▶▶ 问题探究：如何早期诊断子宫颈癌？

1. 宫颈刮片细胞学检查　是早期发现癌前病变及子宫颈癌的主要方法，简便易行，用于普查。凡已婚妇女每年或妇科检查时，应常规作宫颈刮片细胞学检查，巴氏分级法将细胞学检查结果分为Ⅰ～Ⅴ级（详见项目二任务三　“宫颈或颈管活体组织检查”），巴氏Ⅱ级按炎症治疗后复查，Ⅲ、Ⅳ、Ⅴ级需进一步做以下检查，以明确诊断。近些年国外普遍采用 TBS 分类系统，该系统较好地结合细胞学、组织病理和临床处理方案，国内也已经推广使用。

2. 宫颈碘试验　正常宫颈阴道部鳞状上皮富含糖原，碘溶液涂染后呈棕色或深褐色，癌症或瘢痕组织由于缺乏糖原而不着色，所以，在碘不着色区取活检可提高诊断率。

3. 阴道镜检查　阴道镜可观察有无异型上皮或早期癌变，宫颈刮片细胞学检查在Ⅲ级或以上，TBS分类为鳞状上皮内瘤变，均应在阴道镜下选择可疑病变部位取活检，可提高阳性率。

4. 宫颈及颈管活体组织检查　是确诊癌前病变和子宫颈癌最可靠的方法。一般在宫颈鳞-柱状上皮交界处3、6、9、12点处，或在碘试验不着色区，或在阴道镜下可疑部位取活检。

5. 子宫颈锥形切除术　宫颈刮片细胞学检查多次阳性，分段诊刮、宫颈活检阴性，或活检为原位癌，但不能排除浸润癌者，可行子宫颈锥形切除术，送病理切片检查。若宫颈组织仅有少量恶性组织，此方法不仅是一种诊断手段，而且是一种治疗措施。

(六) 处理要点

根据临床分期，结合患者年龄、全身情况等确定治疗措施。

1. 癌前病变和原位癌

(1) CINⅠ：60%～85%可自然消失，可随访观察，每6个月1次，若持续存在2年，可采用冷冻或激光治疗。

(2) CINⅡ和CINⅢ：约20%Ⅱ级可发展为原位癌，5%可发展为浸润癌，故所有Ⅱ级和Ⅲ级都需要治疗，较好的方法是宫颈环行电切术，对无生育要求的CINⅢ患者也可行全子宫切除术。

2. 浸润癌

(1) 手术治疗：$Ⅰ_A$期患者可采用全子宫切除术，$Ⅰ_B$期和$Ⅱ_A$期患者采用根治性子宫全切术及盆腔淋巴结切除术。年轻患者卵巢正常可保留。

(2) 放射治疗：$Ⅱ_B$期及以上患者不能手术，必须采用放射治疗。鳞癌对放疗很敏感，放疗可用于任何期别，包括早期患者不适合手术者。放射治疗包括腔内照射及体外照射。

(3) 化疗：主要用于晚期和复发转移的患者。

二、护理诊断/护理问题

1. 有感染的危险　与肿瘤破溃、手术创伤、放疗导致机体抵抗力低下有关。
2. 恐惧　与疾病带来的心理应激及担心手术危险和预后有关。
3. 排尿障碍　与手术治疗致膀胱张力下降有关。

三、护理目标

1. 患者不发生感染或感染征象被及时发现并得到控制。
2. 患者焦虑与恐惧程度减轻，情绪稳定，积极配合治疗。
3. 患者排尿功能恢复良好。

四、护理措施

(一) 防治感染

1. 观察患者体温、阴道流血和阴道排液的量、颜色、性状及气味，手术切口有无红肿热痛，及时发现感染征象。

2. 术后每日擦洗外阴1～2次，便后擦洗，保持外阴清洁。指导患者使用消毒会阴垫，并勤换。术后3日更换腹部敷料。

3. 嘱患者注意休息，给高蛋白、高维生素、高铁、易消化饮食。纠正营养不良及贫血，增强患者机体抵抗力。

4. 遵医嘱监测血象并给予抗生素防治感染。

（二）心理护理

告知患者子宫颈癌早期治疗是可以治愈的，根治性手术治疗及子宫颈癌放疗效果均较好，并举出成功的病例，给予患者心理支持，保持良好心态，接受治疗方案，积极配合治疗。对根治性手术后患者，护士要耐心倾听并解答患者的提问，使患者能够接受现实，并逐步适应改变的身体形象，积极配合治疗及护理。

（三）恢复膀胱功能

1. 子宫根治术术后留置导尿1～2周。

2. 拔尿管前3天，开始夹闭导尿管，每隔2～3h定时放尿1次，促进膀胱功能的恢复。

3. 尿管拔出后嘱患者每1～2h排尿1次，并注意观察患者第1次排尿情况，记录尿量。

4. 第1次排尿后需做残余尿量检查，若残余尿量均在100ml以下，则不需再留置尿管；若残余尿量超过100ml，必须重新留置尿管3～5天，再拔尿管。为防止患者重新插入导尿管，护士要让患者多饮水，同时使用诱导方法鼓励患者自行排尿。

（四）手术患者的护理

见本项目任务一、二。

（五）子宫颈癌放射治疗患者的护理

1. 腔内照射

（1）放置药物前：护士要告知患者治疗需在麻醉下进行，由放射医生经阴道将给药器放入宫腔，经X射线证实位置正确后，再将药物放入给药器，保留1～3天。

（2）放置药物后：①注意防止药物脱出：患者应仰卧位卧床休息，经常做深呼吸和腿部运动，限制床上活动。给予保留导尿，嘱患者进低渣饮食，减少排便。②在护理腔内照射患者时，护士要注意自我保护，尽量减少床边操作时间。③患者家属应尽量缩短探视时间，孕妇、准备怀孕的妇女和未满18岁少年不可探视和护理患者。

（3）腔内照射结束后：①应注意观察患者有无阴道流血、排液恶臭、肠道出血、腹痛、腹胀、血尿等症状，若发现及时向医生汇报，给予相应处理。②大剂量放射治疗可引起阴道萎缩，治疗时、治疗后采取阴道填充，可减少阴道狭窄的发生，护士应教会患者用阴道器进行阴道扩张，直至恢复性生活。

2. 体外照射

（1）告知患者不能擦洗放射标记部位，不能晒太阳。

（2）观察患者有无食欲减退、厌食、尿频、尿急、便秘等症状。观察患者外阴部皮肤有无破损，发现情况及时向医生汇报，遵医嘱给予相应处理。

（六）健康教育

1. 加强防癌知识宣传

（1）提倡晚婚、晚育、少生、优生，开展性卫生知识教育，增强自我保健意识。

（2）广泛开展防癌普查普治工作，告知妇女早期子宫颈癌症状，对已婚妇女每年进行一次妇科病普查，常规做宫颈刮片检查，对到妇科门诊就诊的已婚妇女应常规做宫颈刮片检查。对有宫颈可疑病灶者做宫颈活体组织检查，必要时作子宫颈锥形切除术，做到早发现、早诊断、早治疗。若早期子宫颈癌得到有效治疗，预后较好。

2. 出院指导　患者出院前护理人员应向患者及家属讲解定期随访的重要性，要求患者治疗后第 1 年内每 2～3 个月 1 次；第 2 年每 3～6 个月 1 次；第 3～5 年 6 个月 1 次；第 6 年开始每年 1 次。有症状者随时复查。随访时除进行全面体检外，应定期行胸部 X 射线透视和血常规检查。鼓励患者康复以后应积极参加活动，实现家庭、社会角色功能。

五、护理评价

1. 患者是否有感染发生。
2. 患者情绪是否稳定，是否积极配合治疗和护理。
3. 术后患者是否按时恢复排尿功能。

（包小兰）

任务五　子宫肌瘤患者的护理

案例　李女士，48 岁，因月经量增多半年就诊。近半年经量增多，经期延长，周期正常，不伴痛经。以往健康，月经规律，量中等，无痛经。孕$_2$产$_1$流$_1$。

妇科检查：外阴（-）阴道（-），宫颈光滑，子宫前位，增大如孕 8 周大，质地硬，表面有结节感，活动好，无压痛。双侧附件（-）。

B 型超声：子宫前壁和侧壁探及多个低回声暗区，最大约 3.8cm×4cm。双附件未探及异常。印象：子宫肌瘤。

问题导向

1. 该患者的处理原则是什么？
2. 应如何对该患者进行护理？
3. 从哪些方面对其进行健康指导？

子宫肌瘤是女性生殖器官最常见的良性肿瘤。主要由子宫平滑肌组织增生而形成，其间有少量纤维结缔组织。好发于 30～50 岁妇女，以 40～50 岁最多见，根据尸检和健康查体资料，30 岁以上妇女约 20%有子宫肌瘤，所以，也是人体中最常见的良性肿瘤。因多数患者无明显症状未被发现，故临床报道其发病率远较实际发病率低。

一、护理评估

▶▶▶ 问题探究：子宫肌瘤的发生与什么因素有关？

（一）健康史

其确切病因目前尚不明确。研究表明，子宫肌瘤细胞中雌、孕激素受体及雌二醇含量均较正常子宫肌组织高。由于子宫肌瘤好发于生育年龄的妇女，妊娠期肌瘤可增大，分娩后逐渐缩小，而绝经后肌瘤停止生长，甚至萎缩，故认为肌瘤的生长可能是雌、孕激素和局部生长因子相互作用的结果。肌瘤组织局部对雌激素的高敏感性，是肌瘤发生的重要因素之一。此外，孕激素有刺激肌瘤生长的作用。

（二）类型和变性

子宫肌瘤绝大多数生长在子宫体部（约92%），仅少数在子宫颈部（约8%）。肌瘤原发于子宫肌层，以后根据肌瘤生长方向及其与子宫壁的关系分为三类，即肌壁间肌瘤（60%～70%）、浆膜下肌瘤（20%～30%）、黏膜下肌瘤（10%～15%）（图4-4）。大部分子宫肌瘤呈多发性，少有单个存在。肌瘤多为实质性球形结节，表面光滑、质硬，切面呈灰白色漩涡状组织，由于肌瘤生长，使周围纤维组织和结缔组织受到挤压，形成假包膜。若子宫肌瘤失去原有的典型组织结构特点称为肌瘤变性，良性变有：玻璃样变、囊性变、红色样变和钙化。恶性变即肌瘤肉瘤变，发生率约为0.5%。

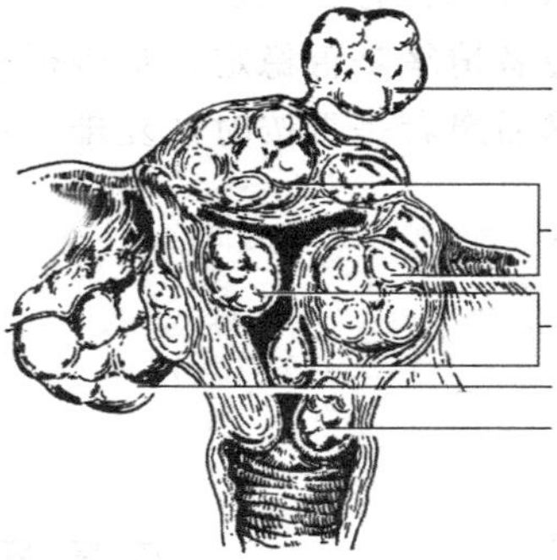

图4-4 各型子宫肌瘤

（三）身体状况

1. 症状 临床大多无明显症状，其症状的出现主要与肌瘤生长的部位、生长速度及肌瘤变性有关，尤其是与生长部位关系密切。

（1）月经改变：为最常见症状。主要表现为经量增多、经期延长。与子宫内膜面积增大、子宫内膜增生过长、子宫收缩不良有关。多见于黏膜下肌瘤及较大的肌壁间肌瘤，黏膜下肌瘤出现月经改变较早，并且多为不规则阴道流血，较小的肌壁间肌瘤和浆膜下肌瘤常无明显月经改变。

（2）腹部包块：多见于浆膜下肌瘤及较大肌壁间肌瘤。当肌瘤增大超出盆腔时，患者可在下腹部扪及质地较硬的包块。

（3）疼痛：子宫肌瘤一般无疼痛，若浆膜下肌瘤蒂扭转时，呈急性腹痛；肌瘤红色样变性时，表现为急性剧烈腹痛伴发热，常发生在妊娠期和产褥期；黏膜下肌瘤刺激宫缩时，表现为下腹坠痛伴腰骶部酸痛；肌瘤较大压迫盆腔组织，引起下腹坠胀。

（4）白带增多：因肌瘤使宫腔面积增大，内膜腺体分泌增多而致。如黏膜下肌瘤脱入阴道，其表面易感染，可出现脓性或脓血性分泌物。

（5）压迫症状：因肌瘤生长部位不同，压迫周围组织，可出现尿频、尿潴留、便秘等相应的压迫症状。

(6) 其他：因肌瘤压迫输卵管或宫腔变形不利于受精卵着床，可导致不孕或流产。长期经量增多，经期延长，可致继发性贫血。

2. 体征　妇科检查子宫增大、变硬，根据肌瘤生长部位不同，可呈不规则或均匀增大，表面可触及单个或多个结节状突起。若肌瘤脱出于宫颈口，可见红色、表面光滑的实质性肿块，伴感染者则表面有渗出物或溃疡形成。肌瘤较大者，可在下腹部正中扪及肿块。

(四) 心理社会状况

大部分肌瘤患者无明显临床症状，部分患者虽已明确诊断，但因对疾病不够重视，不按时随访。而有的患者因阴道流血多，担心肌瘤恶变或害怕手术而焦虑不安。

(五) 相关检查

由于B型超声的广泛应用，大大提高了子宫肌瘤的临床诊断率。此外，还可以借助于宫腔镜、腹腔镜、子宫输卵管碘油造影等检查方法协助诊断。

(六) 处理要点

问题探究：子宫肌瘤的处理原则与其他肿瘤比较有何不同？

根据患者的年龄、生育要求、肌瘤大小、部位、生长速度、临床表现等综合分析，拟订治疗方案。

1. 随访观察　适用于肌瘤小、无明显症状者，尤其是近绝经期患者。应每3～6个月定期进行随访观察一次，做妇科检查和B超，了解有无症状改变、子宫大小和生长速度。随访期间如子宫肌瘤增大迅速或临床症状明显时，应考虑手术治疗。

2. 药物治疗　目前尚无治愈子宫肌瘤的药物，只能使肌瘤缩小或减少经量。适用于子宫小于妊娠10周、经量增多者。

(1) 促性腺激素释放激素类药物 (GnRH-α)：可抑制垂体、卵巢功能，降低雌激素水平。应用指征：①缩小肌瘤以利于妊娠；②术前应用缩小肌瘤，降低手术难度；③术前治疗控制症状、纠正贫血；④近绝经期患者，提前过渡到自然绝经，避免手术。常用药物有亮丙瑞林3.75mg，每4周皮下注射1次，连用3～6个月。应避免长期应用，以免引起骨质疏松。

(2) 抗孕激素药物：与孕激素竞争受体，拮抗孕激素作用，使肌瘤缩小，减轻症状。米非司酮12.5mg口服，每日1次，连服3个月。用药期间无月经来潮。

(3) 雄激素：可对抗雌激素，使子宫内膜萎缩、子宫平滑肌收缩，减少经量。适用于近绝经期患者，常用：甲睾酮5mg舌下含服，每日2次，连用20天为1疗程；丙酸睾酮，月经来潮时25mg肌内注射，每日1次，共3次。雄激素每月总量不超过300mg，以免引起男性化。

3. 手术治疗　适用于子宫大于妊娠10周大小，肌瘤生长迅速，症状明显，保守治疗效果不佳的患者。根据患者年龄、是否需要生育选择手术方式。手术途径可经腹、经阴道、或腹腔镜及宫腔镜下手术。

(1) 肌瘤切除术：适用于35岁以下、希望保留生育功能的患者。黏膜下肌瘤脱出宫颈者，可经阴道切除，方法简单；未脱出宫颈者，可在宫腔镜下手术。浆膜下或肌壁间肌瘤可经腹部或腹腔镜下手术。

（2）子宫切除术：适用于不需保留生育功能或疑有恶变的患者。可行子宫全切术或子宫次全切除术，对50岁以下的妇女，应尽量保留卵巢。多采用经腹手术，也可采用经阴道或腹腔镜下手术。

4. 对症治疗　继发贫血的患者纠正贫血，流血时间较长的患者，使用抗生素预防感染。

二、护理诊断/护理问题

1. 焦虑　与担心肌瘤恶变或害怕手术有关。

2. 贫血　与经量增多、经期延长有关。

三、护理目标

1. 患者焦虑减轻，理解治疗处理方案。

2. 贫血得到纠正。

四、护理措施

（一）心理护理和知识宣教

1. 告知患者子宫肌瘤为良性肿瘤，发病率极高，极少发生癌变，绝经后可逐渐萎缩，所以很多人并不知道自己得过肌瘤，预后好。

2. 让患者了解子宫肌瘤治疗的原则和方法，使患者解除担忧，积极配合治疗。

3. 告知肌瘤小、无明显症状及近绝经期患者，随访观察的时间和内容，了解肌瘤生长速度。药物治疗的患者，注意用药时间和反应。

4. 对需要手术的患者，耐心解释手术指征，以取得患者理解和配合。对于行子宫肌瘤切除术的患者，术后应避孕2年以上才能考虑妊娠。对需切除子宫的患者，应告诉患者子宫切除术后月经不再来潮，将丧失生育功能，但不会引起早衰。

（二）防治贫血

1. 了解患者经量和经期情况及全身症状，观察患者的面色和皮肤颜色，以便及早发现贫血。

2. 指导患者多进食高蛋白和富含铁的食物。

3. 遵医嘱化验血常规，使用药物治疗减少经量，必要时应用抗贫血药。

4. 经保守治疗效果不好需要手术的患者，遵医嘱做好手术准备。

（三）手术患者的护理

同本项目任务一、任务二。

（四）健康教育

子宫肌瘤发病率高，绝大多数人无症状，是通过查体得知的，患者绝经后肌瘤会逐渐萎缩，因此，多数人不需要特殊处理，但要定时随访观察。患者既不必有太大的心理压力，也不应放任自流。

五、护理评价

1. 患者能否正确认识疾病，配合治疗。
2. 患者经量增多和贫血是否得到控制。

（包小兰）

任务六 子宫内膜癌患者的护理

案例 李女士，55岁，因绝经2年、阴道流血1个月就诊。患者2年前绝经，1个月前无明显诱因出现阴道流血，量少，时有时无，白带增多，有时带血。不伴有其他不适。有高血压、糖尿病史5年。孕$_1$产$_1$存$_1$。

查体：血压150/100mmHg，肥胖体形。

妇科检查：外阴（-），阴道（-），宫颈光滑，宫体增大如孕40天，稍软，无压痛，双附件未触及异常。

B超显示：子宫9cm×6cm×5cm，宫腔内见实质不均回声区，形态不规则，宫腔线中断。

分段诊刮：刮出豆渣样物，病理结果：内膜样腺癌。

问题导向

1. 子宫内膜癌患者多有哪些健康史？
2. 该患者还有哪些护理评估内容？
3. 如何对患者进行护理和健康指导？

子宫内膜癌是发生于子宫体内膜的恶性肿瘤，故又称宫体癌，是女性生殖器官3大恶性肿瘤之一，发病率居女性生殖器恶性肿瘤的第2位（20%～30%）。近年其发病率在世界范围内有上升趋势，有些地区已接近甚至超过子宫颈癌。其多发于50～60岁，子宫内膜癌病理类型绝大多数为内膜样腺癌（占80%～90%）、腺癌伴鳞状上皮分化，其余有浆液性腺癌、透明细胞癌等。主要以直接蔓延、淋巴转移为主，晚期可经血行转移（图4-5）。其特点为生长缓慢，转移较晚，故预后良好。

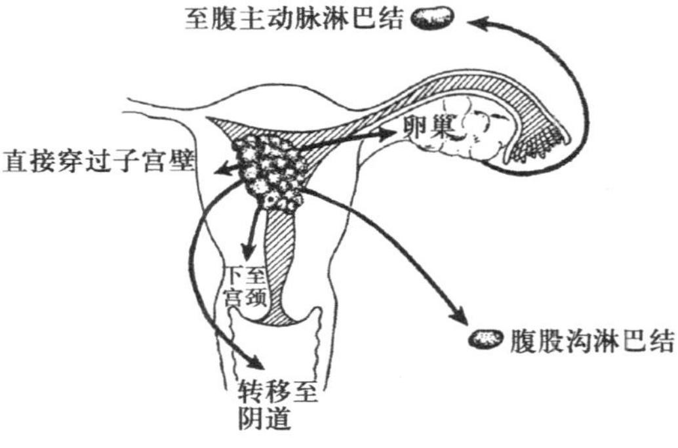

图4-5 子宫膜癌及转移途径

一、护理评估

▶▶▶ 问题探究：哪些因素与子宫内膜癌的发生有关？

（一）健康史

本病确切病因不十分清楚，目前认为可能有两种发病类型。

1. 雌激素依赖型　此类型的发生与长期受雌激素的影响、而无孕激素拮抗有关，子宫内膜可发生不同程度增生，最后癌变。临床上常见于内源性雌激素增高的疾病，如无排卵性功能失调性子宫出血、多囊卵巢综合征、分泌雌激素的卵巢肿瘤，长期服用雌激素而不用孕激素的绝经后妇女等。患者相对年轻，常伴有肥胖、高血压、糖尿病、不孕或不育及绝经延迟。约20%患者有家族史。这种类型占子宫内膜癌的大多数，均为子宫内膜腺癌，肿瘤分化较好，雌孕激素受体阳性率高，预后好。

2. 非雌激素依赖型　发病与雌激素无明显关系。多见于年老体瘦妇女。病理类型均为少见的浆液性腺癌、腺鳞癌、透明细胞癌等，肿瘤分化差，恶性程度高，雌孕激素受体多呈阴性，预后不良。

（二）身体状况

1. 症状　早期无明显症状，一旦出现主要表现如下。

（1）阴道流血：绝经后不规则阴道流血为其典型的症状，出血量一般不多，为持续性或间歇性。尚未绝经者可表现为经量增多、经期延长或月经紊乱，其表现与围绝经期功能失调性子宫出血相似。

（2）阴道排液：早期有水样、浆液样或浆液血性阴道排液，晚期则呈脓性或脓血性伴恶臭。

（3）疼痛和全身症状：晚期癌肿扩散压迫或浸润周围神经，可引起下腹、腰骶部疼痛，若宫腔积脓时，可致下腹胀痛或痉挛性疼痛。晚期患者还出现贫血、消瘦、恶病质、发热及全身衰竭等。

2. 体征　早期无明显异常，绝经后妇女子宫不萎缩或饱满应警惕此病。随病情发展，子宫增大、变软，晚期偶见癌组织自宫口脱出，质脆、易出血，病灶向周围浸润致子宫固定或在宫旁可触及结节、肿块。

（三）心理社会状况

患者主要是围绝经期和绝经后妇女，有时容易误认为是月经失调不易引起重视，而延误诊断治疗。多数患者因出现绝经后出血而紧张和害怕，积极寻求诊断和治疗方法。

（四）相关检查

1. B型超声检查　可了解子宫大小、宫腔形状、宫腔内有无赘生物、内膜厚度、宫腔线变化、肌层有无浸润及深度，为临床诊断和处理提供参考。

2. 分段诊断性刮宫　是最常用、最有价值的诊断方法。分别刮取宫颈管及宫腔内膜，分瓶标记，送病理检查，以区别子宫内膜癌和子宫颈管腺癌，也可明确子宫内膜癌是否累及宫颈管，为制订治疗方案提供依据。

3. 宫腔镜检查　能直接观察宫腔和颈管有无癌灶存在、癌灶大小、生长部位、形态，并可取活组织送病理检查，可以提高诊断率。

4. 其他　MRI、CT、淋巴结造影、血清 CA_{125} 检测可协助诊断。

（五）处理要点

主要治疗方法为手术、放疗、药物治疗，可单用或综合应用。

1. 手术治疗　为首选的治疗方法，尤其是早期患者。Ⅰ期行筋膜外子宫全切术及双附件切除术。Ⅱ期行广泛性子宫切除术加盆腔和腹主动脉旁淋巴结切除术。Ⅲ期、Ⅳ期同卵巢肿瘤，可行减瘤术，可术前放疗或术后放疗及药物治疗。

2. 放射治疗　腺癌虽然对放疗不如鳞癌敏感，仍有一定效果，是治疗子宫内膜癌的有效方法之一，分腔内照射和体外照射两种。单纯放射治疗仅适用于晚期不宜手术或全身情况不能耐受手术者。术后放疗是子宫内膜癌最主要的术后辅助治疗，可明显降低局部复发，提高生存率。

3. 激素治疗

（1）孕激素：可直接作用于癌细胞，抑制癌细胞的生长。用于孕激素受体阳性的患者，以及晚期癌、复发癌不能耐受手术或年轻、早期、要求保留生育功能的患者。孕激素治疗用量较大，可采用甲羟孕酮200～400mg/d或己酸孕酮500mg每周2次。孕激素以高效、大剂量、长期应用为宜，至少用12周，方能评价治疗效果。副反应较轻，但可引起水钠潴留、药物性肝炎等，停药后可恢复。

（2）抗雌激素制剂：他莫西芬为非甾体类抗雌激素药物，能促使孕激素受体水平升高，其适应证与孕激素治疗相同，临床与孕激素同时应用可提高疗效。常用剂量10～20mg，口服，每日2次，长期或分疗程应用。可有潮热、畏寒、急躁等类似于围绝经期综合征的表现，骨髓抑制表现为白细胞、血小板减少，其他副反应有头晕、恶心、呕吐、不规则阴道流血、闭经等。

4. 化疗　晚期不能手术或复发癌，可考虑行化疗，常用药物有顺铂、阿霉素、氟尿嘧啶、紫杉醇等。化疗药物可单一应用或联合应用，也可与孕激素合用，化疗方法同卵巢癌。

二、护理诊断/护理问题

1. 舒适的改变　与阴道流血、癌组织破溃、或压迫神经引起有关。
2. 营养失调：低于机体需要量　与手术、放化疗使机体消耗有关。
3. 恐惧　与疾病带来的心理应激及担心手术等治疗危险有关。

三、护理目标

1. 患者疼痛、不适程度降到最低。
2. 患者营养状况得到改善。
3. 患者了解疾病的预后和治疗效果，恐惧感减轻能配合治疗。

四、护理措施

（一）加强外阴护理，减轻不适感

1. 观察、询问患者阴道排液、流血及疼痛情况，了解排液与流血的量、颜色、性状及气味。

2. 阴道排液多时，嘱患者可采取半卧位，勤换会阴垫，保持外阴清洁干燥。

3. 每日外阴擦洗 2 次，便后擦洗，使用消毒会阴垫，以保持外阴清洁。

4. 必要时遵医嘱使用抗生素，晚期疼痛患者遵医嘱使用镇痛剂，并观察疗效。

（二）加强营养

1. 观察患者的面色、体重、营养状况。

2. 指导患者合理膳食，加强营养，进食高营养、可口、易消化食物。

3. 必要时遵医嘱静脉补充营养，纠正营养失调状况，提高机体耐受能力，使患者能够较好接受治疗。

（三）心理护理

1. 告诉患者雌激素依赖型子宫内膜癌占大多数，肿瘤分化好，转移较晚，雌孕激素受体阳性率高，对孕激素治疗有效率高，手术和治疗效果较好，是预后较好的肿瘤，以增强战胜疾病的信心。

2. 针对老年患者的心理特点，护士应多与患者及家属沟通，尤其是在做各种检查前应耐心解释，使其得到更多的心理支持，消除内心恐惧。

（四）放疗护理

参照任务四　子宫颈癌患者的护理。

（五）健康指导

1. 对有肥胖、高血压、糖尿病、不孕、不育、绝经延迟等高危因素的患者应积极治疗，定期监护和随访。围绝经期妇女和绝经后妇女，长期使用雌激素替代疗法应同时使用孕激素保护子宫内膜，并定时随访观察。

2. 如有不规则阴道流血或绝经后不规则阴道流血应及早就诊，首先排除子宫内膜癌。

3. 对采用孕激素治疗的患者，应强调严格用药的重要性，告诉患者用药的剂量、时间、疗效。对使用大剂量孕激素治疗的患者注意复查肝功能，对使用他莫西芬治疗的患者应定时复查血象，了解白细胞、血小板计数，有异常应及时报告医生进行对症处理。

4. 交代患者定期随访，及时发现有无复发。随访时间：术后 1 个月复查，以后每 3～6 个月复查 1 次，2 年后每 6 个月至 1 年复查 1 次，共 5 年。随访内容：①妇科三合诊检查；②阴道细胞学涂片检查；③X 射线胸片检查；④根据情况作 CA_{125}、CT、MRI 等检查。

五、护理评价

1. 患者不舒适感是否减轻。

2. 患者营养状况是否得到改善。

3. 患者是否有较好的心态，积极配合治疗。

4. 患者是否了解子宫内膜癌防治的有关知识。

（包小兰）

任务七　卵巢肿瘤患者的护理

案例 张女士，25岁，查体时发现左侧附件包块1周就诊。患者1周前查体发现左侧附件区包块，无不适感，月经正常。以往健康，月经规律，无痛经。结婚半年，无孕产史。

妇科检查：外阴（-），阴道（-），宫颈：光滑，子宫前位，正常大小，质地中等，左侧附件区触及手拳大的囊性肿块，活动，无压痛，右侧附件区未发现异常。

B型超声：左侧附件区探及8cm×7cm的囊性占位，内回声均匀，囊壁光滑。右侧附件区未探及异常。印象：卵巢囊肿。

问题导向

1. 卵巢肿瘤有哪些特点？
2. 该患者可能会发生什么并发症？
3. 该病的治疗原则和护理措施有哪些？

卵巢肿瘤是女性生殖器官常见肿瘤，可发生在任何年龄，但多见于生育期的妇女。在全身各脏器中卵巢肿瘤种类最多，且有良性、交界性、恶性之分，其中良性肿瘤约90%，2/3良性肿瘤发生在20～44岁，2/3恶性肿瘤发生在40～65岁，青春期、幼女常为恶性，绝经后多为恶性。恶性肿瘤在妇科恶性肿瘤中发病率占第四位，但由于卵巢位于盆腔深部，不易早期发现，所以，病死率在妇科肿瘤中最高。

恶性卵巢肿瘤的转移途径主要以直接蔓延、腹腔种植、淋巴转移为主，血行转移少见。

一、护理评估

（一）健康史

其病因至今未明。目前认为，不孕、月经早发、绝经延迟可增加卵巢癌的危险性，而怀孕、哺乳可减少卵巢癌的危险。有5%～7%的卵巢癌患者与遗传因素有关。

（二）分类及常见肿瘤特点

卵巢肿瘤的临床分类方法很多，按照肿瘤的性质可分为良性、恶性和交界性；按照肿瘤的质地可分为囊性和实性；按照发生的部位可分为单侧和双侧；按照是否分泌性激素可分为功能性和非功能性；按照原发部位可分为原发性和转移性。最常用也最实用的是病理学分类。

1. 病理学分类（表4-3）

表 4-3　卵巢肿瘤病理分类

组织来源	病理类型
体腔上皮肿瘤（良性、交界性、恶性）	浆液性肿瘤、黏液性肿瘤、子宫内膜样肿瘤、透明细胞瘤、纤维上皮瘤、混合性上皮瘤、未分化瘤
生殖细胞肿瘤	无性细胞瘤、内胚窦瘤、胚胎瘤、多胚瘤、绒毛膜癌、畸胎瘤（成熟型、未成熟型、单胚性和高度特异性）、混合型
性索间质肿瘤	颗粒细胞-间质细胞肿瘤（颗粒细胞瘤、卵泡膜细胞瘤-纤维瘤）、支持细胞-间质细胞肿瘤（睾丸母细胞瘤）、两性母细胞瘤
转移性肿瘤	库肯勃瘤等
瘤样病变	滤泡囊肿、黄体囊肿、黄素囊肿、多囊卵巢、巧克力囊肿等

2. 常见肿瘤特点

（1）浆液性囊腺瘤：是较为常见的卵巢良性肿瘤，占卵巢良性肿瘤的25%，发病年龄多为30～40岁。肿瘤多为单侧、单房，大小不一，表面光滑，囊内有淡黄色清澈液体（彩图4-1）。恶变率为35%～50%，其恶变后形成浆液性囊腺癌。

（2）浆液性囊腺癌 ：是最常见的卵巢恶性肿瘤，占卵巢恶性肿瘤的40%～50%。肿瘤多为双侧，呈灰白色，表面光滑，囊实性，囊内有乳头生长，囊内液呈浆液血性。5年存活率仅为20%～30%（彩图4-2）。

（3）黏液性囊腺瘤：占卵巢良性肿瘤的20%，发病年龄为30～50岁。肿瘤多为单侧、多房，表现光滑，灰白色，囊壁较厚，囊内充满胶冻状黏液。如囊壁破裂，可发生腹膜种植。恶变率为5%～10%（彩图4-3）。

（4）黏液性囊腺癌：占卵巢恶性肿瘤的10%，肿瘤多为单侧，呈灰白色，囊实性，表面光滑，囊壁可见乳头，囊内液混浊或血性。愈后较浆液性囊腺癌好，5年存活率为40%～50%。

（5）畸胎瘤：发病率仅次于浆液性肿瘤及黏液性肿瘤。成熟畸胎瘤，又称皮样囊肿，属良性肿瘤，好发于生育年龄。多为单侧、单房，中等大小，圆形或卵圆形，表面光滑，腔内充满大量油脂、毛发，有时可见牙齿和骨质（图4-6）。由于瘤体轻重不均，易发生蒂扭转。恶变率为2%～4%，易发生于绝经后妇女。未成熟畸胎瘤为恶性肿瘤，由分化程度不同的未成熟胚胎性组织构成，好发于20岁以下的年轻女性，多为单侧实性，肿瘤表面呈结节状，切面呈灰白色，似豆腐或脑组织样，质软而脆。5年存活率为15%～30%。

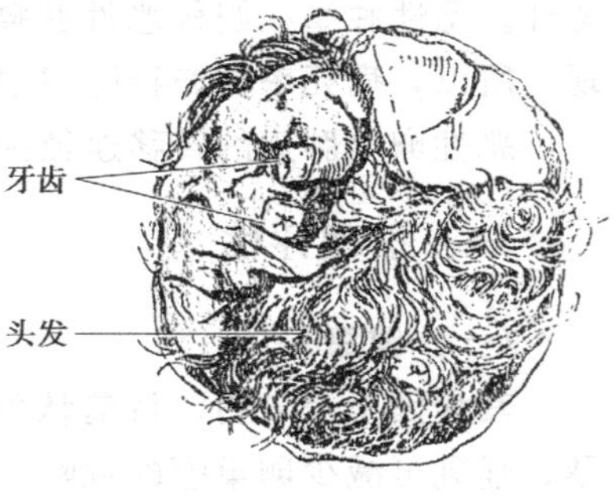

图4-6　成熟畸胎瘤

（6）无性细胞瘤：属恶性肿瘤，好发于青春期和青年女性，50岁以上极少。肿瘤表面光滑或呈分叶状，实性，切面呈灰白色，对放疗高度敏感。单纯型低度恶性，5年存活率可达90%。混合型预后差，极少超过5年。

（7）颗粒细胞瘤：低度恶性。多为单侧，分叶状，表面光滑。肿瘤可分泌雌激素，在青春期前可致性早熟；生育年龄妇女可致月经紊乱或继发性闭经，常合并子宫内膜增生过长；绝经后妇女常以子宫异常出血为首发症状，甚至可并发子宫内膜癌。

(8) 卵泡膜细胞瘤：基本上属良性，但有2%～5%为恶性。多发生于绝经后，单侧，中等大小，质硬。可分泌更多的雌激素。

(9) 卵巢转移性肿瘤：约占卵巢恶性肿瘤的1/5，常见的原发部位是胃肠道、乳腺及生殖道。因系晚期肿瘤，故预后不良。库肯勃瘤是一种特殊性的卵巢转移性腺癌，原发部位在胃肠道，肿瘤为双侧性，中等大，多保持卵巢原状或肾型。镜下见典型印戒细胞，能产生黏液。(彩图4-4。)

(10) 卵巢瘤样病变：即非赘生性肿瘤，为生育年龄妇女卵巢肿大的常见原因。常见的有①滤泡囊肿：系成熟卵泡不排卵或闭锁卵泡持续存在，使卵泡液潴留而致，单侧，单房，直径<4cm，壁薄，多于2个月内自行消失。②黄体囊肿：在月经黄体或妊娠黄体基础上，因黄体持续存在而形成，较少见，单房，直径可达4～6cm，一般无症状，非孕妇女多于2个月内自行消失，孕妇至孕晚期渐小。偶见囊肿破裂，与宫外孕极相似。③黄素囊肿：见于滋养细胞疾病，双侧囊性增大，壁薄光滑，可达20cm以上，治愈后2～4个月可自行消失。④多囊卵巢：为月经失调，LH/FSH>3，表现为月经稀发、闭经、不孕、多毛、肥胖，双侧卵巢增大；⑤卵巢子宫内膜异位症：80%侵犯卵巢，也称巧克力囊肿，约50%累及双侧卵巢，囊肿多在6cm以下，但最大可达25cm。表现为继发性痛经，进行性加重，约20%的人无症状。

（三）身体状况

卵巢良恶性肿瘤早期均无症状，可因妇科检查被发现。

1. 良性肿瘤

(1) 症状：多数人无症状，通过查体发现。当肿瘤增大到一定程度时，可出现相应压迫症状，如尿频、腹胀、便秘等。

(2) 体征：妇科检查一侧或双侧附件扪及囊性或实性包块，表面光滑，活动，边界清楚，无粘连。当肿瘤增大超出盆腔时，患者可扪及腹部包块。

2. 恶性肿瘤

(1) 症状：一旦出现症状多为晚期。由于肿瘤生长迅速，短期内可出现腹胀、腹痛、腹水等。肿瘤浸润周围组织或压迫神经，可引起腹痛、腰痛、下肢疼痛；若为功能性肿瘤，则产生相应雌激素或雄激素过多症状。晚期患者出现发热、明显消瘦、严重贫血等恶病质征象。

(2) 体征：妇科检查肿瘤多为双侧，实性或囊实性，表面凹凸不平，活动差；子宫直肠陷凹处触及散在硬性结节。

卵巢良性肿瘤与恶性肿瘤的区别见表4-4。

表4-4 卵巢良性肿瘤与恶性肿瘤的区别

鉴别内容	良性肿瘤	恶性肿瘤
病史	病程长，肿瘤生长缓慢	病程短，肿瘤生长迅速
体征	多单侧，活动，囊性，表面光滑，一般无腹水	多双侧，固定，实性或囊实性，表面结节状不平，常伴腹水且多血性
一般情况	良好	逐渐出现恶病质
B型超声	液性暗区，可有间隔光带，边缘清晰	液性暗区内有杂乱光团、光点，肿块界限不清。

3. 并发症　卵巢肿瘤可发生以下并发症，患者常以并发症就诊。

（1）蒂扭转：为卵巢肿瘤最常见的并发症，也是妇科常见的急腹症。在体位突然改变时发生，好发于中等大小、重心偏于一侧的肿瘤（如畸胎瘤）。表现为突然发生一侧下腹部剧烈疼痛，可伴恶心、呕吐等，检查患侧压痛明显，可有肌紧张及反跳痛。一经确诊，应尽快手术治疗（图 4－7）。

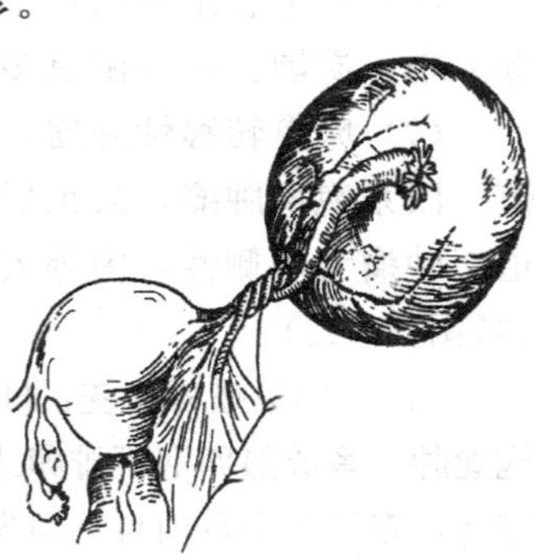
图 4－7　卵巢肿瘤蒂扭转

（2）破裂：有外伤性破裂和自发性破裂。囊液流入腹腔常致剧烈腹痛、恶心、呕吐及不同程度的腹膜刺激征，有时因内出血、腹膜炎引起休克。疑有破裂应立即剖腹探查。

（3）感染：多继发于蒂扭转和破裂，主要表现为发热、腹痛及腹膜刺激征。治疗原则应先用抗生素，然后手术切除肿瘤，若短期内不能控制感染，宜及时手术。

（4）恶变：卵巢良性肿瘤可变为恶性的，卵巢肿瘤恶变早期无症状，不易早发现，若肿瘤生长迅速，应怀疑恶变。故确诊为卵巢肿瘤者，应尽早手术治疗。

（四）心理社会状况

由于绝大部分卵巢癌患者在诊断时已是晚期，常使患者产生对死亡的恐惧。在接受治疗的过程中，由于化疗的严重不良反应，使患者经历更大的心理挫折和压力，再度出现不良的情绪反应。因此，患者及家属在整个治疗过程中焦虑和恐惧等心理挫折始终较严重。

（五）相关检查

1. B 型超声　可了解盆腔肿块的位置、大小、形态及性质，有无腹水，明确肿物与子宫的关系。

2. 其他　肿瘤标志物 AFP、CA_{125}、HCG、雄激素、雌激素等检查，腹腔镜、CT 均有助于诊断。

（六）处理要点

1. 良性卵巢肿瘤　一经确诊，尽早手术治疗。根据患者年龄、有无生育要求及双侧卵巢情况，考虑施行卵巢肿瘤剥除术或患侧附件切除术，应尽量保留一侧正常卵巢组织。

2. 恶性卵巢肿瘤　治疗原则是以手术治疗为主，辅以化疗或放疗。手术范围原则上行全子宫及双侧附件切除术，视病情行大网膜切除及腹膜后淋巴结清除术。卵巢恶性肿瘤除无性细胞瘤对放疗敏感外，其余都对化疗敏感，即使对于已有广泛转移或复发的患者，化疗也可控制肿瘤生长，取得一定疗效，使病情得到缓解。多采用联合化疗方案，可用静脉化疗加腹腔化疗，以铂类药物为主，常用顺铂加环磷酰胺或紫杉醇，一般治疗 6～8 个疗程。

二、护理诊断/护理问题

1. 营养失调：低于机体需要量　与恶性肿瘤慢性消耗及接受化疗引起的消化道反应有关。

2. 有感染的危险　与化疗致白细胞减少、机体抵抗力下降有关。

3. 自我形象紊乱　与年轻患者手术切除子宫附件及化疗导致脱发所致的心理障碍有关。

三、护理目标

1. 患者营养状况得到改善。

2. 患者在化疗期间不发生感染或感染征象被及时发现并得到控制。

3. 患者能正确面对自体形象的改变，积极配合治疗。

四、护理措施

（一）加强饮食护理，纠正营养失调

1. 了解患者体重、营养和进食情况。

2. 恶心、呕吐是化疗患者最常见的消化道反应。告知患者其多发生于治疗开始后数小时，持续时间短暂，患者采取心理放松的方式，如：听音乐、与病友交谈、鼓励家属陪伴等方法转移注意力，能够减轻恶心、呕吐的程度。

3. 指导患者和家属化疗期间饮食宜采用一些少油的清淡爽口食物或一些酸性食物，可起到开胃作用，或根据患者口味选择食物。尽量避免坚硬食物，以免刺激伤害口腔黏膜，影响进食。也应注意补充各种营养素，纠正营养失调，增强体质。

4. 少食多餐，避免过饱，在三餐之外可增加一些体积小、热量高、营养丰富的食品，如巧克力，蛋类制品等。

5. 遵医嘱给予止吐药物。

（二）防治感染

1. 观察患者有无发热、咽喉疼痛、咳嗽等症状，及时发现感染征象。

2. 加强口腔护理　化疗可能导致患者发生暂时性的口腔、咽喉、食道炎症，故应加强口腔护理。选用外形小、毛软的牙刷，刷牙时动作要轻，每天漱口 3～4 次，漱口液可选用生理盐水、0.02％呋喃西林液等。

3. 病室每日通风，进行湿式清扫，紫外线消毒；减少探视、外出，防止交叉感染。

4. 加强营养，提高抵抗力。

5. 遵医嘱给予药物治疗，定时复查血常规。

（三）心理护理

1. 对手术切除子宫附件的年轻患者，通过沟通技巧了解其对自我形象的认可程度和心理感受，注意倾听，使患者的心理压力能够尽量得到释放。

2. 引导患者家属尤其是配偶，多表达对患者的爱和对其形象的认可，鼓励患者增强自信心。

3. 对化疗脱发的患者，应告知其化疗是使毛发脆性增加，易脱落，但脱发是可逆的，化疗结束以后毛发开始生长。可通过佩戴假发等方法改变自我形象，等待毛发重新长出。

（四）腹腔内化疗的护理

1. 在腹腔内化疗进行穿刺时，有可能意外穿刺到肠管，使化疗药物进入肠腔。应严密观察患者有无腹痛、腹胀和发热症状，在治疗期间若发现有大量水样液体由肠道排出，应立即报告医生。

2. 腹腔滴注结束后，应要求患者常转换体位（如先向左转、再向右转，先头低位，再足低位，然后平卧位），以促使化疗药物遍布整个腹腔。

（五）健康教育

1. 告知患者良性肿瘤应及早手术治疗，恶性肿瘤无论期别早晚均应手术治疗，化疗（无性细胞瘤放疗）是主要的辅助治疗方法。针对化疗过程中可能出现的问题，帮助患者预见化疗可能带来的副反应及对生活的影响。告诉患者化疗前称体重、检查血常规和肝、肾功能，化疗期间有出血现象和口腔溃疡应及时告知医护人员。

2. 恶性卵巢肿瘤易复发，故应长期随访和监测。随访时间：术后 1 年内每月复查 1 次；术后第 2 年，每 3 个月复查 1 次；术后第 3 年，每半年复查 1 次；术后第 4 年起，每年复查 1 次。监测内容：询问病史，了解临床症状；全身体检及妇科检查；B 型超声检查，必要时做 CT、MRI 检查；肿瘤标志物测定；对产生性激素的肿瘤应检测雌激素、孕激素及雄激素。

五、护理评价

1. 患者营养状况是否得到纠正，化疗期间能够适当进食，保证营养。
2. 在治疗期间有无明显感染发生。
3. 患者是否有较好的心态，能够接受身体变化，积极配合治疗。

（包小兰）

任务八　放疗患者的护理

放射治疗简称放疗，是应用放射线治疗疾病的一种方法。肿瘤的治疗根据病情可选用腔内照射和体外照射。放射线（常用放射源为镭、^{137}铯、^{192}铱、^{60}钴及深部 X 射线等）有抑制和破坏肿瘤细胞的作用，但对正常组织也有不良影响，故应加强放疗的护理。

一、适应证与禁忌证

1. 适应证　主要用于女性生殖器官恶性肿瘤，如外阴癌、子宫颈癌、子宫内膜癌、卵巢癌（无性细胞瘤）、绒癌等的根治性治疗或姑息性治疗或作为上述恶性肿瘤的术前或术后的辅助治疗。

2. 禁忌证　肿瘤患者已出现恶病质，有大出血或大量胸水、腹水为放疗的禁忌。

二、放疗方法的选择

可根据肿瘤的类型、期别、治疗的目的选择腔内照射或体外照射。

三、放疗患者的护理

1. 放疗前的一般护理

（1）治疗前应仔细询问病史和体格检查，按医嘱进行必要的实验室检查，如血常规、肝、肾功能检查等，并做记录，以备术中、术后对照。子宫颈癌患者在放疗前，尚需做膀胱镜检查，若已有转移者禁用放疗。

（2）肿瘤伴感染者，须先行抗感染治疗。手术后患者应待切口愈合后再行放疗。

（3）腔内照射，每次治疗前需做外阴皮肤准备，排空膀胱，取下身上的金属饰物，放镭前一天晚及术日晨灌肠、冲洗阴道，测体温、脉搏、呼吸、血压。若体温超过 38℃，应暂缓放疗。

（4）患者在放疗前多有恐惧感，护士在治疗前向患者讲明治疗的目的和作用，介绍治疗期间可能出现的放疗反应，陪伴在患者左右，解决患者遇到的疑难问题。

2. 放疗中的护理

（1）腔内照射时，协助患者取膀胱截石位，冲洗外阴，铺消毒巾。护士准备好用物，配合医生操作。镭锭放置周围要用纱布固定，放置后需卧床休息，以防镭锭位置移动，并给予留置导尿。

（2）体外照射时，协助患者摆好仰卧或俯卧位，俯卧位更好些，记录照射野。治疗中密切观察患者，及时处理可能出现的放射反应。

3. 放疗反应的护理

（1）感染：术后注意体温、血象及其他反应，若体温超过 39℃，应停止放疗，控制感染。

（2）皮肤反应（放射性皮炎）：注意观察皮肤的颜色及皮肤完整度。耐心听取患者主观感觉如干燥、瘙痒或疼痛。保持皮肤清洁，勿用刺激性药物，不宜热敷和做其他理疗。如皮肤瘙痒不可搔抓摩擦，可涂鱼肝油软膏，或冰片、滑石粉。出现水泡时，勿将水泡刺破，防止擦伤，局部可涂 1%甲紫或覆盖灭菌凡士林纱布。有感染者，可涂抗生素软膏。

（3）黏膜反应：主要是刺激膀胱黏膜及直肠黏膜后造成放射性膀胱炎及放射性直肠炎，表现为尿频、尿急、尿痛或有腹痛、腹泻、里急后重等。护理时应鼓励患者多饮水，嘱患者注意饮食，严禁粗纤维食物，防止对直肠的刺激及损伤。遵医嘱用药，反应严重时停止放疗。

（4）阴道炎：腔内照射，易引起阴道物理性炎症反应，亦可以合并感染，表现为阴道黏膜水肿、充血、疼痛及分泌物增多，在此期间应加强阴道冲洗，保持局部清洁、局部应用抗生素，控制感染，促进上皮愈合，避免阴道粘连。

（5）血液系统反应：表现为白细胞、红细胞、血红蛋白、血小板等的减少，以及出血倾向。因此必须定期检查血常规，加强营养，若白细胞 $<4\times10^9/L$，血小板 $<50\times10^9/L$，血红蛋白 $<70g/L$，要遵医嘱对症处理，必要时输新鲜血液。采取有效措施而无效者，应立即终止放疗。

（6）胃肠反应：多发生在体外照射时，特别是全腹照射对胃肠道影响广泛，经常出现食欲减退、恶心、甚至呕吐、腹痛及腹泻等。放疗后应给予辅助支持疗法，加强营养，多进营养丰富、易于消化的饮食，鼓励患者多饮水，每日进水量应超过 1500ml。观察尿量及体重变化，注意口腔护理。严重时须停止照射。

（7）晚期反应：放疗后1～6年间可出现肠道及泌尿系统的损害症状，如腹痛、腹泻、里急后重感、黏液便甚至血便，以及尿频、尿急、尿血，甚至排尿困难、腰痛等，也可有皮下组织的坏死、溃疡及生殖器官萎缩、宫腔积脓等，须提醒患者注意，一旦出现上述症状，及时就诊。对子宫颈做放疗者，治疗后要鼓励患者恢复正常性生活，长期保持阴道清洁，或用塑料阴道扩张器，坚持每天扩张阴道，以防阴道粘连、闭锁。一旦发生宫腔积脓，应及时扩张宫颈、排脓，并给予抗生素治疗。

（陈莺）

测 试 题

（一）A_1 型题

1. 子宫颈癌防癌普查最常用的检查方法是（　　）。
   A. 阴道镜检查　　B. B超
   C. 阴道分泌物悬滴检查　　D. 双合诊
   E. 宫颈刮片细胞学检查
2. 子宫颈癌最常见的早期症状是（　　）。
   A. 接触性出血　　B. 月经失调
   C. 绝经后出血　　D. 血性白带
   E. 阴道水样排液
3. 关于子宫颈癌的描述错误的是（　　）。
   A. 宫颈刮片细胞学检查是确诊依据　　B. 患病年龄分布呈双峰状
   C. 接触性出血是早期主要临床表现　　D. 好发部位在鳞-柱状上皮交界处
   E. 癌前病变是宫颈上皮内瘤样病变
4. 关于子宫颈癌根治术患者的护理，下列错误的是（　　）。
   A. 保持外阴清洁
   B. 观察患者体温、阴道流血等情况
   C. 给予高蛋白、高维生素、易消化饮食
   D. 术前冲洗阴道时动作要轻柔，避免引起大出血
   E. 术后留置尿管3～5天后拔除，鼓励患者自解小便
5. 子宫颈癌的好发部位是（　　）。
   A. 非典型增生区　　B. 柱状上皮
   C. 鳞状上皮化生区　　D. 鳞状上皮
   E. 鳞-柱状上皮交界处

6. 子宫颈癌的主要转移途径是（　　）。
A. 淋巴转移和血行转移
B. 淋巴转移
C. 直接蔓延和淋巴转移
D. 血行转移
E. 直接蔓延和血行转移

7. 属于子宫颈癌前病变的是（　　）。
A. 宫颈糜烂
B. 宫颈腺体囊肿
C. 宫颈息肉
D. 宫颈上皮内瘤变
E. 宫颈裂伤

8. 子宫颈癌侵犯宫旁组织，但未达盆壁属于（　　）。
A. $Ⅰ_A$ 期
B. $Ⅱ_B$ 期
C. $Ⅲ_A$ 期
D. $Ⅲ_B$ 期
E. $Ⅰ_B$ 期

9. 子宫颈癌的治疗原则错误的是（　　）。
A. CINⅡ：宫颈环形电切术
B. $Ⅰ_A$ 期：子宫全切术
C. $Ⅰ_B$ 期：子宫根治术＋盆腔淋巴结切除
D. $Ⅲ_A$ 期：放射治疗
E. $Ⅱ_B$ 期：子宫全切＋盆腔淋巴结切除

10. 下列关于外阴鳞状细胞癌的描述中，错误的是（　　）。
A. 是最常见的一种外阴癌
B. 外阴上皮不典型增生Ⅱ级即为原位癌
C. 外阴癌的发生与人乳头瘤病毒等感染有关
D. 以直接浸润和淋巴转移较为多见
E. 手术是主要的治疗手段

11. 下列是外阴鳞状细胞癌最主要的转移途径的是（　　）。
A. 局部蔓延
B. 血行转移
C. 淋巴转移及血行转移
D. 淋巴转移和直接浸润
E. 以上均不是

12. 子宫肌瘤患者出现月经改变与（　　）关系最大。
A. 肌瘤的大小
B. 肌瘤的数目
C. 肌瘤的部位
D. 肌瘤伴变性
E. 肌瘤伴感染

13. 在子宫肌瘤患者的随访中，若肌瘤在短期内增大迅速应首先考虑（　　）。
A. 钙化变性
B. 囊性变
C. 玻璃样变
D. 肉瘤变
E. 红色变性

14. 关于子宫肌瘤，正确的说法是（　　）。
A. 黏膜下肌瘤一般不影响月经
B. 肌壁间肌瘤最多见
C. 是妇科最常见的恶性肿瘤
D. 多发生于绝经期妇女
E. 浆膜下肌瘤易发生月经改变

15. 下列不是子宫肌瘤的手术指征的是（　　）。
A. 经量增多、经期延长
B. 经保守治疗无效
C. 黏膜下肌瘤脱出宫口
D. 子宫增大超出盆腔
E. 肌瘤生长迅速疑恶变者

16. 子宫肌瘤的治疗，错误的是（　　）。
A. 肌瘤小、无症状可随访观察
B. 已绝经者仍需定期随访
C. 近绝经期者，用雌激素治疗
D. 50 岁以下者保留正常卵巢
E. 症状明显药物治疗无效者应手术

17. 易引起不规则流血的子宫肌瘤是（　　）。
A. 肌壁间肌瘤
B. 浆膜下肌瘤
C. 多发性肌瘤
D. 肌瘤红色变性
E. 黏膜下肌瘤

18. 不是子宫肌瘤的手术指征的是（　　）。
A. 肌瘤生长快
B. 黏膜下肌瘤脱出宫口
C. 影响生育者
D. 子宫如孕 12 周大
E. 肌壁间肌瘤

19. 子宫肌瘤常见的临床表现是（　　）。
A. 痛经、不孕
B. 绝经后阴道流血
C. 接触性出血
D. 经量增多、经期延长
E. 月经周期改变

20. 下列不是子宫内膜癌的高危因素的是（　　）。
A. 无排卵性功能失调性子宫出血
B. 绝经延迟
C. 子宫内膜癌家族史
D. 早婚早育
E. 肥胖、糖尿病、高血压

21. 诊断子宫内膜癌的首选方法是（　　）。
A. 子宫颈刮片细胞学检查
B. 妇科检查
C. 子宫颈活体组织检查
D. 分段诊刮
E. B 超检查

22. 子宫内膜癌早期症状是（　　）。
A. 低热
B. 接触性出血
C. 疼痛
D. 绝经后阴道流血
E. 贫血

23. 关于子宫内膜癌，下列错误的是（　　）。
A. 肿瘤生长快、转移较早
B. 以手术治疗为主
C. 以直接蔓延、淋巴转移为主
D. 好发于绝经后妇女
E. 不孕及绝经延迟者发病率较高

24. 下列是诊断卵巢肿瘤的最常用方法的是（　　）。
A. 妇科检查
B. B 超检查

C. MRI 检查
D. CT 检查
E. 腹腔镜检查

25. 下列不是卵巢肿瘤的并发症的是（　　）。
A. 恶变
B. 蒂扭转
C. 感染
D. 囊性变
E. 破裂

26. 卵巢肿瘤蒂扭转的主要临床表现是（　　）。
A. 转移性一侧下腹痛
B. 发热、寒战
C. 面色苍白、血压下降
D. 恶心、呕吐
E. 体位突然改变时一侧下腹痛

27. 恶性卵巢肿瘤的治疗原则是（　　）。
A. 手术治疗
B. 放疗
C. 手术加放疗
D. 化疗
E. 以手术治疗为主，辅以化疗或放疗

28. 一侧下腹部疼痛可能性小的疾病是（　　）。
A. 宫外孕破裂
B. 卵巢囊肿蒂扭转
C. 急性阑尾炎
D. 急性子宫内膜炎
E. 急性附件炎

29. 最易发生蒂扭转的卵巢肿瘤是（　　）。
A. 无性细胞瘤
B. 纤维瘤
C. 颗粒细胞瘤
D. 畸胎瘤
E. 黏液性囊腺瘤

30. 可长成人体内最大肿瘤的是（　　）。
A. 浆液性囊腺瘤
B. 畸胎瘤
C. 黏液性囊腺瘤
D. 纤维瘤
E. 无性细胞瘤

31. 不是卵巢瘤样病变特点的是（　　）。
A. 一般直径＜6cm
B. 观察 2 个月可变小或消失
C. 为囊性，壁薄
D. 主要见于生育期年龄
E. 多无月经改变

32. 下述盆腔肿物，是卵巢肿瘤的是（　　）。
A. 皮样囊肿
B. 输卵管卵巢囊肿
C. 多囊卵巢
D. 卵巢巧克力囊肿
E. 黄体囊肿

33. 不产生性激素的卵巢肿瘤是（　　）。
A. 两性母细胞瘤
B. 卵泡膜细胞
C. 无性细胞瘤
D. 颗粒细胞瘤
E. 睾丸母细胞瘤

（二）A_2 型题

1. 47 岁妇女，查体时 B 超发现子宫壁有一 2.2cm×2.1cm 的低回声暗区，诊断“子宫肌瘤”，该患者的处理措施恰当的是（　　）。

A. 子宫全切术　　B. 药物治疗
C. 肌瘤切除术　　D. 随访观察
E. 子宫次全切除术

2. 王女士，32 岁，一年前诊断子宫肌瘤，现妊娠 30 周，产前检查无其他异常，1h 前无诱因突然腹痛、发热，B 超示肌瘤较前明显增大。该患者很可能是（　　）。

A. 肌瘤玻璃样变　　B. 异位妊娠
C. 肌瘤红色变性　　D. 胎盘早剥
E. 肌瘤肉瘤变性

3. 患者 50 岁，半年前月经量增多，经期延长。查体：子宫增大如孕 40 天，B 超示：子宫前壁一 2.5cm×3.1cm 低回声暗区。经随访观察，并用药物治疗 3 个月，停药后月经量仍多，查：子宫增大如孕 2 个月，B 型超声示：子宫低回声暗区为 5.5cm×6cm，Hb85g/L。该患者的处理应选择（　　）。

A. 继续药物治疗　　B. 子宫全切术
C. 继续随访观察　　D. 肌瘤挖除术
E. 子宫次全切除术

4. 56 岁，绝经 4 年，近一年出现阴道少量流血，妇科检查：子宫稍大、软，行诊断性刮宫见豆渣样组织，下列可能性最大的是（　　）。

A. 子宫肉瘤　　B. 黏膜下子宫肌瘤
C. 子宫内膜癌　　D. 子宫内膜增生过长
E. 子宫内膜炎

5. 女性，25 岁，婚前检查左侧附件扪及一约 6cm×8cm×7cm 大小的囊性包块，活动，无压痛，B 型超声示囊肿内回声不均，有大小不等的钙化样强回声，下列可能性最大的疾病是(　　)。

A. 结核性盆腔炎　　B. 畸胎瘤
C. 输卵管卵巢囊肿　　D. 卵巢癌
E. 卵巢巧克力囊肿

（三）A_3 型题

（1～3 题共用题干）

某女士，52 岁，不规则阴道流血、伴脓血性阴道排液半年。妇科检查：宫颈为菜花样组织，触血（+），病灶侵犯阴道已达下 1/3。

1. 为确诊，应做（　　）。

A. 碘试验　　B. 宫颈活体组织检查
C. 分段诊刮　　D. 宫颈刮片细胞学检查
E. 阴道镜检查

2. 若病理结果为子宫颈癌，该患者的临床分期是（　　）。

A. $Ⅰ_B$ 期　　B. $Ⅱ_A$ 期

C. $Ⅱ_B$ 期　　D. $Ⅲ_A$ 期

E. $Ⅳ_A$ 期

3. 该患者的治疗方案应是（　　）。

A. 子宫根治术　　B. 化疗

C. 手术＋放疗　　D. 放疗

E. 子宫全切术

（4～7 题共用题干）

某女士，49 岁，阴道少量不规则流血半年，以性交后出血为主。妇科检查：外阴、阴道（−），宫颈轻度糜烂，有接触出血，子宫正常大小、活动，双侧附件（−）。

4. 初步诊断需行的检查是（　　）。

A. 宫颈活组织检查　　B. 阴道镜检查

C. 宫颈刮片细胞学检查　　D. 常规分泌物镜检

E. 宫颈分泌物培养＋药敏

5. 假设检查结果为巴氏Ⅲ级，应考虑可能是（　　）。

A. 慢性宫颈炎　　B. 子宫颈癌

C. 子宫内膜癌　　D. 功能失调性子宫出血

E. 滴虫性阴道炎

6. 该患者应进一步做的检查是（　　）。

A. 宫颈活检　　B. 阴道分泌物培养＋药敏

C. 分段诊刮　　D. 宫颈分泌物培养＋药敏

E. 盆腔 B 型超声

7. 与该病病因无关的是（　　）。

A. 男性阴茎癌　　B. 绝经延迟

C. 过早性生活　　D. 性关系紊乱

E. 人乳头瘤病毒

（8～9 题共用题干）

患者 46 岁，接触性出血半年，近 2 个月白带增多、带血，妇科检查：阴道未见异常，宫颈口处见黄豆大的乳头状物，触之易出血，宫体正常大小，宫旁及附件区未触及异常。

8. 此时应选择的诊断方法为（　　）。

A. 宫颈刮片　　B. 碘试验

C. 宫颈活检　　D. 阴道镜

E. 盆腔 B 型超声

9. 病理结果为鳞状细胞癌，治疗方案应选（　　）。
A. 激光或电熨疗法
B. 化疗＋放疗
C. 子宫全切＋放疗
D. 子宫全切术
E. 子宫根治术＋盆腔淋巴结清扫

（10～11 题共用题干）

张女士，48 岁，经量增多、经期延长半年。妇科检查：子宫增大如妊娠 40 天大小、不规则、质硬，双附件（-）。

10. 最大可能性是（　　）。
A. 绒毛膜癌
B. 更年期功能失调性子宫出血
C. 子宫颈癌
D. 子宫内膜癌
E. 子宫肌瘤

11. 首选下列协助诊断的检查是（　　）。
A. 宫腔镜
B. 盆腔 B 超
C. 腹腔镜
D. 诊断性刮宫
E. 盆腔 CT

（12～14 题共用题干）

患者 55 岁，绝经 2 年，不规则阴道流血 4 个多月。妇科检查：外阴、阴道无异常发现，子宫稍大、质软、活动，双侧附件（-）。

12. 首先应考虑（　　）。
A. 子宫肌瘤
B. 子宫颈癌
C. 子宫内膜癌
D. 卵巢癌
E. 围绝经期功能失调性子宫出血

13. 应采用（　　）明确诊断。
A. B 型超声检查
B. 宫颈刮片检查
C. 宫颈活检
D. 分段诊断性刮宫
E. 腹腔镜检查

14. 治疗措施应首选（　　）。
A. 放疗
B. 高效孕激素
C. 手术
D. 高效雌激素
E. 化疗

（15～18 题共用题干）

患者女性，23 岁，未婚，无停经史。早晨锻炼时突感右下腹剧烈疼痛，伴恶心和呕吐，患者非常担心害怕。体检：生命体征正常，子宫正常，左侧附件区有手拳大囊肿，压痛明显，无反跳痛，腹肌紧张不明显。

15. 该患者最可能的诊断是（　　）。

A. 急性阑尾炎　　B. 异位妊娠

C. 卵巢囊肿恶变　　D. 子宫破裂

E. 卵巢囊肿蒂扭转

16. 目前该患者最合适的处理是（　　）。

A. 用抗生素　　B. 观察病情变化

C. 用止痛药　　D. 行急诊剖腹探查

E. 卧床休息

17. 下列护理诊断不符合的是（　　）。

A. 焦虑　　B. 组织灌注无效

C. 恐惧　　D. 躯体移动障碍

E. 急性疼痛

18. 病房护士应马上采取的护理措施是（　　）。

A. 健康教育　　B. 心理护理

C. 术前准备　　D. 入院指导

E. 建立静脉通道

（四）简答题

1. 说出子宫颈癌的防癌知识及早期诊断方法。

2. 子宫颈癌患者术后如何促进膀胱功能的恢复？

3. 子宫肌瘤常见的分类和变性有哪些？处理要点是什么？如何对患者进行知识宣教？

4. 子宫内膜癌的高危因素有哪些？早期症状、确诊方法及治疗原则是什么？

5. 良性和恶性卵巢肿瘤有什么区别？卵巢肿瘤的并发症有哪些？治疗原则是什么？

6. 如何做到早期发现、早期诊断生殖器官肿瘤？

7. 妇科手术患者的术前、术后护理有哪些？

（五）案例分析

1. 某妇女，40 岁，因性生活后阴道出血 2 个月就诊。妇科检查：宫颈轻度糜烂，质地稍硬，触之易出血。阴道和宫旁未触及异常。

请回答：

（1）作为诊断的筛选，首选哪种辅助检查？

（2）哪一种辅助检查可作为确诊的依据？

（3）如果临床诊断为宫颈鳞癌，该患者应是哪一期？治疗原则是什么？

（4）如果患者手术治疗，有哪些护理措施？

2. 某女学生在上体育课时突感右下腹疼痛，伴恶心、呕吐急诊入院。

查体：生命体征正常，右侧下腹部压痛明显，无反跳痛，肌紧张不明显，肛腹诊检查：子宫正常大小，右侧附件区触及鹅蛋大的肿块，囊实性，触痛。左侧附件（-）。

B 型超声检查：卵巢畸胎瘤。

请回答：

(1) 该患者最可能为卵巢肿瘤的哪种并发症？如何处理？

(2) 对该患者护士有哪些护理措施？

3. 女患者，46岁，因经量增多、经期延长半年就诊。妇科检查：子宫前位，如妊娠6周大，质地稍硬，双附件（-），B型超声示：子宫前壁探及3cm×4cm的低回声暗区，印象：子宫肌瘤。给予随访观察，口服甲睾酮10mg/d，每月20天，米非司酮12.5mg/d，共用3个月。停药后月经量仍多，检查：子宫如孕8周大，B型超声显示：子宫低回声暗区为5.6cm×6.2cm，化验：Hb 80g/L。患者很紧张，既担心肌瘤恶变，又害怕手术。

请回答：

(1) 该患者的处理原则应是什么？为什么？

(2) 请写出该患者的护理诊断和护理计划。

(3) 作为护士，你应该如何做患者的心理护理？如何使其减轻压力，并能够配合治疗？

本项目小结

腹部手术前患者的护理

- 护理评估
  - 健康史：患者年龄、健康状态、临床初步诊断、病情轻重、缓急及手术时间、方式及范围
  - 身体状况：患者的生命体征、营养状况及疾病有关的症状和体征
  - 相关检查：血常规、出凝血时间、血型、交叉配血、尿常规、大便常规、肝肾功能检查、心电图检查、B型超声检查等
- 护理诊断／护理问题：知识缺乏、焦虑/恐惧
- 护理措施
  - 知识宣教：①讲解；②说明；③训练；④介绍注意事项
  - 心理护理：做好心理护理工作，从而缓解焦虑，积极配合治疗。
  - 术前准备：胃肠、阴道、皮肤、配血、用药、留置导尿

腹部手术后患者的护理

- 护理评估
  - 健康史：手术过程
  - 身体状况：生命体征、意识状态、皮肤颜色及温湿度、伤口敷料情况、管道通畅情况、引流液的量及性状、疼痛情况
- 护理诊断／护理问题：有感染的危险、躯体移动障碍
- 护理措施
  - 常规护理：①观察；②体位；③饮食；④输液管和引流管；⑤疼痛；⑥活动
  - 生活护理：①勤巡视病房；②日常用品放在方便处；③协助患者完成日常生活需要；④鼓励患者及早活动
  - 防治感染：①观察体温；②观察切口；③外阴阴道护理；④加强营养；⑤监测血常规，用抗生素和抗贫血药

- 外阴癌患者的护理
  - 护理评估
    - 健康史：尚不确切，与以下因素相关：①HPV感染和吸烟；②慢性非瘤性皮肤黏膜病变
    - 症状：①外阴瘙痒；②肿物；③疼痛、渗液、出血；④侵及尿道或肠道的相应症状
    - 体征：大阴唇最多见。①早期局部丘疹、结节或溃疡；②晚期见不规则肿块；③若癌灶转移，可扪及一侧或双侧腹股沟增大、质硬、固定的淋巴结
    - 转移途径：以直接浸润、淋巴转移为主，极少发生血行播散
    - 相关检查：组织学检查、影像学检查
    - 处理要点：手术治疗为主，辅以放射治疗与化学药物治疗
  - 护理诊断／护理问题：疼痛、有感染的危险、自我形象紊乱
  - 护理措施
    - 缓解疼痛：①体位；②积极镇痛；③红外线照射会阴部、腹股沟部；④预防便秘
    - 防止感染：
      1. 手术患者的护理：①术前准备；②术后护理
      2. 放疗患者的护理
    - 心理护理：做好患者的术前指导，向患者讲解手术的方式、手术将重建切除会阴等，使患者对手术充满信心，积极配合治疗
    - 健康教育：①健康知识宣教；②随访指导

- 子宫颈癌患者的护理
  - 护理评估
    - 健康史：尚不明确，与以下因素相关：①性行为和分娩次数；②高危型HPV感染和吸烟；③高危男子
    - 组织发生和病理：①宫颈正常上皮-上皮内瘤变-癌；②鳞癌、腺癌、腺鳞癌；③外生型、内生型、溃疡型和颈管型
    - 症状：①接触性出血；②阴道排液；③疼痛；④继发症状
    - 体征：早期不明显，以后出现病理巨检类型表现
    - 相关检查：①宫颈刮片；②宫颈碘试验；③阴道镜；④宫颈活检；⑤宫颈锥切
    - 处理要点：1. 癌前病变和原位癌：① CINⅠ：物理疗法；②CINⅡ和CINⅢ：子宫全切
      2. 浸润癌：①手术：I_A期～II_A期；②放疗：很敏感，用于各期；③化疗：主要用于晚期和复发转移
  - 护理诊断／护理问题：有感染的危险、恐惧、排尿障碍
  - 护理措施
    - 防治感染：①观察感染征象；②擦洗外阴；③休息、营养；④ 监测血象并给予抗生素
    - 心理护理：告知患者该病早期可以治愈，根治性手术及放疗效果均较好，并举出成功的病例，给予患者心理支持
    - 恢复膀胱功能：根治术术后留置导尿1～2周，拔尿管前3天间断放尿，尿管拔出后嘱患者每1～2h排尿1次，多饮水，检查残余尿量
    - 放疗护理：①腔内照射：先放给药器、放置药物后应仰卧位休息，减少床边护理，照射结束后观察症状；②体外照射：勿擦洗放射标记部位，勿晒太阳，观察患者症状及皮肤情况
    - 健康教育：①防癌知识宣教；②随访指导

- 子宫肌瘤患者的护理
  - 护理评估
    - 健康史：尚不明确，可能是雌、孕激素和局部生长因子相互作用的结果。
    - 类型和变性：①类型：肌壁间、浆膜下、黏膜下；②变性：玻璃样变、囊性变、红色样变、钙化和肉瘤变。
    - 症状：①月经改变；②腹部包块；③疼痛；④白带增多；⑤压迫症状
    - 体征：子宫增大、变硬
    - 相关检查：B型超声
    - 处理要点：①随访观察；②药物治疗；③手术治疗：肌瘤切除术、子宫切除术；④对症治疗
  - 护理诊断／护理问题：①焦虑；②贫血
  - 护理措施
    - 心理护理：①告知患者为良性肿瘤，发病率极高，极少癌变；②介绍治疗原则和方法；③解释手术指征
    - 防治贫血：①了解经量及全身症状，观察面色和皮肤颜色；②加强营养；③遵医嘱查血常规，使用药物治疗；④需要手术的患者，遵医嘱做好手术准备
    - 健康教育：多数人不需要特殊处理，但要定时随访观察；患者既不必有太大的心理压力，也不应放任自流

- 子宫内膜癌患者的护理
  - 护理评估
    - 健康史：尚不明确，有两种发病类型：①雌激素依赖型：长期受雌激素的影响而无孕激素、肥胖、高血压、糖尿病、不孕或不育及绝经延迟；②非雌激素依赖型：与雌激素无明显关系
    - 症状：①阴道流血：绝经后或围绝经期；②阴道排液；③疼痛和全身症状
    - 体征：子宫增大、变软
    - 相关检查：①B型超声；②分段诊刮：最常用、最有价值；③宫腔镜检查；④其他
    - 处理要点：①首选手术；②放疗；③激素治疗；④化疗
  - 护理诊断／护理问题：舒适的改变，营养失调：低于机体需要量，恐惧
  - 护理措施
    - 减轻不适：①观察、询问症状；②保持外阴清洁干燥；③遵医嘱用药
    - 加强营养：①观察患者的面色、体重、营养状况；②指导患者合理膳食；③遵医嘱用药
    - 心理护理：告知患者该病预后较好，手术及放疗等效果较好，增强患者信心；做好沟通解释工作
    - 放疗护理：参照子宫颈癌的放疗护理
    - 健康教育：①防癌知识宣教；②随访指导

- 卵巢肿瘤患者的护理
  - 护理评估
    - 健康史：至今未明。可能与不孕、月经早发、绝经延迟可增加卵巢癌的危险性，以及遗传因素有关。
    - 分类及常见肿瘤特点：病理类型很多，常见：浆液性囊腺瘤、浆液性囊腺癌、黏液性囊腺瘤、黏液性囊腺癌、畸胎瘤、无性细胞瘤、颗粒细胞瘤、卵泡膜细胞瘤、转移性肿瘤、瘤样病变
    - 身体状况：①良性肿瘤：多无症状。检查：一侧或双侧附件包块，光滑，无粘连。②恶性肿瘤：早期无症状，有症状多为晚期。有腹胀、腹水等。检查：肿瘤多为双侧，活动差。③并发症：蒂扭转、破裂、感染、恶变
    - 相关检查：①B型超声；②其他
    - 处理要点：①良性肿瘤：一经确诊，尽早手术治疗；②恶性肿瘤：治疗原则是以手术治疗为主，辅以化疗或放疗
  - 护理诊断／护理问题——营养失调：低于机体需要量，有感染的危险，自我形象紊乱
  - 护理措施
    - 饮食护理——①了解进食、营养、体重；②减轻恶心、呕吐的方法；③进食清淡爽口食物，少食多餐；④ 遵医嘱用止吐药物
    - 防治感染——①观察感染征象；②口腔护理；③保持病室清洁；④ 遵医嘱用药
    - 心理护理——①了解患者心理压力，倾听其感受；②引导配偶家属表达爱；③告知脱发是可逆的，可重新长出
    - 腹腔内化疗护理——①严密观察有无腹痛、腹胀和发热症状及肠道排液；②腹腔滴注结束后，让患者常转换体位，使药物遍布腹腔
    - 健康教育——①良性肿瘤应及早手术；②恶性肿瘤期别早晚均应手术，辅以化疗或放疗；③恶性卵巢肿瘤易复发，应长期随访监测

- 放疗患者的护理
  - 适应证与禁忌证
    - 适应证：主要用于女性生殖器官恶性肿瘤，如外阴癌、子宫颈癌，子宫内膜癌、卵巢癌（无性细胞瘤）、绒癌等的根治性治疗或姑息性治疗或作为上述恶性肿瘤的术前或术后的辅助治疗
    - 禁忌证：肿瘤患者已出现恶病质，有大出血或大量胸水、腹水为放疗的禁忌
  - 方法的选择——根据肿瘤的类型、期别、治疗的目的选择腔内照射或体外照射
  - 护理措施
    - 放疗前护理——①查体、必要的实验室检查；②手术切口愈合后再行放疗；③腔内照射，需排空膀胱，取下身上的金属饰物，灌肠、冲洗阴道，测体温
    - 放疗中护理——①腔内照射：膀胱截石位，镭锭放置周围要用纱布固定，放置后需卧床休息，留置导尿；②体外照射：俯卧，记录照射野，治疗中密切观察患者反应
    - 放疗反应的护理——①感染；②皮肤反应；③黏膜反应；④阴道炎；⑤血液系统反应；⑥胃肠反应；⑦晚期反应

（包小兰　崔霞　张露　陈莺）

项目五　月经失调患者的护理

学习目标

1. 掌握功能失调性子宫出血、绝经期综合征的护理评估、主要护理措施。
2. 熟悉闭经的健康史评估。
3. 了解痛经的护理评估及护理措施。
4. 学会运用所学知识对月经失调患者实施护理和健康指导。
5. 具有理解患者疾苦、关心体贴患者的职业素养和工作作风。

月经失调是妇科常见病，临床常表现为月经周期不规律、经期或经量异常、或伴发某些异常症状，可由器质性病变或月经调节机制失常引起。主要包括功能失调性子宫出血、闭经、痛经、经前期紧张综合征、绝经期综合征等。

任务一　功能失调性子宫出血患者的护理

案例　患者15岁，月经来潮2年，不规律，周期紊乱，经期长短不一，经量多少不定，不伴痛经。本次月经停经2个半月来潮，量多，持续至今已半个月。近2天感头晕、乏力。

检查：贫血貌，心肺（-），肝脾（-），盆腔检查无异常发现。

化验：Hb 90g/L，血象正常。

初步诊断：无排卵性功血

问题导向

1. 该病好发于什么年龄？原因是什么？
2. 身体评估有哪些特点？
3. 该患者应如何处理？护士应采取哪些护理措施？
4. 如果是50岁患者，其处理和护理有何不同？

功能失调性子宫出血简称功血，为妇科常见病。它是由于调节生殖的神经内分泌机制失常引起的异常子宫出血，而全身及内外生殖器官无器质性病变。功血可分为有排卵和无排卵性两类，无排卵性功血约占90%，多见于青春期和围绝经期妇女；有排卵性功血常发生于生育期妇女，主要表现为两种类型：黄体功能不足和子宫内膜不规则脱落。

一、护理评估

（一）健康史

问题探究：哪些原因可能导致功血？

1. 无排卵性功血　由于下丘脑-垂体-卵巢轴的功能失调，卵巢虽有卵泡发育，有雌激素分泌，但未能形成正常月经周期中的卵泡刺激素（FSH）和促黄体生成素（LH）峰状分泌，因此卵泡不能成熟排卵，没有黄体形成，没有孕激素分泌，以致月经紊乱。青春期时中枢神经系统、下丘脑-垂体-卵巢轴的功能尚未成熟，没有建立正常的反馈机制，在受到各种应激刺激如过度劳累、精神紧张、环境气候变化时，或营养不良、肥胖者容易发病。围绝经期因卵巢功能衰退，卵泡对垂体促性腺激素的敏感性降低而不能发育成熟排卵。

2. 有排卵性功血　患者虽有排卵但黄体功能异常，多见于生育期年龄妇女，可因内外环境刺激，如劳累、流产、手术、疾病等引起。

（二）身体状况

1. 症状

（1）无排卵性功血：最常见的症状是子宫不规则出血，特点为月经周期紊乱，经期长短不一，出血量时多时少，甚至大量出血。有时先有数周或数月停经，然后发生阴道流血，血量往往较多，持续 2～3 周或更长时间，不易自止。不伴痛经，出血多或时间长者常致贫血。

（2）有排卵性功血：黄体功能不足一般表现为月经周期缩短，月经频发。患者不易受孕或易发生早期流产。子宫内膜不规则脱落表现为月经周期正常，但经期延长，可长达 9～10 日，且常出血量多。多见于产后或流产后。

2. 体征　妇科检查无器质性病变。出血量多或时间长者呈贫血貌。

（三）心理社会状况

因月经紊乱，患者可出现焦虑情绪，阴道大量出血时患者常惊惶不安，围绝经期患者常担心疾病性质。

（四）相关检查

1. 诊断性刮宫　月经来潮前 1～2 日或月经来潮 6h 内刮宫以判断有无排卵或黄体功能，无排卵性功血子宫内膜病理检查可见增生期变化或增生过长，无分泌期出现；子宫内膜不规则脱落在月经来潮第 5 日刮宫，可见增生期和分泌期内膜共存；不规则流血者可随时进行刮宫。

2. 基础体温测定（BBT）　正常基础体温呈双相型，若出现单相型，提示无排卵（图 5－1）。若基础体温呈双相型，但高温相仅持续 9～10 日则为黄体功能不足（图 5－2）。子宫内膜不规则脱落时基础体温呈双相型，但下降缓慢（图 5－3）。

3. 宫颈黏液结晶检查　经前出现羊齿植物叶状结晶提示无排卵。

4. 阴道脱落细胞检查　反映卵巢功能，雌激素水平。无排卵性功血时阴道脱落细胞无周期性变化。

5. 激素测定　测定雌激素、孕激素、LH、FSH 等，可了解有无排卵及黄体和垂体功能。

6. B型超声检查　阴道B型超声检查可了解子宫有无病变、内膜厚度及检测卵巢有无排卵。

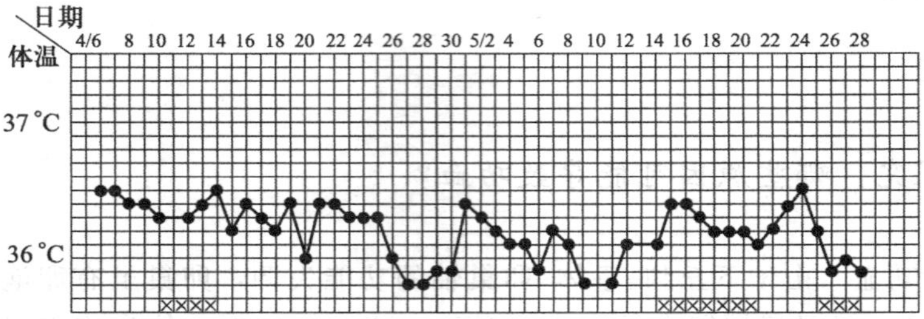

图 5-1　基础体温单相型

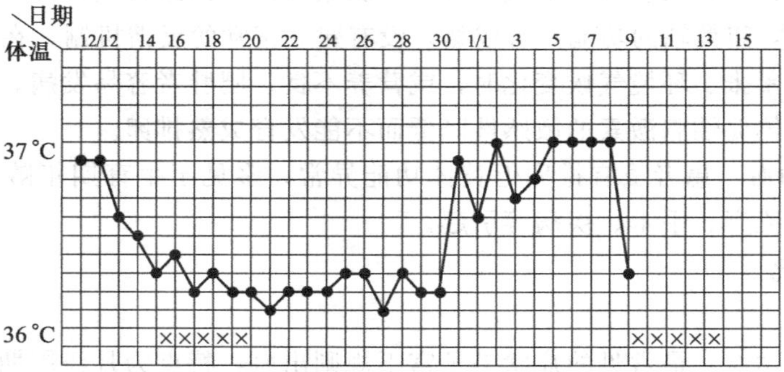

图 5-2　基础体温双相型（黄体期短）

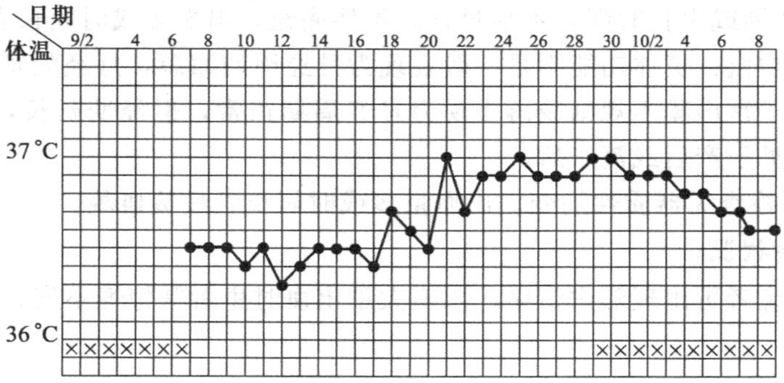

图 5-3　基础体温双相型（子宫内膜不规则脱落）

（五）处理要点

1. 无排卵性功血　青春期患者的治疗原则是止血、调整周期、促排卵、对症治疗；围绝经期患者的治疗原则是止血、调整周期、减少经量、对症治疗。

（1）止血

▶▶▶　问题探究：不同年龄患者的止血方法有什么不同？

1）诊刮术：是已婚尤其围绝经期出血患者首选的方法，能迅速止血，并将刮出的内膜送病理，还可明确诊断。

2）性激素：对大量出血患者，要求在性激素治疗6h内见效，24～48h内出血基本停止，若 96h 以上仍不止血，应考虑有器质性病变存在。①孕激素可使增生期或增生过长的子宫内膜转化为分泌期而止血，停药后内膜脱落，出现撤药性出血，又称“药物性刮宫”。可选用对内膜作用效价高的炔诺酮（妇康片）5～7.5mg 口服，或甲羟孕酮（安宫黄体酮）4～6mg 口服，每 6～8h 一次，血止后每 3 日递减 1/3 量，直至维持量每日 4～5mg，持续用到血净后 20 日停药，停药后 3～7 日发生撤药性出血。②雌激素：主要用于青春期功血，可使子宫内膜增生修复创面，达到止血目的。常用己烯雌酚 1～2mg 或妊马雌酮 1.25～2.5mg，或戊酸雌二醇片 1～2mg，每 6～8h 一次，血止后每 3 日递减 1/3 量，维持量每日 1mg（妊马雌酮 0.625～1.25mg/d），持续用药至出血停止后 20 日，最后 7～10 日加用孕激素（如甲羟孕酮 6～8mg/d），停药后 3～7 日发生撤药性出血。口服大剂量雌激素可引起恶心、呕吐等胃肠道反应，应在饭后服用，如反应严重可改用针剂。③雄激素：用于围绝经期妇女，有拮抗雌激素作用，能增强子宫平滑肌及子宫血管张力，减轻盆腔充血而减少出血量。可用甲睾酮或丙酸睾酮，每月总量不超过 300mg。

3）其他止血药：可作为减少出血量的辅助措施，常用抗纤溶类药物氨基己酸、氨甲环酸等。

（2）调整月经周期：止血后继续通过性激素人为控制周期，减少出血。常用的方法有：

1）雌-孕激素序贯疗法：即人工周期，为模拟自然月经周期中雌、孕激素变化，使子宫内膜发生相应改变，引起周期性脱落，适用于青春期或生育期。己烯雌酚 0.25～0.5mg（或妊马雌酮 0.625mg 或戊酸雌二醇片 1mg）于出血第 5 日起，每晚 1 次，连服 20 日，从服药第 11 日，每日加用黄体酮 10mg 肌内注射（或甲羟孕酮 8～10mg 口服），同时停药，3～7 日出现撤退出血。于出血第 5 日重复用药，一般连续使用 3 个周期。用药 2～3 个周期后，患者常能自发排卵。

2）雌-孕激素合并疗法：孕激素可限制雌激素的促内膜增生作用，使撤药性出血逐渐减少。可用口服短效避孕药（如妈富隆等），于出血第 5 日起，每晚 1 片，连服 20 日，撤药后出现出血。连用 3 个周期。

（3）促进排卵：适用于青春期和育龄期功血，尤其是不孕患者。常用药有氯米芬、绒毛膜促性腺激素（HCG）等。氯米芬于出血第 5 日起，每天 50～100mg，连续 5 日。HCG 则在 B 超监测卵泡发育接近成熟时用 5 000～10 000U。

（4）手术治疗：年龄超过 40 岁的顽固性功血，病理诊断为子宫内膜增生过长，伴不典型增生时通过电凝或激光行子宫内膜去除术或子宫切除术。

2. 有排卵性功血

（1）孕激素治疗，自下次月经前 10～14 日开始，每日口服甲羟孕酮 10mg，有生育要求者每日肌内注射黄体酮 10mg，用 10～14 日，以替代黄体功能，或起到抑制内源性孕激素分泌使黄体及时萎缩的作用。

（2）绒毛膜促性腺激素（HCG）：于基础体温上升后开始，隔日注射 HCG 1 000～2 000U，共 5 日，可促进黄体功能。

二、护理诊断/护理问题

1. 疲乏　与子宫异常出血导致的贫血有关。

2. 有感染的危险　与长时间阴道出血导致机体抵抗力降低有关。

三、护理目标

1. 患者身体状况好转，体力恢复。

2. 患者住院期间无感染发生。

四、护理措施

（一）纠正贫血，增强体质

1. 观察患者脉搏、血压、阴道出血量、面色，询问患者自觉症状，嘱患者保留会阴垫估计出血量。

2. 出血多者做好吸氧、输液、输血准备。必要时协助医生行刮宫术，并将刮出物送病理检查。

3. 指导患者加强营养，多食高蛋白和含铁丰富食物，如动物肝脏、瘦肉、豆类、蛋黄等，多食绿叶蔬菜补充维生素 C，以利于铁的吸收。

4. 遵医嘱用止血和抗贫血药。

5. 指导患者血止后适当运动，以增强体质和机体耐力。

（二）预防感染

1. 严密观察与感染有关的征象，如体温、脉搏、子宫压痛、阴道流血或分泌物性状、颜色、气味等，发现异常及时报告医生。

2. 指导患者使用消毒会阴垫，勤换内裤，保持外阴清洁、干燥。

3. 嘱患者加强营养，增强抵抗力。

4. 遵医嘱定时复查血常规，监测白细胞计数和分类，使用抗生素及抗贫血药。

（三）健康指导

1. 告知患者性激素是治疗该病的最有效方法，若使用不当，不仅不能达到治疗目的，反而会引起子宫异常出血，过量服用雄激素还可引起女性男性化的表现，嘱患者严格遵医嘱按时按量服用，不得随意停服、漏服、改变剂量或改变服药时间，在服用性激素期间如出现不规则出血应及时就诊。

2. 服用雌激素时，可能出现恶心、呕吐等胃肠道反应，饭后、睡前服用可减少不适。

3. 告知患者该病不是器质性病变，不要过于担心，只要遵医嘱用药，调整好心理状况，加强锻炼和营养，身体即可逐渐恢复。

五、护理评价

1. 患者身体状况是否好转、体质逐渐恢复。

2. 患者有无发生感染。

（包小兰）

任务二　闭经患者的护理

案例　患者36岁，近1年来工作压力大，月经逐渐不规律，稀发，最近3个多月无月经来潮，不伴其他不适。以往健康，月经14 $\frac{4\sim5}{28\sim30}$天，孕$_2$产$_1$流$_1$，宫内节育器避孕。

查体：全身检查和盆腔检查均无异常发现。

初步诊断：继发性闭经

给甲羟孕酮10mg/d，用7天，停药后月经来潮。

问题导向

1. 闭经分哪几类？原因有哪些？该患者闭经的原因在哪里？
2. 你如何解释该患者用孕激素治疗后的结果？
3. 如何对闭经患者进行健康指导？

闭经是妇科常见症状，分为原发性和继发性两类。原发性闭经是指年龄超过16岁，第二性征已发育，或年龄超过14岁，第二性征尚未发育，且无月经来潮者；继发性闭经则指以往曾建立正常月经，此后月经停止6个月，或按自身原来月经周期计算停经3个周期以上者。妇女在青春期前、妊娠期、哺乳期及绝经后的无月经属生理现象，不属本任务讨论的范畴。

一、护理评估

（一）健康史

正常月经的建立和维持有赖于下丘脑-垂体-卵巢轴的神经内分泌调节，以及靶器官子宫内膜对性激素的反应，其中任何一个环节出现异常都会引起月经失调，甚至闭经。有少数青春期少女由于处女膜闭锁、阴道横膈等先天性发育异常，或后天导致宫颈管粘连，虽有子宫内膜周期性脱落出血，但经血不能外流，此为假性闭经，又称隐经，在此不介绍。

1. 下丘脑性闭经　是最常见的一类闭经，以功能性原因为主。由于中枢神经系统——下丘脑功能失调影响垂体和卵巢功能引起闭经。如精神创伤、紧张忧虑、环境改变、盼子心切或畏惧妊娠等强烈的精神因素，体重过低和严重营养不良，剧烈运动，长期服用奋乃静、氯丙嗪、利舍血平及甾体类避孕药，颅咽管瘤、多囊卵巢综合征等。

2. 垂体性闭经　少见，由于腺垂体器质性病变或功能失调影响促性腺激素的分泌，继而影响卵巢功能导致闭经。如Sheehan综合征、垂体肿瘤等。

3. 卵巢性闭经　卵巢分泌的性激素水平低下，子宫内膜不发生周期性变化而导致闭经。

如卵巢发育不良或缺如（如特纳综合征，染色体核型为45，XO，或45，XO/46，XX）、卵巢功能早衰（40岁前绝经者）、卵巢切除或组织破坏、卵巢功能性肿瘤、闭经泌乳综合征等。

4. 子宫性闭经　月经调节功能正常，第二性征发育也正常，但子宫内膜受到破坏或对卵巢激素不能产生正常的反应而引起闭经，如先天性无子宫及子宫发育不良、因刮宫过度损伤子宫内膜、子宫内膜炎导致宫腔粘连或闭锁、子宫内膜结核造成子宫内膜破坏等。

（二）身体状况

闭经本身不是一个疾病，只是一个症状。不同原因可出现不同表现，但都有闭经的症状。如Sheehan综合征是由于产后大出血休克，使垂体缺血坏死，而出现产后无乳、闭经、性欲减退、毛发脱落、第二性征衰退、生殖器官萎缩，以及甲状腺功能减退等表现。垂体催乳素瘤可引起闭经、乳汁分泌，称闭经溢乳综合征。长期服用奋乃静、氯丙嗪等也可引起闭经溢乳综合征，但此种闭经常为可逆性，一般停药3～6个月后月经可自然恢复。多囊卵巢综合征表现为闭经、不孕、多毛和肥胖，且双侧卵巢增大，持续无排卵。卵巢功能早衰则40岁之前即绝经，常伴潮热、出汗等围绝经期症状。原发性闭经如伴有第二性征缺乏或发育不良多是先天性卵巢发育不全，若第二性征存在可能是子宫、生殖道发育缺陷。

（三）心理社会状况

长时间闭经患者会产生很大的心理压力，担心会影响健康、性生活、生育能力等，因而情绪低落、敏感多疑、烦躁不安，甚至对治疗和护理丧失信心，不良情绪又反过来加重闭经。

（四）相关检查

1. 子宫功能检查　主要了解子宫、子宫内膜状态及功能。如诊断性刮宫、宫腔镜检查、药物撤退试验等。

2. 卵巢功能检查　包括基础体温测定、宫颈黏液结晶检查、阴道脱落细胞检查、激素测定、B超监测等以了解卵巢排卵及分泌雌、孕激素的功能。

3. 垂体功能检查　包括垂体激素FSH、LH、泌乳素（PRL）测定。

4. 垂体兴奋试验　又称GnRH刺激试验，确定垂体功能减退时行此试验，以了解其原因是否在垂体或下丘脑。

5. 其他　疑有垂体肿瘤时应作蝶鞍摄片、CT或MRI检查，疑有多囊卵巢、肾上腺皮质肿瘤等应行B超检查。原发性闭经，如伴有第二性征发育缺陷应检查染色体，排除特纳综合征；如第二性征存在应检查B超了解子宫发育情况。

（五）处理要点

闭经的原因复杂，治疗需根据不同的原因选择不同的方法。

1. 一般治疗　因环境改变、精神创伤、营养缺乏引起者，应提高机体体质，供给足够的营养，保持标准体重，进行耐心的心理治疗，消除精神紧张和焦虑。待原因解除后月经也会自然恢复。

2. 治疗器质性病变　如结核性子宫内膜炎应积极抗结核治疗；宫腔粘连者可在子宫镜下分离粘连并放置宫内节育器以防再粘连；卵巢肿瘤诊断明确后，应手术治疗；伴有高催乳素血症的闭经泌乳综合征可服用溴隐亭治疗。

3. 内分泌治疗　即替代治疗，使用天然激素及其类似物，补充机体激素不足，以恢复自身的平衡而达到治疗目的。

问题探究：用孕激素和雌激素治疗过程中如何判断闭经的原因？

(1) 试验性治疗：即药物撤退试验，治疗的同时也是诊断的过程。①孕激素试验：用孕激素（黄体酮或甲羟孕酮 10mg/d）5 日，若停药 3～7 日出现阴道出血，为孕激素试验阳性，说明子宫内膜有增生，体内有一定量的雌激素影响，但无孕激素影响，卵巢无排卵，可排除子宫性闭经，原因在卵巢或卵巢以上；若无撤药性出血为孕激素试验阴性。试验阴性有几种可能：第一，说明子宫内膜增生不良，体内雌激素水平低下，使用孕激素也不能使内膜变为分泌期，因此，停药后也不能进入月经期，原因在卵巢或卵巢以上；第二，可能是子宫性闭经；第三，可能是怀孕。第三种情况可通过查 HCG 或 B 超排除，此时应进一步作雌激素试验。②雌激素试验：服用雌激素 20 日（每日己烯雌酚 1mg 或妊马雌酮 1.25mg，或戊酸雌二醇片 2mg)，最后 5～7 日加用孕激素（黄体酮或甲羟孕酮 10mg/d)，若停药 3～7 日有撤药性出血，为雌激素试验阳性，说明子宫内膜功能正常，对雌、孕激素有反应，排除子宫性，原因在卵巢或卵巢以上；反之，则表示子宫内膜有缺陷或破坏，为子宫性闭经。

(2) 雌-孕激素替代治疗：适用于子宫发育不良、卵巢功能早衰、Sheehan 综合征及其他原因导致的雌激素水平低落者，可引起周期性月经，对下丘脑-垂体-卵巢轴起到调节作用，并促进生殖器官及第二性征发育，随着身体状况的好转，患者的心理状况也同时改善。方法有序贯疗法和雌孕激素合并疗法，参照本项目任务一“功能失调性子宫出血患者的护理”的治疗。

(3) 促排卵治疗：适用于有生育要求的下丘脑和垂体性闭经患者。根据临床情况选择氯米酚、HCG 等治疗，参照本项目任务一“功能失调性子宫出血患者的护理”的治疗。

二、护理诊断/护理问题

1. 焦虑　与担心疾病影响健康、丧失女性形象及生育能力有关。
2. 知识缺乏　缺乏闭经及其治疗的相关知识。

三、护理目标

1. 患者能接受闭经的现实，以正常的心态评价自我。
2. 患者了解用药的知识，并配合治疗。

四、护理措施

1. 心理护理　告知患者闭经只是个症状，常与精神因素、营养状况等有关，鼓励患者培养乐观和积极的心态，多与他人交往，参与力所能及的社会活动，既锻炼身体又能保持心情舒畅，易使月经恢复正常。

2. 用药指导　告诉患者性激素是有效的治疗方法，服用性激素可以使月经按期来潮，促进子宫发育，维持第二性征，并能有效缓解阴道干涩、性欲低下、潮热出汗等低雌激素症状，维持女性健康（包括神经系统、骨骼、皮肤等）。若使用不当，随便停用或减量，会引起子宫异常出血等副反应，嘱其严格遵医嘱服用并定期复查。

3. 健康指导　指导患者合理饮食，适当锻炼，保持标准体重，过瘦过胖都会引起内分泌失调，影响月经。原发性闭经应注意检查排除生殖器官发育异常。

五、护理评价

1. 患者心态是否良好，客观评价自我。
2. 患者能否积极配合检查和治疗。

（包小兰）

任务三　痛经患者的护理

案例　患者16岁，月经来潮3年，规律，近1～2年经期常有疼痛，于月经第1天明显，感下腹部阵发性坠痛，严重时伴恶心、面色苍白，不能正常学习。平时健康，无重要病史。

查体：全身检查和盆腔检查均无异常发现。

问题导向

1. 该患者的临床诊断是什么？属于哪个类型？
2. 治疗方法和护理措施有哪些？

凡在行经前后或月经期出现严重下腹疼痛、坠胀、腰酸或合并其他不适，影响生活和工作质量者称为痛经。是妇科常见症状之一，有原发性和继发性两种，前者是指生殖器官无器质性病变的痛经，又称为功能性痛经，后者是指由子宫内膜异位症、盆腔炎等盆腔器质性病变引起的痛经。本任务仅介绍原发性痛经，继发性痛经在相应项目中介绍。

一、护理评估

（一）健康史

▶▶▶　问题探究：患者没有器质性病变，为什么会发生痛经？

实验研究已证明原发性痛经患者月经来潮时子宫收缩的形态与正常妇女不同，持续时间长，且不能完全放松，甚至痉挛，导致子宫缺血，可能是痛经的主要因素。引起子宫收缩的原因有以下方面。

1. 子宫内膜前列腺素含量增高　研究表明，痛经患者内膜前列腺素含量较正常妇女明显增高，前列腺素升高可引起子宫平滑肌过强收缩，血管痉挛，造成子宫缺血、缺氧而出现痛经。

2. 有排卵的月经周期　分泌期内膜的前列腺素含量较增生期高，所以，痛经常发生在有排卵的月经周期，无排卵的月经周期一般不发生痛经。

3. 精神神经因素　精神紧张、焦虑、恐惧、寒冷刺激、经期剧烈运动等应激也可增加子宫收缩或可使痛阈降低。

4. 其他　遗传因素、子宫过度屈曲、子宫发育不良、宫颈管狭窄等，都可使经血流出不畅而引起子宫收缩产生疼痛。

（二）身体状况

1. 症状　常见于青春期，多在初潮后1～2年出现，腹痛多自经前数小时开始，行经第一天最重，可持续2～3日，多为下腹部坠胀痛或痉挛性疼痛，可放射至腰骶部、外阴与肛门、大腿内侧，还可伴有恶心、呕吐、腹泻、头晕、乏力等症状，严重时面色苍白、四肢厥冷、出冷汗。此类痛经随年龄增长或生育后症状逐渐缓解或消失。

2. 体征　妇科检查无器质疾病，偶尔触及子宫过度前倾前屈或后倾后屈。

（三）心理社会状况

痛经患者常常认为来月经是“痛苦”、“倒霉”的事，有意无意地抱怨自己是女性。严重的患者因害怕来月经，在月经前期即开始担心，影响生活质量。而紧张心理往往又会加重痛经。有的人痛经时不敢用药，担心会成瘾。

（四）处理要点

▶▶▶ 问题探究：痛经有无好的治疗方法？

1. 止痛　每次来月经疼痛时服用，一般用1～2次即可，是治疗痛经最简便有效的方法，而且，间断用药，量少，不良反应小。以下药物可单独用，也可同时用。

(1) 解痉药：沙丁胺醇2.4～4.8mg/次，其他如阿托品、复方颠茄片等也可，每次1～2片，但有口干的不良反应。

(2) 前列腺素合成酶抑制剂：常用药物有吲哚美辛、双氯芬酸、扶他林、酮洛芬等，每次1片，于月经第1天开始服用至疼痛消失。饭后服用，以免刺激胃肠道。

2. 抑制排卵　口服短效避孕药，通过减少子宫内膜前列腺素含量，达到治疗痛经的目的。可连用2～3个周期，患者常因连续不发生痛经而消除紧张恐惧心理，有的患者可达到较长一段时间的缓解，更适合要求避孕的妇女。青春期子宫发育不良者可采用雌孕激素序贯疗法。

3. 中医治疗　常用活血化瘀行气止痛的方剂如温经汤、少腹逐瘀汤等；针灸三阴交、足三里、气海、关元等穴位。

二、护理诊断/护理问题

1. 急性疼痛　与月经期子宫痉挛性收缩、子宫肌组织缺血缺氧有关。

2. 恐惧　与长期痛经引起精神紧张有关。

三、护理目标

1. 患者疼痛缓解。

2. 患者月经来潮前及经期无恐惧感。

四、护理措施

（一）缓解症状

1. 观察询问患者疼痛的程度及其他伴随的症状体征。

2. 指导其经期注意以下事项

(1) 注意保暖，特别是腹部及下肢的保暖，有腹痛时可腹部热敷及进食热饮，可减轻子宫缺血，减轻疼痛。

(2) 注意休息，避免剧烈运动和过度劳累，以减轻盆腔充血。

(3) 忌生冷及辛辣刺激性食物。

3. 遵医嘱使用药物治疗，观察疗效。

（二）心理护理

1. 倾听患者的感受，理解其紧张心理，介绍疾病的有关知识，阐明月经期很多人都会出现小腹坠胀、腰酸等不适，疼痛重时可用药物控制。

2. 告诉患者痛经有简便有效的药物，每次痛经时服用1～2次即可缓解，用量小，副作用少，不存在成瘾问题。用药后不仅可控制自身症状，也可以缓解心理紧张。

3. 告知患者原发性痛经没有器质性病变，不要过于担心，随年龄增长或生育后症状可缓解或消失。

五、护理评价

1. 患者是否了解预防、减轻痛经的方法，疼痛是否减轻。

2. 患者经前和经期情绪是否稳定。

（包小兰）

任务四　经前期综合征患者的护理

案例　患者35岁，近2年常于月经前1周左右感觉头疼、乳房胀、烦躁、乏力等不适，月经尚规律。以往健康，无重要病史。

查体：全身检查和盆腔检查无异常发现。

问题导向

1. 该患者的护理评估内容还有哪些？

2. 有什么治疗方法和护理措施？

经前期综合征是指在月经前周期性发生的一系列症状，严重者影响日常生活和工作。

一、护理评估

（一）健康史

问题探究：经前期综合征的原因是什么？

经前期综合征的病因尚无定论，可能与精神社会因素、卵巢激素失调和神经递质异常有关。

1. 精神社会因素　患者对安慰剂治疗的反应率高达30%～50%，部分患者精神症状突出，且情绪紧张时原有症状加重，提示社会环境与患者的精神心理因素间的相互作用参与该病的发生。

2. 卵巢激素失调　目前认为可能与黄体后期雌、孕激素撤退有关，临床补充雌、孕激素合剂，减少性激素周期性生理波动，能有效缓解症状。

3. 神经递质异常　经前期综合征患者在黄体后期循环中类阿片肽浓度异常降低，表现内源性类阿片肽撤退症状，影响精神、神经及行为方面的变化。

（二）身体状况

多见于25～45岁妇女，其主要临床表现为一组症状。症状出现早者常始于月经前10～14天，迟至经前2～3天，至月经后症状即消失。

患者症状变化多，最早出现不同程度的乏力、抑郁、乳房胀痛、下腹痛、便秘等，以后又出现焦虑、激动、忧郁、嗜甜食等。在经前2～3天出现水潴留现象，表现为体重增加、水肿。有些患者表现有痤疮、头痛等。月经一旦来潮，症状即明显减轻并迅速消失。

（三）社会心理状况

由于患者出现的躯体和精神症状，会以为自己得了器质性病变，而增加其心理压力，同时又会使症状加重，形成恶性循环。

（四）处理要点

1. 支持及精神治疗　首先让患者了解本综合征的特点，树立能治好的信心，注意劳逸结合，避免精神紧张，少盐饮食等。

2. 调整生活状态　包括合理饮食及营养，适当锻炼身体，戒烟，限制钠盐和咖啡的摄入。

3. 药物治疗

（1）抗焦虑药：对情绪紧张焦虑的患者可给少量镇静剂和抗焦虑药，减轻精神紧张，如口服苯巴比妥0.03g，每日3次，地西泮2.5mg，每日2～3次，阿普唑仑0.25mg，每日2～3次。

（2）利尿剂：水肿者可用少量利尿剂，如螺内酯20～40mg每日2～3次，可拮抗醛固酮而利尿，减轻水钠潴留，对改善精神症状也有效。

（3）激素治疗：口服避孕药能缓解症状，并可减轻水钠潴留症状，避孕药也是一种抑制循环和内源性激素波动的方法。也可用促性腺激素释放激素激动剂（GnRH-α）抑制排卵。连用4～6个周期。

（4）维生素B_6：可用于调节自主神经与下丘脑-垂体-卵巢轴的关系，有一定效果，还可抑制泌乳素合成。10～20mg，每日3次，可改善症状。

二、护理诊断/护理问题

焦虑　与身体不适感及担心自身健康有关。

三、护理目标

患者症状缓解，心理紧张减轻。

四、护理措施

1. 了解患者焦虑的原因，及其身体和精神症状。
2. 跟患者解释该病症没有器质性病变，与精神心理因素有一定关系，让其树立信心。
3. 鼓励患者合理调整生活状态，加强运动和营养，改善睡眠。
4. 遵医嘱用药，以缓解其不适症状。

（文漪）

任务五　绝经综合征患者的护理

案例　患者50岁，近1年来月经不规律，逐渐减少，周期2～3个月。近半年常出现阵阵潮热、出汗，有时容易激动、情绪低落、失眠、健忘等。以往健康，无重要病史。

查体：BP 130/90mmHg，心肺（-），肝脾（-），妇科检查：外阴（-），阴道：分泌物少，宫颈：光滑，宫体：前位，正常大小，双附件（-）。

化验：血清FSH 20U/L。

问题导向

1. 该病还有哪些护理评估内容？
2. 该患者哪些指标可以帮助诊断？
3. 作为护士，你如何对这类患者进行健康指导？

绝经是指月经完全停止一年以上，是妇女生命过程中必然发生的生理过程，提示卵巢功能衰退，生殖功能终止。而卵巢功能衰退是一个渐进的过程，长期以来人们习惯用“更年期”来形容卵巢功能衰退的过程，由于更年期定义含糊，世界卫生组织人类生殖特别规划委员会于1994年6月14日提出废除“更年期”这一术语，推荐采用“围绝经期”一词。围绝经期是指妇女绝经前后的一段时期，包括从接近绝经出现与绝经有关的内分泌、生物学和临床改变到最后一次月经后一年的时期。围绝经期妇女中约2/3可出现一系列性激素减少所致的以自主神经功能紊乱为主，伴有神经心理症状的一组症候群，称为绝经综合征。

一、护理评估

（一）健康史

内分泌因素是引起绝经综合征的主要原因，由于卵巢功能衰退，雌、孕激素水平降低，使正常的下丘脑-垂体-卵巢轴之间的平衡失调，影响了自主神经中枢及其支配下的各脏器功能，而出现一系列自主神经功能失调的症状。此外，还与体内神经递质含量异常、个体人格特征、神经类型、健康状态、社会环境及职业、文化水平等有关，神经类型不稳定、精神压抑或受过较强烈精神刺激的女性易发生绝经综合征，而体力劳动者则较少发生。因疾病行双侧卵巢切除或因放化疗使双侧卵巢功能受损的患者更易发生绝经综合征。

（二）身体状况

1. 月经改变　可表现为月经周期逐渐延长，经量逐渐减少，直至绝经。也可表现为月经周期不规则、经期延长、经量增多甚至大出血。有少数人月经突然停止。

2. 潮热　是绝经期最常见、最典型的症状，是雌激素水平低下的主要表现。潮热起自前胸部，向颈部及面部扩散，像阵阵上涌的热浪，伴皮肤发红、出汗。持续数秒至数分钟不等，轻者每日数次，重者达十多次或更多。该症状可持续 1～2 年，甚至 5 年以上。可严重影响妇女的正常工作、生活，是性激素治疗的主要适应证。

3. 精神神经症状　主要表现为激动易怒、焦虑多疑、情绪低落、忧郁、失眠、注意力不集中、记忆力减退等。

4. 心血管系统变化　常表现为血压波动或血压升高，绝经后妇女易发生动脉粥样硬化、高血压、心肌缺血、心肌梗死和脑出血。

5. 泌尿生殖道症状　主要表现为泌尿生殖道萎缩症状，包括外阴阴道干燥、性交痛、排尿困难、张力性尿失禁及反复发作的阴道炎和尿路感染。

6. 骨质疏松　妇女 30～35 岁骨密度达峰值，40 岁以后骨质平均每年以 1% 的速度溶解，绝经后骨丢失加快，主要与雌激素下降有关，以至发生严重的骨质疏松，易发生骨折，常见桡骨远端、股骨颈、椎体骨折。

（三）心理社会状况

进入围绝经期妇女，面临子女长大离家自立、父母年老或去世、丈夫工作地位改变、周围同龄人病痛增多、自己健康和容貌改变等家庭和社会环境的变化，使得身体与精神负担加重，加之频繁的潮热、出汗，更进一步加重烦躁、忧虑、易怒、多疑等不良情绪反应，甚至引发家庭矛盾、影响人际关系。

（四）相关检查

根据不同临床表现，选择必要的辅助检查以判断患者是否进入围绝经期，并排除生殖系统、心血管系统、泌尿系统等器质性病变。

1. 激素测定　促性腺激素水平明显升高，绝经过渡期 FSH＞10U/L，提示卵巢储备功能下降。闭经、FSH＞40U/L，且 E_2＜10～20pg/ml，表明卵巢功能衰竭。

2. 宫颈刮片细胞学检查、分段诊断性刮宫　有不规则阴道流血者排除子宫颈癌和子宫内膜癌。

3. 其他　如B型超声了解子宫、卵巢情况；影像学检查可测定骨密度，判断有无骨质疏松；心电图、血脂检查了解有无心血管病变。

（五）处理要点

1. 一般治疗　多参加社会活动，丰富业余生活，调节心情。加强营养，摄入足够的蛋白质和含钙丰富的食物，并补充钙剂，坚持锻炼以预防骨质疏松，神经症状明显者加强心理治疗，必要时选择镇静剂帮助睡眠，谷维素帮助调节自主神经功能，以及六味地黄丸、更年康、更年安等中药缓解潮热、出汗等症状。

2. 激素补充治疗（HRT）　绝经综合征主要是由于卵巢功能衰退，雌激素减少引起一系列的健康问题，激素替代治疗是必要的医疗措施。常用雌激素制剂有：结合雌激素（又名妊马雌酮）、戊酸雌二醇为天然雌激素，乙炔雌三醇（又名尼尔雌醇）为合成雌激素，推荐使用天然雌激素；孕激素制剂常用甲羟孕酮（安宫黄体酮）。可通过口服、阴道涂抹、皮肤帖片、皮下埋植等途径用药。合理使用HRT可有效控制和预防围绝经期相关症状和相关疾病，但应在医生指导下用药，掌握适应证和禁忌证，进行个体化治疗，并定期监测。此外，对有子宫的患者，在应用雌激素替代治疗时应加用孕激素，可预防子宫内膜增生过长和子宫内膜癌。

（1）适应证：雌激素减少所致影响妇女生活质量的症状，如潮热、精神症状、老年性阴道炎、反复的泌尿系感染，预防存在高危因素的骨质疏松。

（2）禁忌证：不明原因的子宫异常出血，确定或疑为乳腺癌、子宫内膜癌等雌激素依赖性肿瘤患者，急性肝脏疾病、胆汁淤积性疾病，血栓栓塞性疾病。

（3）副作用及危险性：①雌激素剂量大了可出现乳房胀痛、头痛、色素沉着、体重增加等；②子宫出血，多为突破性出血；③肝功能影响，甾体激素在肝脏代谢，较长时间的口服用药会影响肝功能，肝功能异常者应慎用，而经皮肤或经阴道用药则无影响；④子宫内膜癌和乳腺癌，长期单用雌激素，可增加子宫内膜癌的危险性，合并用孕激素可减低风险。而HRT治疗＜5年者，并不增加乳腺癌的发病风险。

（4）用药时间：短期用药主要目的是缓解围绝经期症状，1个月起效，4个月可稳定缓解。用于防治骨质疏松，则需长期用药。

二、护理诊断/护理问题

1. 舒适的改变　与卵巢激素水平下降引起的潮热等不适有关。
2. 焦虑　与不适应围绝经期内分泌等改变，以及担心患有严重疾病有关。

三、护理目标

1. 患者自觉症状缓解
2. 患者能够正确认识自身变化并能应对。

四、护理措施

（一）缓解不适

1. 指导患者积极参加各种体力活动，如舞蹈、散步、慢跑等有氧运动，可镇定肌张力，减轻压力，放松心情，并刺激骨细胞的活动、促进血液循环，有利于延缓衰老和骨质疏松的发生。

2. 遵医嘱用药并指导性激素的应用

(1) 告诉患者 HRT 必须在专业医师的指导下应用，医生会根据个体差异选择最小的有效剂量，并根据治疗反应调整用药，患者要严格按医嘱用药，不可自行停药和随意更改用药。

(2) 向患者介绍用药目的、时间、适应证、禁忌证及可能出现的不良反应等，嘱患者用药期间如出现子宫不规则出血应及时就诊。

(3) 因 HRT 有一定的风险，所以应提醒长期用药的患者定期检查，一般每年至少检查一次，重点检查乳腺、子宫。

(二) 心理护理

1. 倾听、了解患者的精神状态和心理变化。

2. 在与患者交往时，通过语言、表情、态度、行为等去影响患者的认知、情绪和行为，使其有积极的心态。

3. 让患者及家属理解绝经是一个生理过程，由于不适应这些变化，约 2/3 以上的妇女会出现潮热、睡眠改变、心理情绪改变等一系列症状，而家庭的压力及变故会使精神神经症状加重，家属应给予理解、同情和安慰，让患者知道她不是唯一受此症状困扰者，帮助患者以良好的心态对待自己。

(三) 健康教育

1. 进食含钙和蛋白质高的食物如牛奶、瘦肉等，并适当补充钙剂和维生素 D；限制咖啡、含酒精的饮料、糖及辛辣刺激性食物；多食水果、蔬菜；进食含植物雌激素高的豆制品；使用复合维生素 B 或维生素 E。

2. 定期健康检查　重点是心血管系统和生殖系统、乳腺。围绝经期易发生心血管系统疾病，尤其是高血压、冠心病，又是许多恶性肿瘤的好发年龄，因此应 1～2 年进行一次健康检查，有子宫异常出血等情况时随时到医院就诊。

五、护理评价

1. 患者的症状是否得到缓解。

2. 患者是否认识到绝经是女性正常的生理过程而积极应对。

（徐红）

测试题

(一) A_1 型题

1. 功能失调性子宫出血是指（　　）。

A. 青春期的异常子宫出血　　B. 生育期妇女的异常子宫出血

C. 更年期妇女的异常子宫出血　　D. 伴有子宫内膜非特异性炎症的子宫出血

E. 由于神经内分泌功能失调引起的异常子宫出血

2. 关于功血的叙述正确的是（　　）。

A. 有生殖器官的器质性病变　B. 可发生于任何年龄

C. 调节生殖的神经内分泌功能正常　D. 有全身器质性病变

E. 可发生于初潮至绝经期间的任何年龄

3. 无排卵性功血最常见的表现是（　　）。

A. 子宫不规则出血　B. 贫血

C. 月经周期缩短　D. 不孕

E. 见于生育年龄

4. 下列不是无排卵性功血特点的是（　　）。

A. 月经周期紊乱　B. 经期长短不一

C. 经量多少不等　D. 基础体温双相

E. 基础体温单相

5. 关于黄体功能不全，下述正确的是（　　）。

A. 多见于青春期　B. 基础体温单相

C. 月经周期缩短　D. 常为经期延长

E. 体温下降缓慢

6. 不是宫颈黏液检查目的的是（　　）。

A. 了解卵巢功能　B. 测定排卵

C. 诊断阴道炎症　D. 了解雌激素水平

E. 预测先兆流产

7. 用雄激素治疗功血时，每月总量不宜超过（　　）。

A. 50mg　B. 100mg

C. 150mg　D. 200mg

E. 300mg

8. 下述不是子宫内膜不规则脱落特点的是（　　）。

A. 经期延长　B. 经前子宫内膜为分泌期

C. 经量增多　D. 病理表现为分泌不全

E. 周期规律

9. 黄体功能不全的基础体温表现为（　　）。

A. 体温上升缓慢，下降缓慢　B. 体温无上升

C. 体温上升较快、下降缓慢　D. 体温下降缓慢

E. 体温上升缓慢，下降早

10. 下列疾病不会引起阴道流血的是（　　）。

A. 子宫肌瘤　B. 葡萄胎

C. 子宫体癌　D. 畸胎瘤

E. 绒毛膜癌

11. 围绝经期功血患者治疗原则不包括（　　）。

A. 调整周期　B. 止血

C. 减少经量　　D. 促排卵
E. 对症治疗

12. 关于功血患者的护理措施，错误的是（　　）。
A. 使用干净的卫生巾　　B. 避免寒冷刺激
C. 每日阴道冲洗一次　　D. 保持外阴清洁
E. 流血量不多时可照常工作

13. 关于原发性闭经，下述正确的是（　　）。
A. 年满 15 周岁仍无月经来潮者　　B. 无任何诱因连续 2 个月停经者
C. 年满 16 周岁仍无月经来潮者　　D. 曾建立规律月经后停经 6 个月者
E. 年满 18 周岁仍无月经来潮者

14. 关于继发性闭经，正确的是（　　）。
A. 年满 18 周岁仍无月经来潮者
B. 月经周期建立后，连续停经 3 个月
C. 月经周期建立后，连续停经 4 个月
D. 月经周期建立后，连续停经 5 个月
E. 月经周期建立后，连续停经 6 个月

15. 下列不能测定卵巢功能的是（　　）。
A. 基础体温测定　　B. 子宫内膜活检
C. 宫颈黏液检查　　D. 阴道细胞学检查
E. 宫颈组织活检

16. 引起 Sheehan 综合征的原因是（　　）。
A. 自然流产　　B. 妊娠高血压疾病
C. 前置胎盘　　D. 产后失血性休克
E. 异位妊娠

17. 最常见的闭经是（　　）。
A. 卵巢性闭经　　B. 下丘脑性闭经
C. 垂体性闭经　　D. 其他原因的闭经
E. 子宫性闭经

18. 引起垂体性闭经的疾病为（　　）。
A. 多囊卵巢综合征　　B. Turner 综合征
C. Sheehan 综合征　　D. 长期消耗性疾病
E. 药物抑制综合征

19. 不是真性闭经原因的是（　　）。
A. 精神因素　　B. 子宫内膜严重损伤
C. 无孔处女膜　　D. Sheehan 综合征
E. 特纳综合征

20. 关于闭经的判断不正确的是（　　）。
A. BBT 呈双相型原因在子宫　　B. 测 FSH 水平过高原因在卵巢
C. 雌激素试验阴性原因在子宫　　D. 垂体兴奋试验阳性表明原因在垂体

E. 孕激素试验阳性，证明体内有一定雌激素水平

21. 下述情况不宜应用雌激素的是（　　）。
A. 萎缩性阴道炎　B. 围绝经期综合征
C. 青春期功血　D. 子宫肌瘤伴月经紊乱
E. 过期妊娠

22. 在发病机理上和雌激素无关的疾病是（　　）。
A. 无排卵性功血　B. 葡萄胎
C. 子宫内膜癌　D. 子宫肌瘤
E. 萎缩性阴道炎

23. 下述不是原发性痛经的治疗方法的是（　　）。
A. 阿托品　B. 吲哚美辛
C. 氯米芬　D. 沙丁胺醇
E. 避孕药

24. 以下关于痛经的陈述不正确的是（　　）。
A. 原发性痛经好发于青少年
B. 痛经分为原发性痛经和继发性
C. 原发性痛经指生殖器官无器质性病变者
D. 继发性痛经指生殖器官有器质性病变者
E. 原发性痛经指第1次来月经就痛经者

25. 关于痛经不正确的是（　　）。
A. 原发性痛经与精神因素有关
B. 痛经是妇科最常见的症状之一
C. 无排卵月经周期不伴有原发性痛经
D. 原发性痛经用前列腺素合成酶能缓解症状
E. 继发性痛经是指继发于开始规律性排卵之后

26. 痛经患者疼痛的性质主要为（　　）。
A. 烧灼样疼痛　B. 隐痛
C. 针刺样疼痛　D. 刀割样疼
E. 痉挛性疼痛

27. 原发性痛经的临床表现，下列错误的是（　　）。
A. 疼痛为阵发性　B. 可伴有腹泻
C. 妇科检查无异常　D. 伴经量增多
E. 可伴恶心、呕吐

28. 不是原发性痛经原因的是（　　）。
A. 精神因素影响　B. 常有颈管狭窄
C. 生殖器官炎症　D. 经血中PG升高
E. 有排卵的月经

29. 有关绝经综合征以下叙述错误的是（　　）。
A. 常有月经紊乱

B. 骨质疏松发生与孕激素下降有关

C. 潮红、潮热为最常见且典型的症状

D. 精神神经症状包括兴奋型和抑郁型

E. 心血管系统常表现为血压波动或升高

30. 绝经是指月经完全停止（　　）。

A. 1 年以上　　B. 2 年以上

C. 3 年 以上　　D. 半年以上

E. 3 个月以上

31. 不属于绝经综合征表现的是（　　）。

A. 尿频、尿失禁　　B. 阴道分泌物增多

C. 阵发性心动过速　　D. 潮红、潮热、出汗

E. 生殖器官逐渐萎缩

32. 围绝经期最典型的表现是（　　）。

A. 精神症状　　B. 潮热出汗

C. 机体老化　　D. 阴道萎缩

E. 骨质疏松

33. 有关绝经综合征性激素治疗，不正确的是（　　）。

A. 绝经后提倡大剂量使用雌激素

B. 无子宫者可单独用雌激素

C. 有乳癌、血栓性疾病等应禁用

D. 有子宫者须同时用孕激素

E. 可控制和预防相关症状和疾病

34. 关于绝经期的健康教育，不恰当的是（　　）。

A. 可补充钙剂，防治骨质疏松　　B. 属正常现象不必处理

C. 合理补充雌激素，缓解症状　　D. 劳逸结合，适度锻炼

E. 注意心理护理，消除焦虑心理

35. 有关绝经综合征患者出现的阵发性潮热，不正确的是（　　）。

A. 可发生在绝经前和绝经后数年　　B. 反复出现

C. 是性激素治疗的主要适应证　　D. 短暂发作

E. 由精神因素引起，与性激素无关

（二）A_2 型题

1. 一患者因精神紧张引起闭经，下列提供的护理措施中不恰当的是（　　）。

A. 做好心理护理，鼓励患者表达自己的情绪

B. 向患者解释有关治疗的意义，取得合作

C. 向患者讲述闭经的原因，澄清错误观念

D. 嘱患者卧床休息，尽量避免到公共场所

E. 适当运动，增强体质，缓解精神压力

2. 22 岁未婚女青年月经不规律，检查其卵巢功能，简便易行的方法是（　　）。

A. B 型超声检查　　B. 阴道细胞学检查

C. 基础体温测定　　　　　　　　D. 宫颈黏液涂片检查
E. 子宫内膜活检

3. 32岁妇女，继发闭经半年，孕激素试验阳性，下一步应做（　　）协助诊断。
A. 基础体温测定　　　　　　　　B. 子宫内膜活检
C. 雌激素试验　　　　　　　　　D. 测定促性腺激素水平
E. 垂体兴奋试验

4. 39岁妇女闭经1年，孕激素试验阴性，雌激素试验阳性，促性腺激素水平增高，证明闭经的原因在（　　）。
A. 子宫　　　　　　　　　　　　B. 下丘脑
C. 垂体　　　　　　　　　　　　D. 其他内分泌影响
E. 卵巢

5. 患者16岁，无排卵性功血，有关性激素治疗下列不正确的是（　　）。
A. 部分患者出现造血功能障碍
B. 服用雌激素可有恶心、呕吐等副反应
C. 饭后、睡前服药可减少胃肠道反应
D. 严格按医嘱服用，不能随意停药或减量
E. 雄激素主要用于围绝经期妇女

6. 患者16岁，主诉月经期腹痛剧烈，需服镇痛药并卧床休息。平时月经周期规律，基础体温双相型。肛门检查：子宫前倾前屈位，大小、硬度正常，无压痛，两侧附件（-），分泌物白色。本病例最可能的诊断是（　　）。
A. 原发性痛经　　　　　　　　　B. 输卵管炎
C. 子宫腺肌病　　　　　　　　　D. 子宫肌瘤
E. 子宫内膜炎

7. 患者45岁，功血，本次月经来潮10余天，量多，伴有头晕，护理措施错误的是（　　）。
A. 注意观察生命体征　　　　　　B. 准确估计流血量
C. 出血多时卧床休息　　　　　　D. 给予富含铁的食物
E. 每日阴道冲洗预防感染

（三）A_3 型题

（1～4题共用题干）

患者女，14岁，月经13 $\frac{5\sim15}{15\sim45}$ 天。本次月经周期50天，来潮半个月，量多，检查：贫血貌，内外生殖器官未发现异常，基础体温呈单相型。

1. 该患者的诊断最可能是（　　）。
A. 有排卵性功血　　　　　　　　B. 子宫肌瘤
C. 无排卵性功血　　　　　　　　D. 子宫肉瘤
E. 黄体功能不足

2. 目前止血的方法宜选用（　　）。
A. 诊断性刮宫　　　　　　　　　B. 止血药

C. 雌-孕激素序贯

D. 雄激素

E. 孕激素＋雄激素

3. 其他治疗原则不恰当的是（　　）。

A. 调整周期

B. 减少经量

C. 促进排卵

D. 预防感染

E. 治疗贫血

4. 治疗用药不应选用（　　）。

A. 雌-孕激素序贯用药

B. 用铁剂抗贫血

C. 雌-孕激素合并用药

D. 氯米芬促排卵

E. 甲睾酮周期用药

（5～8题共用题干）

某女，51岁，近5个月来月经不规律，本次月经来潮半月淋漓出血不止，妇科检查未见异常。

5. 最恰当的辅助检查是（　　）。

A. 诊断性刮宫

B. 腹腔镜检查

C. 宫腔镜检查

D. 阴道镜检查

E. B超检查

6. 假设诊刮结果为子宫内膜增生过长，符合（　　）。

A. 子宫内膜癌

B. 子宫颈癌

C. 无排卵性功血

D. 子宫肌瘤

E. 围绝经期综合征

7. 该治疗原则不恰当的是（　　）。

A. 调整周期

B. 减少经量

C. 促进排卵

D. 预防感染

E. 防治贫血

8. 该患者选用的药物不恰当的是（　　）。

A. 孕激素

B. 雌激素＋孕激素

C. 抗生素

D. 雄激素＋孕激素

E. 雄激素

（9～11题共用题干）

某妇女流产后出现月经不调，表现为月经周期正常，经期延长，经量增多，检查子宫附件无异常发现。

9. 该患者应怀疑为（　　）。

A. 黄体功能不足

B. 急性盆腔炎

C. 无排卵性功血

D. 慢性宫颈炎

E. 子宫内膜不规则脱落

10. 为确诊需做诊刮，其时间预约在（　　）。

A. 月经前 3 天　　B. 月经来潮 6h

C. 月经第 5 天　　D. 月经干净 3～7 天

E. 月经第 1 天

11. 子宫内膜活检报告，支持诊断的是（　　）。

A. 大量分泌期内膜　　B. 子宫内膜炎

C. 子宫内膜增生过长　　D. 增殖期内膜

E. 增生期、分泌期内膜共存

（12～13 题共用题干）

患者 48 岁，月经紊乱近一年，经量时多时少，周期无规律，此次停经 2 个月后出血近半个月，量多。检查：子宫正常大小，软，双附件（-）。

12. 首选的止血方法是（　　）。

A. 诊刮术　　B. 雌激素

C. 孕激素　　D. 雄激素

E. 止血剂

13. 下列护理措施中不对的是（　　）。

A. 遵医嘱给抗生素预防感染　　B. 协助医生手术操作

C. 保留会阴垫以估计出血量　　D. 按医嘱使用性激素

E. 刮出的标本不必送病理检查

（14～15 题共用题干）。

王女士，51 岁，自述近年月经周期不规则、稀发，经期缩短，经量减少，自感阵发性潮热、出汗，偶有心悸、眩晕。妇科检查无异常，血压波动，其余正常。

14. 该患者的情况属于（　　）。

A. 黄体功能不足　　B. 神经衰弱

C. 黄体萎缩延迟　　D. 高血压病

E. 绝经综合征

15. 该患者的处理和护理指导错误的是（　　）。

A. 降压治疗　　B. 补充性激素

C. 补充钙剂　　D. 可用谷维素

E. 体格锻炼

（四）简答题

1. 何为功能失调性子宫出血？有哪几种临床类型？临床症状有何不同？
2. 无排卵性功血的处理原则是什么？护理措施有哪些？
3. 何为原发性闭经和继发性闭经？哪些原因可引起闭经？

4. 何为痛经？缓解痛经的方法有哪些？
5. 经前期综合征患者有哪些症状和处理方法？
6. 解释围绝经期及绝经综合征的概念，围绝经期妇女可能发生哪些身体和心理变化？性激素治疗的注意事项有哪些？

（五）案例分析

患者女，15 岁，月经来潮 2 年，不规律，$\frac{5\sim15}{15\sim45}$天。本次月经停经 2 个多月来潮，至今半月未净，量多，近 1 周来头晕、乏力。检查：贫血貌，内外生殖器官未发现异常。

请回答：

（1）该患者的诊断最可能是什么？

（2）如果测 BBT 可能是什么类型的体温？

（3）临床治疗原则是什么？写出治疗方案。

（4）患者有哪些护理诊断和护理措施？如何进行健康指导？

（5）该患者若是 45 岁，其治疗原则和方案有什么不同？

本项目小结

功能失调性子宫出血患者的护理

- 护理评估
  - 健康史：①无排卵性：下丘脑-垂体-卵巢轴功能失调，只有卵泡发育，无排卵，没有孕激素分泌，以致月经紊乱；②有排卵性：有排卵但黄体功能异常
  - 身体状况：症状：①无排卵性功血表现为周期紊乱，经期、经量不定，不伴痛经；②有排卵性功血表现为黄体功能不足致月经周期缩短；子宫内膜不规则脱落致经期长，经量多
    体征：妇科检查无器质性病变
  - 相关检查：①诊刮术；②BBT；③宫颈黏液；④阴道脱落细胞；⑤激素测定；⑥B 型超声
  - 处理要点：无排卵性：①止血：诊宫术、性激素、止血药；②调整周期：人工周期、短效避孕药；③促排卵：氯米芬、HCG；④手术：年龄＜40 岁，顽固性功血
    有排卵性：①孕激素；②HCG
- 护理诊断／护理问题：疲乏、有感染的危险
- 护理措施
  - 纠正贫血：①观察、询问症状；②必要时输液、输血、刮宫；③加强营养；④遵医嘱用药；⑤适当运动
  - 预防感染：①观察感染征象；②保持外阴清洁；③加强营养；④遵医嘱用药
  - 健康教育：①正确使用性激素；②该病非器质性病变，调整好心态

- 闭经患者的护理
  - 护理评估
    - 健康史：①下丘脑性闭经；②垂体性闭经；③卵巢性闭经；④子宫性闭经
    - 身体状况：闭经本身不是一个疾病，只是一个症状。不同原因可出现不同表现，但都有闭经的症状
    - 相关检查：①子宫功能检查；②卵巢功能检查；③垂体功能检查；④GnRH 刺激试验；⑤其他
    - 处理要点：①一般治疗；②治疗器质性病变；③内分泌治疗
    - 撤退试验：①孕激素试验；②雌激素试验
  - 护理诊断／护理问题
    - 焦虑、知识缺乏
  - 护理措施
    - 心理护理：告知闭经只是症状，锻炼身体保持心情舒畅易使月经恢复正常
    - 用药指导：性激素是有效的治疗方法，可使月经按期来潮，并缓解各种症状。应按医嘱按时服用，不要随便减量、停用
    - 健康教育：合理饮食，适当锻炼。原发性闭经应注意检查排除生殖器官发育异常

- 痛经患者的护理
  - 护理评估
    - 健康史：①子宫内膜前列腺素含量增高；②有排卵的月经周期；③精神神经因素；④其他
    - 身体状况：①症状：经期下腹部坠胀痛或痉挛性疼痛，第一天最重；②体征：妇科检查无器质疾病
    - 处理要点：①止痛：解痉药，前列腺素合成酶抑制剂；②抑制排卵：口服短效避孕药；③中医治疗
  - 护理诊断／护理问题
    - 急性疼痛、恐惧
  - 护理措施
    - 缓解症状：①观察询问患者症状体征；②指导其经期注意事项；③遵医嘱用药物治疗
    - 心理护理：①倾听理解患者紧张心理，介绍疾病的有关知识；②告诉患者痛经有简便有效的治疗药物，用药后不仅可控制自身症状，也可以缓解心理紧张，不存在成瘾问题；③告知患者原发性痛经无器质性病变，以后可缓解或消失

经前期综合征患者的护理

- 护理评估
  - 健康史：①精神社会因素；②卵巢激素失调；③神经递质异常
  - 身体状况：多见于25～45岁，常始于经前10～14天，迟至经前2～3天，至月经后症状即消失。出现乏力、抑郁、乳房胀痛、下腹痛、焦虑、激动等
  - 处理要点：① 支持及精神治疗；②调整生活状态 ；③药物治疗：抗焦虑药、利尿剂、激素治疗、维生素B_6
- 护理诊断／护理问题
  - 焦虑
- 护理措施
  - ①了解患者焦虑的原因，及其身体和精神症状；② 解释该病症无器质性病变；③ 合理调整生活状态，加强运动和营养，改善睡眠；④ 遵医嘱用药，以缓解其不适症状

绝经综合征患者的护理

- 护理评估
  - 健康史：卵巢功能衰退，雌、孕激素水平降低，使正常的下丘脑-垂体-卵巢轴之间的平衡失调，影响了自主神经中枢及其支配下的各脏器功能，而出现一系列自主神经功能失调的症状
  - 身体状况：①月经改变；②潮热；③精神神经症状；④心血管系统变化；⑤骨质疏松
  - 相关检查：①激素测定；②宫颈刮片细胞学检查、分段诊刮；③其他
  - 处理要点：①一般治疗；②激素补充治疗（HRT）
- 护理诊断／护理问题
  - 舒适的改变、焦虑
- 护理措施
  - 缓解症状：①适当运动，放松心情；②遵医嘱用药并指导性激素的应用：严格按医嘱用药，介绍适应证、不良反应，定期体检
  - 心理护理：①倾听、了解患者心理和精神状态；②让患者有积极的心态 ；③介绍疾病知识，正确对待
  - 健康教育：①注意营养，进食富含钙和高蛋白、高维生素的食物；②定期健康检查

（包小兰　文漪　徐红）

项目六　妊娠滋养细胞疾病患者的护理

学习目标

1. 掌握妊娠滋养细胞疾病的概念、分类、护理措施及健康指导。
2. 熟悉葡萄胎、侵蚀性葡萄胎及绒毛膜癌的护理评估及护理诊断。
3. 了解葡萄胎、侵蚀性葡萄胎及绒毛膜癌的健康史及化疗患者的护理。
4. 学会运用所学知识对葡萄胎、侵蚀性葡萄胎及绒毛膜癌的患者实施护理。
5. 具有尊重患者、爱护患者的工作态度及严谨、认真的职业作风。

妊娠滋养细胞疾病由一组与妊娠相互关联的疾病组成，病变来源于胎盘绒毛滋养细胞，主要包括葡萄胎、侵蚀性葡萄胎及绒毛膜癌（简称绒癌）。三者之间有着一定的联系，良性葡萄胎可能继续发展，成为侵蚀性葡萄胎或继续发展成绒癌，而绒癌除了上述途径恶化外，也可直接发生于葡萄胎、足月妊娠、流产或异位妊娠后。

妊娠滋养细胞由孕卵分化形成，属胎儿附属物，具有侵蚀周围组织、穿破血管的能力，这对于早期囊胚的植入子宫内膜是必需的。正常情况下，这种侵蚀作用仅局限于子宫蜕膜层，正常妊娠时，滋养细胞构成绒毛细胞可直接从母体吸收养分或自己合成蛋白质、糖等，供胚胎生长所需。分娩后大部分滋养细胞随胎盘排出母体，少量随恶露排出。

如果妊娠滋养细胞异常增生，或侵蚀能力增强，侵入母体子宫肌层或经母体血循环到达身体其他部位，并造成不同程度的破坏，即形成妊娠滋养细胞疾病。

任务一　葡萄胎患者的护理

案例　张女士，36岁，停经2个月，恶心、呕吐十余天，阴道流血1天，量中等，无明显腹痛。以往月经规律，G_1P_1，未避孕，准备生第二胎。

妇科检查：外阴已婚已产式；阴道通畅，血染；宫口闭；子宫体如妊娠3月大小，软；双侧附件扪及鸡蛋大的囊性包块，无压痛。

辅助检查：B型超声检查子宫增大，子宫内回声丰富，宫腔内充满闪亮密集的小短光条、光点及大小不等的小暗区，呈“落雪状”，未见胎儿图像。

问题导向

1. 作为一名护理人员，应从哪些方面对该患者进行护理评估？

2. 对其进行哪些护理措施？

3. 从哪些方面对该患者进行健康指导？

葡萄胎是妊娠滋养细胞疾病中的良性疾病，指妊娠后胎盘绒毛滋养细胞异常增生，终末绒毛水肿形成水泡，水泡间有蒂相连接，形状如葡萄而得名，又称水泡状胎块。其病变局限于子宫腔内，不侵入子宫肌层，也不发生远处转移。

临床病理将葡萄胎分为完全性及部分性两类，组织学特点：①滋养细胞呈不同程度增生；②绒毛间质水肿；③间质内血管消失（彩图 6－1）。

流行病学调查表明亚洲和拉丁美洲发生率较高，如在日本，葡萄胎的发生率约每 1 000 次妊娠中有 2 次葡萄胎，北美洲及欧洲的发生率约每 1 000 次妊娠中有 1 次葡萄胎。我国流行病学调查发现，葡萄胎平均发生率为每 1 000 次妊娠中有 0.78 次。

一、护理评估

（一）健康史

葡萄胎发病原因不明。有研究表明葡萄胎的发生可能与营养状况及社会经济因素有关；与母亲的年龄相关，当母亲年龄＞35 岁时，妊娠后葡萄胎发生率将成倍增加，如＞40 岁，发生率则高达普通人群的 7.5 倍，年龄＜20 岁发生率也增高；此外，流行病学调查表明，有葡萄胎妊娠史的妇女，再次妊娠时葡萄胎的发生率增加。

（二）身体状况

1. 症状

（1）停经后阴道流血：是最常见的症状，也是大部分患者就诊的原因。多在停经 2～3 个月内出现不规则的阴道流血，初期量少，后逐渐增多。因反复流血易造成感染及贫血。有时在出血中可发现水泡样物。

（2）腹痛：因葡萄胎生长迅速造成短期内子宫增大，可引起下腹阵发性疼痛，常发生在阴道流血前。若发生卵巢黄素化囊肿破裂或扭转，可发生急性腹痛。

（3）妊娠剧吐：多见于子宫增大明显或 HCG 增高明显者，呕吐较正常妊娠出现时间早，持续时间长，症状重。

（4）妊娠高血压疾病征象：可出现头昏、眼花等症状，有 1/4 患者发展为子痫前期，但子痫罕见。

（5）卵巢黄素化囊肿：由于滋养细胞增生产生大量的绒毛膜促性腺激素，可刺激卵巢过度黄素化形成卵巢黄素化囊肿（图 6－1）。常为双侧性，也可单侧，大小不等，最大直径可达 20cm 以上。表面光滑，活动度好，常在葡萄胎清除后 2～4 个月自行消退。

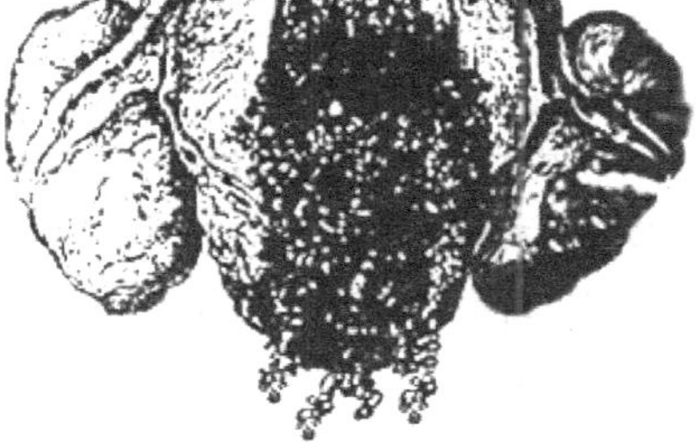

图 6－1 葡萄胎及黄素囊肿

（6）甲状腺功能亢进征象：少部分患者可出现轻度甲亢征象，与葡萄胎组织产生促甲状腺激素有关。表现为心动过速、皮肤温热及震颤，血浆 T_3、T_4 浓度上升，葡萄胎清除后迅速消失。

2. 体征　子宫异常增大、变软，常大于孕周，因滋养细胞异常增生或宫腔内积血所致。少部分患者可因反复阴道流血排出水泡状胎块，子宫可与正常妊娠月份相符或较小。双侧附件可触及增大的黄素囊肿。

（三）心理社会状况

了解患者及其家属对疾病的反应，对此次妊娠的期望，葡萄胎发生不规则流血时，部分患者会误认为是流产而行保胎治疗，当明确诊断后，常会引起患者极大的不安，担心如何进行治疗、对今后生育是否有影响等，并对清宫术表现出无助感和恐惧。同时对疾病知识的缺乏会增加患者及家属的焦虑情绪。

（四）相关检查

1. B 型超声检查　可鉴别正常妊娠与葡萄胎。可见增大的子宫腔内充满弥漫分布的光点和小囊样无回声区，可呈现落雪状图像，其中无妊娠囊，也无胎心及胎儿结构（彩图 6－2）。

2. HCG 水平测定　常高于正常妊娠水平，且持续不降。正常妊娠时，在受精卵着床后数日形成滋养细胞并开始分泌 HCG，于妊娠 8～10 周达高峰，持续 1～2 周后逐渐下降。葡萄胎因滋养细胞高度增生，产生大量 HCG，患者血、尿中 HCG 浓度通常大大高于正常妊娠相应月份值，而且在停经 8～10 周以后，随着子宫增大仍继续上升，可作为辅助诊断。与正常妊娠的 HCG 升高不易区分，在妊娠早期的鉴别意义不大。葡萄胎清除后 HCG 水平迅速回落，动态的、持续的 HCG 水平检测是葡萄胎清宫术后随访观察的重要内容。

3. 病理检查　完全性葡萄胎可见绒毛间质水肿变性、中心血管消失及滋养细胞增生活跃等，无胎儿、脐带或羊膜囊；部分性葡萄胎可见绒毛部分发生水肿变性及局灶性滋养细胞增生活跃，并可见胎儿、脐带或羊囊膜等成分。

4. 其他检查　包括胸部 X 射线摄片、血常规、出凝血时间、血型、肝肾功能检查等。

（五）处理要点

1. 及时清除宫腔内容物　葡萄胎确诊后应在输液、输血准备下及时行清宫术。多采用负压吸宫术。因子宫较大且软，易发生子宫穿孔，应使用大号吸管吸引，负压不宜过高。术中出血不多，一般不应用缩宫素，尤其在宫口扩大以前不宜使用，以免滋养细胞挤压入子宫血窦内，发生肺栓塞或远处转移。

一般尽量一次吸刮干净，子宫过大或一次刮净困难者可在 1 周后第 2 次清宫。每次清宫都要送病理检查。注意选取水泡小、接近子宫壁的组织送检。

2. 随访　葡萄胎排出后，为预防复发或恶变需定期随访，便于早期发现并及时处理。随访内容主要为血 HCG 定量测定，每周 1 次直至连续 3 次正常后，每个月 1 次，持续至少半年，此后每半年 1 次，共随访 2 年；同时应注意月经是否规则、有无转移灶症状（如有无异常阴道流血、咳嗽、咯血、头痛等）；并做妇科检查了解阴道有无紫蓝色结节，子宫大小、有无结节状突出，卵巢黄素囊肿是否缩小或消失；必要时进行盆腔 B 超、X 线胸片或 CT 检查。随访期间应避孕 1 年，以免妊娠后混淆病情。避孕方法首选避孕套，也可选择口服避孕药，一般不选用宫内节育器，以免穿孔或混淆子宫出血的原因。

3. 其他

（1）预防性化疗　葡萄胎的恶变率为 10%～25%，对高危妇女应进行预防性化疗，防止恶变，不作为常规推荐，有下列指征可选择化疗：①年龄大于 40 岁；②HCG 值过高；③病理检查示滋养细胞高度增生或伴有不典型增生；④葡萄胎清宫后，HCG下降缓慢或下降一定程度后持续不再下降，或持续不下降；⑤出现可疑转移病灶者；⑥无条件进行正规随访者。一般选用5-氟尿嘧啶或放线菌素D化疗1～2个疗程。

（2）子宫切除术　子宫切除不能预防宫外转移，所以，不作为常规处理。对高危患者，如年龄大于40岁，无再生育要求者可切除子宫，保留附件。术后仍需定期随访。

（3）卵巢黄素化囊肿的处理　因囊肿在清除宫腔内容物后会自行消退，一般不需处理。若发生急性扭转，可在B型超声或腹腔镜下穿刺吸液；若因扭转时间过长发生坏死，则应手术切除患侧卵巢。

二、护理诊断/护理问题

1. 有感染的危险　与反复阴道流血、贫血造成机体免疫力下降和清宫手术有关。
2. 焦虑　与患者担心疾病的性质和以后能否正常妊娠有关。

三、护理目标

1. 患者不发生感染或感染征象被及时发现。
2. 患者对未来妊娠有正确的期望，能接受本次疾病的结局，焦虑减轻。

四、护理措施

（一）预防感染

1. 观察患者的体温、阴道流血和分泌物的量、性状、颜色、气味，检查腹部有无压痛，以便及时发现感染征象。

2. 外阴擦洗每日2次，便后擦洗，使用消毒会阴垫，勤换内裤，保持外阴清洁，以防上行感染。

3. 指导患者加强营养，多食用高蛋白和富含铁的食物，提高抵抗力，预防贫血。

4. 遵医嘱化验血常规，使用抗生素和抗贫血药。

（二）心理护理

了解患者及家属的思想动态及心理承受能力，利用健康教育材料向患者及家属进行宣传，并随时评估是否确实掌握所讲知识。关心体贴患者，鼓励其表达不能获得良好妊娠结局的哀伤，安慰患者接受现实，使其懂得葡萄胎属良性病变，经积极治疗2年后可正常妊娠。讲解有关疾病治疗护理知识和清宫术的必要性，增强战胜疾病的信心，让患者以较平静的心态接受手术。

▶▶▶ 问题探究：如何做好葡萄胎患者清宫术的术中配合？

（三）清宫术护理配合

常规备血，做好配血输血准备。术前让患者排空膀胱，建立静脉通道，并准备好缩宫素及抢救药物，防止大出血及术中穿孔等的处理。准备清宫包，协助医生消毒，术中、术后观察患者情况，选取水泡小、接近子宫壁的组织送检。

▶▶▶ 问题探究：如何对葡萄胎患者进行健康教育？

（四）健康教育

1. 清宫术后禁止盆浴和性生活1个月。

2. 告知患者随访观察与治疗同样重要，应严格按照医嘱定时复查，并严格避孕。如出现异常阴道流血、咳嗽等症状时应及时就诊检查，以便早期发现恶变。

五、护理评价

1. 患者在住院期间有无感染发生。
2. 患者是否情绪稳定，对治愈疾病充满信心。
3. 能否说出定期随访的重要性，并能正确地参与随访全过程。

任务二　侵蚀性葡萄胎患者的护理

案例　张女士，36岁，葡萄胎清宫术后3个月，不规则阴道流血10天。

妇科检查：外阴已婚已产式；阴道通畅，血染；宫口闭；子宫体如孕2月大小，软；双侧附件扪及鸭蛋大的囊性包块，无压痛。

辅助检查：B型超声检查子宫增大，子宫内膜线欠清晰，子宫前壁肌层内可见大小约2.0cm×1.6cm高回声团块，其内血流丰富。血HCG 12 000IU/L。

问题导向

1. 结合病史及检查该患者可能为哪种疾病？
2. 你如何对其进行护理？

葡萄胎组织侵蚀到子宫肌层或转移到子宫以外称为侵蚀性葡萄胎，少数并发远处转移。侵蚀性葡萄胎来自葡萄胎，大多发生在葡萄胎清除后6个月内，具有恶性肿瘤行为，但恶性程度不高，预后较好。侵蚀性葡萄胎镜下可见子宫肌层及转移病灶内有显著增生的滋养细胞，呈团块状分布，细胞大小形态不一，可见滋养细胞出现于血管内。仍可见变性或完好的绒毛结构是与绒癌的主要鉴别点。

一、护理评估

（一）健康史

了解患者阴道不规则流血史及既往史，包括月经史、生育史和避孕情况，有无正常或异常的妊娠史；若既往曾患葡萄胎，应详细了解第一次清宫的情况，包括时间、水泡大小、吸出组织物的量等，清宫的次数及清宫后阴道流血的量、质、时间，子宫复旧的情况；注意收集血、尿 HCG 随访的资料和肺部 X 射线、B 型超声等检查结果。

（二）身体状况

1. 症状

（1）不规则阴道流血：通常是患者就诊的主要原因，在葡萄胎清宫后有持续不规则的阴道流血，也可表现为一段时间的正常月经后再停经，然后又出现阴道流血。

（2）转移症状：如肺转移可有咳嗽或咯血等症状；脑转移时可出现头痛、一过性失语、失明、呕吐、偏瘫或跌倒等。

2. 体征　子宫复旧不全，卵巢黄素化囊肿持续不消失。阴道有转移时可出现紫蓝色结节，如破溃可出现大量出血。有时可触及宫旁转移的包块。

（三）心理社会状况

患者及家属往往感到悲哀，情绪低落，担心恶化，害怕化疗的副作用，对治疗和预后失去信心。部分患者因担心多次化疗给家庭经济带来负担，表现出焦虑不安。若需要手术治疗，无生育要求的患者常因要切除子宫而担心影响女性特征，有生育要求的患者因无法再生育而产生绝望，迫切需要家人特别是丈夫的理解和关心。

（四）相关检查

▶▶▶ 问题探究：葡萄胎患者清宫术后 HCG 多长时间能降至正常水平？

1. HCG 水平测定　葡萄胎清除后激素水平应迅速回落，多在术后 8 周内恢复正常，如葡萄胎清宫术后 12 周以上或行子宫切除后 8 周以上，HCG 水平仍高于正常，或下降一定程度后又上升，或定性试验阴性后又转为阳性，都提示有侵蚀性葡萄胎的可能。需要进一步检查以排除再次妊娠及葡萄胎清宫不全。

2. B 型超声检查　能早期发现葡萄胎组织侵入子宫肌层程度。在声像图上，子宫呈正常大小或不同程度增大，肌层内可见高回声团块，境界清无包膜；或肌层内有回声不均匀的团块或区域，境界不清无包膜等。

3. 病理检查　在侵入子宫肌层或子宫外的转移病灶切片中，发现有绒毛结构或退变的绒毛结构可确诊为侵蚀性葡萄胎。

4. 胸部 X 射线摄片　当肺转移时，胸部 X 射线摄片可见典型表现棉球状或团块状阴影。

5. CT 或核磁共振成像　CT 对发现脑转移灶有较高的诊断价值。核磁共振成像主要用于脑、肝和盆腔病灶的诊断。

（五）处理要点

侵蚀性葡萄胎以化疗为主，手术和放疗为辅的综合治疗原则。

1. 化疗　单一化疗或联合化疗。停药指征一般应持续到 HCG 阴性、症状体征消失及原发病灶和转移灶消失，再巩固 2～3 个疗程方可停药。

2. 手术　作为辅助治疗手段，用于大出血、消除耐药病灶等特定情况。无生育要求、无转移患者，可行子宫全切，年轻患者应保留卵巢。

3. 放疗　目前少用，主要用于肝、脑转移。

4. 随访　治疗结束后应严密随访。第一次在出院后3个月，以后每6个月1次直至3年，以后每年1次，直至5年，以后每2年1次。国外推荐Ⅰ～Ⅲ期随访1年，Ⅳ期随访2年。随访内容同葡萄胎。随访期间应严格避孕，应于化疗停止12个月以上方可妊娠。

二、护理诊断/问题

1. 有感染的危险　与反复阴道流血及化疗造成机体抵抗力下降有关。

2. 潜在并发症　肺转移、阴道转移、肝转移、脑转移等。

3. 角色紊乱　与较长时间住院及化疗有关。

4. 恐惧　与担心疾病的预后和接受化疗及手术有关。

三、护理目标

1. 患者在住院期间不发生感染或感染被及时发现控制。

2. 患者病情得到有效控制和护理。

3. 患者能适应角色改变，主动参与治疗、护理活动。

4. 患者情绪稳定，配合治疗。

四、护理措施

（一）预防感染

保持室内空气清新，定期病室消毒，患者化疗期间尽量减少探视，遵医嘱使用升白细胞药物。余参照葡萄胎患者预防感染的护理措施。

（二）转移症状护理

1. 阴道内转移的患者　密切观察阴道流血情况；做好输血输液准备并备好阴道填塞用的长纱布条。注意保持外阴清洁，每日行会阴擦洗消毒2次，禁止冲洗。禁止做不必要的阴道检查，防止发生感染；对发生破溃出血者立即通知医生并配合抢救，填塞的纱布条在24～48h内取出或更换，换药前要备好大出血抢救用品及药品。

2. 肺转移的患者　有呼吸困难者取半坐位并给予氧气吸入；如出现大咯血立即让患者取头低侧卧位，轻拍背部，排出积血，并让在场其他人员迅速通知医生抢救。大咯血常发生于化疗过程中，对有肺部转移灶的患者，化疗期间要常规备气管切开包。

3. 脑转移患者　观察生命体征；有昏迷、跌倒史者要采取相应措施，不能独自沐浴和外出，以防发生意外。

（三）心理护理

运用沟通技巧加强与患者及家属的交流，了解其对疾病和预后的真实想法，鼓励患者表达其悲哀，积极取得家属的配合，并给予正确疏导。为患者及家属提供疾病及护理的相关知识，告诉他们侵蚀性葡萄胎已不是“不治之症”，讲解化疗副反应的应对措施，以减少患者的顾虑及恐惧感，缓解其不安的情绪，增强其信心，使患者能以积极的态度接受诊治过程。

（四）健康教育

由于病程较长，患者的营养状态可能出现问题，要指导患者进高蛋白、高维生素且易消化食物；指导患者正确选用避孕方法。与患者及家人共同制订出院后康复计划，出院后严密按要求随访。

五、护理评价

1. 患者在住院期间是否有感染发生并被及时控制。
2. 患者并发症是否得到有效控制。
3. 患者能否积极主动地参与治疗和护理。
4. 患者在住院期间是否情绪稳定，能否树立战胜疾病的信心。

任务三　绒毛膜癌患者的护理

案例　某女，35 岁，不规则阴道流血，伴咳嗽、痰中带血 1 月。G_2P_1，7 年前平产一子，1 年前流产一次。

妇科检查：外阴已婚已产式，阴道前壁见直径 1cm 的紫蓝色结节，宫颈光滑，宫体如妊娠 2 月大小，质软，形状不规则，无明显压痛，双侧附件扪及手拳大的囊性包块，无压痛。

辅助检查：血 HCG＞32 000 IU/L。B 型超声检查子宫大小 10cm×6cm×5cm，子宫肌层回声不均匀，可见多个蜂窝状低回声区，最大者约 4cm×3cm×2cm，境界清楚；双附件区分别探及 8cm×6cm 和 7cm×5cm 的囊性占位。胸部 X 射线片示右下肺约 2cm×2cm 团块状阴影，肺纹理增粗。

问题导向

1. 结合病史及检查你考虑该患者可能为哪种疾病？
2. 该病还有哪些护理评估内容？
3. 你如何对其进行护理？

问题探究：侵蚀性葡萄胎和绒毛膜癌的主要鉴别点是什么？

绒毛膜癌属妊娠滋养细胞肿瘤，是滋养细胞疾病中恶性程度最高的一种。具有早期经血行转移的特点，破坏性较大。由于 HCG 监测技术及化学治疗手段的发展，绒癌的预后有了很大的改观，成为少数可经化疗治愈的恶性肿瘤之一。侵蚀性葡萄胎继发于葡萄胎，而绒毛膜癌 50%继发于葡萄胎，其他可发生于足月妊娠、流产及异位妊娠后。侵蚀性葡萄胎大多发生在葡葡胎清除后6个月内，而绒癌多发生于1年以上。侵蚀性葡萄胎多数造成局部侵犯，远处转移少，预后较好，绒癌恶性程度极高，在化疗药问世以前，病死率高达90%以上。由于滋养细胞具有在体内隐匿的特性，绒癌也可发生于绝经后妇女。可发生于子宫，也可子宫内原发病灶已消失而仅有转移灶的表现。镜下见滋养细胞极度不规则增生，分化不良，侵入肌层及血管，无绒毛结构，这是与侵蚀性葡萄胎的主要鉴别点。

一、护理评估

（一）身体状况

1. 症状

（1）不规则阴道流血：是最主要的症状，表现为产后或流产后，特别是葡萄胎清宫后，出现不规则阴道流血，量多少不定，原因是病灶侵蚀血管或阴道转移结节破溃引起出血。如子宫内原发病灶已消失也可不出现阴道流血症状，仅表现为转移病灶的症状。

（2）腹痛：可为下腹胀痛或慢性腹痛，是因为癌组织侵及子宫壁或子宫积血的缘故；如癌组织穿破子宫或转移病灶破裂，也可出现急性腹痛；如损伤血管可造成急性大出血。脑转移时可出现头痛、失明、突然跌倒及昏迷抽搐等。

2. 体征

▶▶▶ 问题探究：侵蚀性葡萄胎和绒毛膜癌的最常见的转移部位是什么？致死的主要原因是什么？

（1）妇科检查：阴道有转移时可见紫蓝色结节，如盆腔有转移病灶、血肿或黄素囊肿时，可触及盆腔肿块。

（2）转移病灶的表现：以肺转移最多见；阴道转移次之；脑转移常发生于肺部转移后，虽然少见但却是绒癌致死的主要原因。

（3）乳头及外阴着色或乳房增大：是因为滋养细胞产生HCG及雌激素和孕激素引起。

（二）心理社会状况

患者往往感到恐惧、悲哀，情绪低落，害怕化疗的不良反应，如脱发等。患者及家属对治疗和预后失去信心。

（三）相关检查

1. 葡萄胎刮出物或转移灶组织学检查　有大量的滋养细胞和坏死出血，没有绒毛结构。

2. 血尿HCG测定　在葡萄胎清宫后、人工流产、自然流产、异位妊娠清除后或足月妊娠分娩后血浆HCG值在规定时间内未能达到正常水平，或者正常后再度增高。

3. 超声诊断　B型超声可发现侵犯子宫的病灶，阴道超声的介入及彩色多普勒血流显像(CDFI)与脉冲多普勒（PD）的应用与发展，对早期确定滋养细胞疾病的性质、判断化疗效果及预测病变转归均有十分重要的价值，可早期反映绒癌所致的血流信号，提高诊断的正确性。

4. 胸部X射线摄片、CT或核磁共振成像　出现肺部、脑部转移症状时，应做相应的检查。

（四）处理要点

基本同侵蚀性葡萄胎，采取化学治疗为主、手术治疗为辅的综合治疗。需手术治疗者一般主张先化疗，待病情基本控制后再手术，以减少因手术干扰而引起的病灶扩散，尤其是盆腔转移者。对肝、脑有转移的重症患者，除以上治疗外，可加用放射治疗。

二、护理诊断/问题

1. 有感染的危险　与反复阴道流血及化疗造成机体抵抗力下降有关。
2. 潜在并发症　肺转移、阴道转移、脑转移。
3. 角色紊乱　与较长时间住院及化疗有关。

三、护理目标

1. 患者在住院期间尽量无感染发生。
2. 患者尽量不发生并发症。
3. 患者能适应角色改变，主动参与治疗、护理活动。

四、护理措施

（一）预防感染

参照侵蚀性葡萄胎患者预防感染的护理措施。

（二）转移症状的护理

化疗患者给予化疗护理，手术者按腹部手术护理。有转移症状时，给予相应护理（见侵蚀性葡萄胎）。对有大出血可能的患者做好手术准备；有肺部或脑部转移患者常规备气管切开包，尤其在化疗中更应注意，防止发生大咯血导致窒息；有时癌肿组织脱落造成急性气道阻塞，需手术切开抢救。

（三）心理护理

绒癌患者治疗、随访过程漫长，护理人员应和患者建立交流沟通渠道，如提供咨询电话、发放宣传资料及举行病友座谈会等，向患者提供可靠的信息，增强治愈的信心。积极与社会团体合作，为患者争取医疗费用和社会保障等。提供社区护理的有关信息，与患者制订出院后护理康复计划。

（四）健康教育

鼓励进食，根据患者喜好和营养需要制定食谱。有转移症状时，应卧床休息，待病情缓解后再适当活动。有阴道转移者严禁性生活。严格避孕，方法同葡萄胎。强调随访的重要性，解释为什么子宫切除后还要进行随访检查，鼓励支持患者完成正规随访。随访要求同侵蚀性葡萄胎。

五、护理评价

1. 患者在住院期间是否有感染发生并被及时控制。
2. 患者并发症是否得到有效控制。
3. 患者能否正确对待疾病，树立战胜疾病的信心。

任务四　化疗患者的护理

问题探究：目前常用的一线化疗药物有哪几种？

妊娠滋养细胞疾病是所有肿瘤中对化疗最为敏感的一种。化疗药物的主要作用机制为：影响DNA功能；干扰转录过程和阻止RNA合成；干扰核酸代谢，阻止细胞的分裂和繁殖；抑制蛋白质的合成与功能。目前常用的一线化疗药物有以下几种。

1. 烷化剂　属细胞周期非特异性药物，临床上常用的有环磷酰胺（CTX）。一般经静脉给药为主，常见的不良反应有骨髓抑制、恶心、呕吐、脱发等，大剂量环磷酰胺可引起出血性膀胱炎。

2. 抗代谢药物　属细胞周期特异性药物，临床上常用的有甲氨蝶呤（MTX）及5-氟尿嘧啶（5-FU）。甲氨蝶呤一般经口服、肌内、静脉给药，5-氟尿嘧啶口服不吸收，需采用静脉给药。常见的不良反应有骨髓抑制、口腔及胃肠道黏膜溃疡、肝肾损害等。

3. 抗肿瘤抗生素　属细胞周期非特异性药物，临床上常用的有放线菌素D（Act-D）或国产更生霉素（KSM）。一般经静脉给药，常见的不良反应有消化道反应、骨髓抑制、脱发、皮炎等。

4. 抗肿瘤植物药　属细胞周期特异性药物，临床上常用的有长春新碱（VCR）和依托泊苷（VP-16）。一般经静脉给药，常见的不良反应有骨髓抑制、神经毒性、消化道反应、脱发等。

一、护理评估

（一）健康史

采集患者的生育史、既往病史（包括葡萄胎刮宫病史）、用药史（尤其是化疗史）、药物过敏史，既往接受化疗过程中出现的药物毒副反应及应对情况。询问患者有关造血系统、消化系统、肝、肾疾病史，了解疾病的诊疗经过及病程、总体和本次治疗的化疗方案、目前的病情状况等。

（二）身体状况

了解患者一般情况（意识状态、发育、营养、面容与表情）、皮肤、黏膜、淋巴结有无异常；了解患者的日常生活规律如每日进食情况、嗜好、睡眠型态、排泄状态及自理程度；了解原发肿瘤的症状和体征，转移症状出现的时间和表现；本次化疗的副作用，以便为制订护理计划提供依据。

（三）心理社会状况

多数患者因担心疾病的预后和化疗效果产生焦虑、悲观情绪，对战胜疾病缺乏信心，对化疗的副作用产生恐惧心理，尤其是具有化疗经历的患者更明显。部分患者因为长期化疗给家庭经济带来的负担而感到内疚不安。化疗引起的脱发常使患者对自我形象产生错误认识，甚至产生自卑感。

（四）相关检查

血、尿常规及肝肾功能等检查。

二、护理诊断/护理问题

1. 有感染的危险　与化疗引起的白细胞减少有关。
2. 体液不足　与化疗所致恶心、呕吐、腹泻、食欲减退有关。
3. 营养失调：低于机体需要量与化疗所致的消化道反应有关。
4. 自我形象紊乱　与化疗导致脱发有关。
5. 恐惧　与担心病情恶化危及生命有关。

三、护理目标

1. 患者住院期间尽量避免感染发生。
2. 患者补充足够水分。
3. 患者能满足机体的营养需要。
4. 患者能够维持良好的自尊。
5. 患者的恐惧感减轻或消失。

四、护理措施

（一）化疗前准备

测量患者的体温、脉搏、呼吸、血压，了解患者一般状况。为了正确计算和调整药量，一般需在每个疗程的用药前和用药中各测一次体重，应在早晨、空腹、排空大小便后进行测量，酌情减去衣服重量。如体重不准确，用药剂量过大，可发生中毒反应，过小则影响疗效。检查血常规、尿常规、肝肾功能、血小板计数等，化疗前如有异常则暂缓治疗，如白细胞低于 $4.0\times10^9/L$，血小板低于 $5.0\times10^9/L$ 不能用药。向患者及家属介绍疾病及化疗的相关知识，特别是目前妊娠滋养细胞疾病的治愈率，耐心向患者解释化疗对挽救生命、防止复发和转移的重要性，增强患者战胜疾病的信心，缓解其不安的情绪，为化疗做好充分的思想准备。

（二）化疗中护理

1. 一般护理　定期消毒病室及患者物品，保证空气清新、安静舒适。严格控制探视，减少交叉感染。严格执行无菌技术，严防医源性感染发生。注意休息，保证充分的睡眠时间以减少消耗。鼓励患者采用少量多餐方式摄取足够的营养，合理进食高蛋白、高碳水化合物、高维生素、易消化饮食，以维持体重及适当的营养状态。协助患者勤擦身、更换衣服，保持皮肤清洁，每日清洗外阴 2 次，防止上行性感染。

2. 用药护理

（1）正确配制药物：根据医嘱严格执行三查七对，正确溶解和稀释药物，做到剂量准确，避免浪费；化疗药物现配现用，一般常温下不超过1h；更生霉素（放线菌素D）、顺铂等使用时注意避光，要用避光罩或黑布包好；如果是联合用药，应根据药物的性质排出先后顺序。

（2）合理使用静脉血管并注意保护：遵循长期补液保护血管的原则，从身体的远端小静脉开始，有计划地穿刺，并使穿刺次数减少到最小。用药前先注入少量生理盐水，确认针头在静脉内再注入化疗药物，化疗结束前应用生理盐水冲管，以降低穿刺部位拔针后的残留浓度，起到保护血管的作用。

（3）遵医嘱调整正确的滴速：因输液速度与药物疗效、副作用有密切的关系，如5-氟尿嘧啶输液速度过快副作用大，过慢可影响疗效，一般要求500ml药液在6～8h内滴完，疗效最佳。

（4）药液外漏的护理：加强巡视，一旦怀疑或发现药物外渗应立即停止输液，重新穿刺。遇到局部刺激较强的药物，如长春新碱、更生霉素等外渗，应立即用冰袋局部冷敷，同时用生理盐水或0.5%普鲁卡因皮下注射局部封闭，再用金黄散外敷，以防止局部组织坏死，减轻疼痛和肿胀。

（5）腹腔化疗者要让患者经常变动体位，使药物到达腹部每个部位，以保证疗效。

3. 病情观察　化疗过程中要加强观察：①注意有无体温升高的感染征象；②有无牙龈出血、鼻出血、皮下淤血或阴道活动性出血等倾向；③有无腹痛、腹泻等伪膜性肠炎症状，如有要严密观察大便次数及性状，并正确收集大便标本；④有无上腹疼痛等肝脏损害的症状；⑤有无尿频、尿急、血尿等膀胱炎症状；⑥有无肢体麻木、肌肉软弱、偏瘫等神经系统的副作用；⑦有无皮疹等皮肤反应，如有上述发现，要立即通知医生并协助处理。

在化疗期间要定期监测相关指标，了解病情变化的动态信息：定期监测患者体重，以便根据体重正确调整药量；定期监测皮肤弹性、皮下脂肪厚度的变化，把握患者的营养状况；密切监测血常规的变化趋势，了解造血功能抑制的情况；用药后一周继续监测肝肾功能等各项化验指标，如有异常及时处理。

4. 心理护理　耐心倾听患者诉说心理反应和化疗带来的身体不适，关心体贴患者，给予患者以精神安慰；鼓励患者与同病种、治疗效果满意的患者相互交流，增强患者对治愈疾病的信心；提供正确的信息，鼓励患者克服化疗不良反应，告诉患者停药后症状可逐渐消失；利用支持系统，帮助患者顺利渡过脱发、恶心、呕吐等所造成的心理危险期，促进患者各方面适应性反应，使身心两方面全面康复。

▶▶▶ 问题探究：常见的化疗不良反应有哪些？如何护理？

（三）化疗不良反应及护理

化疗常见的不良反应有造血功能抑制（主要表现为外周血白细胞和血小板下降）、消化道反应（主要表现为恶心、呕吐、腹泻、便秘等）、口腔黏膜溃疡、脱发、肝肾功能损害、神经系统毒性、皮疹等。

1. 骨髓抑制的护理　遵医嘱定期测定白细胞计数，如白细胞计数低于$3.0\times10^9/L$时，考虑停药，同时要采取预防感染的措施，严格执行无菌操作。如白细胞计数低于$1.0\times10^9/L$，表明机体几乎没有自身免疫力，极易因轻微的感染导致败血症的发生。因此要进行保护性的隔离、净化空气、尽量谢绝探视、禁止带菌者入室、遵医嘱应用抗生素、输入新鲜血液或白细胞浓缩液、血小板浓缩液等。

2. 消化道反应的护理　合理安排用药时间，在化疗前后给予镇吐剂，用各种方法减少恶心、呕吐的发生，以免对今后化疗产生呕吐的条件反射；提供患者喜欢的清淡易消化的饮食，尽量做到多样化，用食物的色、香、味诱导患者进食，努力创造一个舒适愉快的进餐环境；对胃肠道反应严重的患者应及时补充液体，以防电解质紊乱，必要时需使用复方氨基酸或白蛋白以纠正低蛋白血症，提高患者抗病抗感染能力。化疗过程中出现腹泻的患者应进行粪便常规检查，注意是否合并肠道感染，如果存在感染则应使用抗生素，没有感染的单纯腹泻给予止泻药物。为避免严重腹泻导致的脱水和营养不良，应该进行补液。出现便秘时可以服用缓泻剂，还应增加食物中纤维素的含量以润肠通便。

3. 口腔护理　注意食品卫生，给予温凉的流质或软食，避免刺激性食物；保持口腔清洁，每日用生理盐水或漱口液漱口；如发现口腔黏膜充血疼痛，可局部喷洒西瓜霜等粉剂；如有黏膜溃疡，进食前后用消毒液漱口，做溃疡面分泌物培养，根据药敏试验结果选用抗生素和维生素 B_{12} 液混合涂于溃疡面，促进愈合；如因口腔溃疡疼痛难以进食，可在进食前 15min 给予丁卡因溶液涂敷溃疡面，进食后漱口，并用锡类散或冰硼散等局部涂抹；鼓励患者进食，促进咽部活动，减少咽部溃疡引起充血、水肿和结痂。

4. 脱发护理　化疗前应向患者解释，使其对脱发有思想准备，并消除恐惧心理；告知患者化疗引起的脱发一般是可逆的，停药后 1～2 个月毛发开始再生，且往往比以前更黑、更有光泽，所以不用担心；化疗期间头皮不可过度刺激，如不要用手搔抓头皮，梳头时动作轻柔些，洗头时水不可太热，避免用刺激性强的洗头水或洗头膏等；头发尽量剪短，便于梳理，也好清理床上、枕头上的脱发；脱发期间可戴假发或帽子，但更重要的是要调节自我心态，正确对待；为防止或减少脱发，可进行头皮的局部降温处理，如在化疗期间戴冰帽等，减少药物进入头皮下组织和避免对毛囊的损害。

5. 肝肾功能损害的护理　在化疗前、中、后要定期监测肝、肾功能；如有异常要及时处理，禁止使用肝毒性或肾毒性的药物；鼓励患者多饮水，记录尿量；必要时应用利尿剂、护肝药物。

五、健康教育

1. 向患者介绍化疗的相关知识，包括常用的化疗药物、用法、常见的毒副作用及应对方法。

2. 注意个人卫生，预防感染。病室环境应保持清洁，减少陪住，防止发生交叉感染；进食前后用生理盐水漱口，用软毛牙刷刷牙，如有牙龈出血，改用手指缠绕纱布清洁牙齿；经常擦身更衣，保持皮肤干燥和清洁，每日用温开水清洗外阴。

3. 加强营养，增强体质。与家属商量根据患者的口味提供高蛋白、高维生素、易消化饮食，保证所需营养的摄取及液体的摄入。化疗时和化疗后的两周内是化疗反应较重的阶段，不宜吃损伤口腔黏膜的坚果类和油炸类食品，避免吃油腻与甜的食品，鼓励患者少量多餐，每次进食以不吐为度，间隔时间以下次进食不吐为准。

4. 出院后注意休息，生活要有规律，保持情绪稳定，根据体力恢复情况，适当参加工作或活动。鼓励和已治愈的患者沟通，交流体会，消除恐惧与焦虑的心理。指导患者在自觉乏力、头晕时以卧床休息为主，尽量避免去公共场所，如非去不可，应戴口罩，加强保暖，避免受凉感冒。

5. 出院后遵医嘱定期复查血象、肝肾功能等，严密随访，如有不适，及时来院就诊。

六、护理评价

1. 患者在化疗期间体温是否正常，有无感染发生。
2. 患者是否发生水电解质紊乱。
3. 患者能否坚持进食，是否满足机体的营养需要。
4. 患者能否接受当前身体外表的改变。
5. 患者在化疗期间情绪是否稳定。

测 试 题

(一) A_1 型题

1. 妊娠滋养细胞肿瘤不包括（　　）。
   A. 侵蚀性葡萄胎　　B. 绒癌
   C. 胎盘部位滋养细胞肿瘤　　D. 葡萄胎
   E. 上皮样滋养细胞肿瘤
2. 葡萄胎主要病理特征是（　　）。
   A. 绒毛间质水肿　　B. 绒毛构型完好
   C. 滋养细胞增生　　D. 黄素化囊肿
   E. 胎源性血管消失
3. 葡萄胎的典型表现是（　　）。
   A. 子宫异常增大　　B. 停经后阴道流血
   C. 子宫变软　　D. 腹痛
   E. 以上全是
4. 葡萄胎完全排空后 HCG 降至正常时间多在（　　）。
   A. 5 个月　　B. 4 个月
   C. 3 个月　　D. 2 个月
   E. 1 个月
5. 葡萄胎最终诊断依据是（　　）。
   A. 组织学　　B. 细胞学
   C. 血清 β-HCG　　D. B 超
   E. 彩超血流信号

6. 葡萄胎随访期间应严格避孕（　　）。
A. 5 年
B. 4 年
C. 3 年
D. 2 年
E. 1 年
7. 属于绒毛膜癌的病理特征是（　　）。
A. 滋养细胞增生见不到绒毛结构
B. 绒毛间质水肿
C. 绒毛血管消失
D. 细胞/合体滋养细胞增生
E. 水肿绒毛可见少量血管，但无有核红细胞
8. 绒毛膜癌最常见的转移部位是（　　）。
A. 肾
B. 肺
C. 脑
D. 消化道
E. 阴道
9. 导致绒毛膜癌患者死亡的主要原因是（　　）。
A. 肝转移
B. 肾转移
C. 肺转移
D. 阴道转移
E. 脑转移
10. 绒毛膜癌的治疗，最恰当的是（　　）。
A. 单纯中药治疗
B. 单纯切除子宫
C. 免疫疗法
D. 以化疗为主的综合治疗
E. 广泛性全子宫切除术加盆腔淋巴结清除术
11. 下述对化疗效果最好的肿瘤是（　　）。
A. 绒毛膜癌
B. 内胚窦瘤
C. 子宫颈癌
D. 子宫内膜癌
E. 卵巢上皮癌
12. 确诊侵蚀性葡萄胎和绒毛膜癌主要取决于（　　）。
A. HCG 水平的高低
B. 有无黄素囊肿
C. 子宫大小程度不同
D. 距良性葡萄胎后发生时间长短
E. 有无绒毛结构
13. 对于葡萄胎的诊断价值最大的是（　　）。
A. 停经后阴道流血
B. B 型超声检查
C. 妊娠试验
D. 子宫大于妊娠月份
E. 出现妊娠高血压疾病征象
14. 葡萄胎最常用的处理方法是（　　）。
A. 吸宫术清除内容物
B. 刮宫术清除内容物
C. 预防性化疗
D. 子宫全切术
E. 催产素引产
15. 葡萄胎排空后随访时最重要的检查项目是（　　）。
A. B 型超声检查
B. 阴道脱落细胞涂片检查

C. 盆腔内诊检查　　D. X 射线胸片
E. 血 HCG 检查

16. 下列不是葡萄胎刮宫后常规随访项目的是（　　）。
A. 妇科检查随访黄素囊肿情况　　B. 相当时期内指导避孕
C. 定期做 HCG 定量测定　　D. 定期做阴道细胞涂片检查
E. 必要时做胸部 X 射线摄片

17. 关于良性葡萄胎的处理，下列错误的是（　　）。
A. 一经诊断，应尽快排空子宫
B. 子宫过大者应行第 2 次刮宫
C. 应取近子宫壁的刮出物送病理检查
D. 葡萄胎排出后，均应进行预防性化疗
E. 40 岁以上的妇女水泡较小，滋养层细胞增生明显，可考虑切除子宫

18. 确诊绒毛膜癌的依据是（　　）。
A. 阴道可见紫蓝色转移结节
B. X 射线胸片可见转移阴影
C. 刮宫术后血 HCG 持续阳性不转阴
D. 卵巢黄素囊肿持续下降
E. 子宫病理学检查仅见滋养细胞而无绒毛结构

19. 关于良性葡萄胎的处理，下列错误的是（　　）。
A. 一经诊断，应尽快排空子宫　　B. 1 周后行第 2 次刮宫
C. 取刮出的大水泡送病理检查　　D. 术后严密随访
E. 40 岁以上的妇女可行子宫全切术

20. 绒癌不继发于（　　）。
A. 流产后　　B. 足月产后
C. 葡萄胎后　　D. 异位妊娠后
E. 卵巢颗粒细胞瘤术后

(二) A_2 型题

1. 某患者葡萄胎清宫后 5 个月出现阴道不规则流血，HCG 阴性后又转阳性，很可能是（　　）。
A. 妊娠　　B. 流产
C. 侵蚀性葡萄胎　　D. 绒癌
E. 清宫不全

2. 患者人流 1 年 2 个月出现阴道不规则流血，HCG 异常升高，胸部 X 线检查有棉球状阴影，很可能是（　　）。
A. 妊娠　　B. 流产
C. 侵蚀性葡萄胎　　D. 绒癌
E. 肺炎

(三) A_3 型题

(1～4 题共用题干)

26 岁，已婚，无孕产史。停经 2 个多月，阴道流血 1 周，量不多。查体：宫颈着色，子宫增大如 12 周，软。B 超显示：宫腔内布满落雪状阴影，未见孕囊。

1. 该患者是（　　）。
   A. 正常妊娠　　B. 流产
   C. 子宫肌瘤　　D. 绒癌
   E. 葡萄胎
2. 以下对该病的诊断意义大的检查项目是（　　）。
   A. CA_{125}　　B. FSH
   C. HCG　　D. E_2
   E. LH
3. 该患者应首选的处理措施是（　　）。
   A. 保胎治疗　　B. 用止血药
   C. 子宫切除　　D. 清宫术
   E. 化学治疗
4. 护理措施和健康指导不正确的是（　　）。
   A. 加强营养　　B. 保持外阴清洁
   C. 避孕半年　　D. 关心体贴患者
   E. 严格随访

(5～7 题共用题干)

36 岁，葡萄胎清宫后 3 个月，HCG 持续阳性，子宫复旧不良。

5. 考虑该患者很可能是（　　）。
   A. 月经失调　　B. 侵蚀性葡萄胎
   C. 清宫不全　　D. 绒癌
   E. 盆腔炎症
6. 该患者的治疗以（　　）为主。
   A. 子宫切除　　B. 病灶切除
   C. 化疗药物　　D. 随访观察
   E. 放射治疗
7. 随访观察不正确的是（　　）。
   A. 注意转移灶症状　　B. 监测 HCG
   C. 做妇科检查　　D. 严格避孕
   E. 避孕方法自选

（四）简答题

1. 葡萄胎患者的身体状况评估和治疗要点有哪些？

2. 葡萄胎患者为什么要随访？如何进行随访？

3. 如何护理有转移灶的侵蚀性葡萄胎与绒毛膜癌患者？

4. 绒癌与侵蚀性葡萄胎的主要异同点有哪些？

5. 化疗患者的护理措施有哪些？

（五）案例题

患者女，40岁，12年前正常分娩一胎儿，1年前患宫外孕进行手术。半月前不规则阴道流血，伴咳嗽、痰中带血，疲乏无力。患者非常紧张。妇科检查：子宫如孕8周大、质软，双侧附件扪及鸡蛋大的囊性包块，无压痛。

辅助检查：血 HCG 22 000 IU/L。B超检查子宫大小 9cm×6cm×5cm，子宫弥漫性增高回声，内部见不规则低回声区，双附件区分别探及 6cm×4cm 的囊性占位。X射线胸片检查见左肺团块状阴影。

请回答：

（1）该患者的诊断最可能是什么？写出理由。

（2）该病继发于什么情况？

（3）临床治疗原则是什么？停药指征有哪些？

（4）患者有哪些护理诊断和护理措施？如何进行健康指导？

本项目小结

葡萄胎患者的护理

- 护理评估
  - 健康史：可能与营养状况、社会经济因素、孕妇的年龄相关，可能复发
  - 症状：①停经后阴道流血；②腹痛；③妊娠剧吐；④妊娠高血压疾病征象；⑤卵巢黄素化囊肿；⑥甲状腺功能亢进征象
  - 体征：①子宫异常增大、变软；②腹部检查
  - 相关检查：①超声检查；②HCG 测定；③病理检查；④其他：胸部X射线片、血常规等
  - 处理要点：①及时清除宫腔内容物；②子宫切除术；③预防性化疗；④卵巢黄素化囊肿的处理
- 护理诊断／护理问题——有感染的危险、焦虑
- 护理措施
  - 预防感染——①加强营养；②治疗配合
  - 心理护理——做好心理护理工作，从而缓解焦虑，积极配合治疗。
  - 健康教育——①防止复发、恶变，定期随访；②指导避孕方法

- 侵蚀性葡萄胎患者的护理
  - 护理评估
    - 健康史：有葡萄胎病史
    - 症状：①不规则阴道流血；②腹痛；③转移症状：如咳嗽、头痛等
    - 体征：①子宫增大、变软；②转移症状
    - 相关检查：①超声检查；②HCG测定；③病理检查；④其他：胸部X射线片、CT或核磁共振成像、血常规等
    - 处理要点：化疗为主，手术和放疗为辅
  - 护理诊断/护理问题——有感染的危险、潜在并发症、角色紊乱、恐惧
  - 护理措施
    - 预防感染——①病室消毒，减少探视；②遵医嘱用药
    - 转移症状护理——①阴道转移；②肺转移；③脑转移
    - 心理护理——做好心理护理工作，从而缓解焦虑，积极配合治疗
    - 健康教育——①防止复发、定期随访；②指导避孕方法

- 绒毛膜癌患者的护理
  - 护理评估
    - 健康史：有葡萄胎、流产、异位妊娠、足月产病史
    - 症状：①不规则阴道流血；②腹痛；③转移症状：如咳嗽、头痛等
    - 体征：①妇科检查时阴道转移可见紫蓝色结节；②转移病灶的表现；③乳头及外阴着色或乳房增大
    - 相关检查：①葡萄胎刮出物或转移灶组织学检查；②血尿HCG测定；③超声诊断；④胸部X射线摄片、CT或核磁共振成像
    - 处理要点：化疗为主、手术治疗为辅
  - 护理诊断/护理问题——有感染的危险、潜在并发症、角色紊乱
  - 护理措施
    - 预防感染——同侵蚀性葡萄胎
    - 转移症状护理——①化疗患者予化疗护理；②手术者予腹部手术护理；③有转移症状时，给予相应护理
    - 心理护理——做好心理护理工作，从而缓解焦虑，积极配合治疗
    - 健康教育——①防止复发、定期随访；②指导避孕方法

- 化疗患者的护理
  - 护理评估
    - 健康史：生育史、既往病史（包括葡萄胎刮宫病史）、用药史（尤其是化疗史）、药物过敏史
    - 身体状况：意识状态、发育、营养、面容与表情、皮肤、黏膜、淋巴结、每日进食情况、嗜好、睡眠型态、排泄状态及自理程度；原发肿瘤的症状和体征，转移症状出现的时间和表现
    - 相关检查：血常规、尿常规、肝肾功能等
  - 护理诊断／护理问题
    - 有感染的危险、体液不足、营养失调、自我形象紊乱、恐惧
  - 护理措施
    - 化疗前准备：检查血常规、尿常规、肝肾功能、血小板计数等
    - 化疗中护理：正确配制药物，合理使用静脉血管，注意保护遵医嘱调整正确的滴速，药液外漏的护理
    - 病情观察：体温、出血、腹痛、腹泻、尿频尿急、肝肾功能损害表现
    - 心理护理：做好心理护理工作，从而缓解焦虑，积极配合治疗
    - 化疗不良反应及护理：骨髓抑制、消化道反应、口腔护理、脱发、肝肾功能损害
    - 健康教育：加强营养、预防感染、定期随访

（常青）

项目七　子宫内膜异位症和子宫腺肌病患者的护理

学习目标

1. 掌握子宫内膜异位症、子宫腺肌病的定义、护理措施及健康指导。
2. 熟悉子宫内膜异位症、子宫腺肌病的护理评估及护理诊断。
3. 了解子宫内膜异位症、子宫腺肌病的健康史。
4. 学会运用所学知识对子宫内膜异位症、子宫腺肌病的患者实施护理。
5. 具有同情患者、理解患者的工作态度，具有与患者良好的沟通能力。

任务一　子宫内膜异位症患者的护理

案例　王女士，33岁，已婚。因“婚后3年未孕，进行性痛经2年”就诊。婚后3年未孕，未采取避孕措施，男方检查结果正常。近2年来，无明显诱因出现痛经，进行性加重，常于经前1～2天开始，经期第1日最剧，持续至经后逐渐消失，痛经严重时伴有恶心、呕吐、出冷汗。曾用中西医治疗，效果不佳。

妇科检查：宫颈表面有暗红色的小颗粒，子宫正常大小，后位，固定；在子宫骶韧带触及不规则的硬结节，触痛明显。

问题导向

1. 作为一名护理人员，应从哪些方面对该患者进行护理评估？
2. 如何指导其缓解疼痛的措施？
3. 作为护士，可以为其提供哪些帮助？

当具有生长功能的子宫内膜组织出现在子宫腔被覆黏膜及宫体肌层以外的身体其他部位时，称为子宫内膜异位症，简称内异症。近年，子宫内膜异位症的发病率呈上升趋势，已成为妇科常见病。流行病学研究认为，本病一般发生于育龄期妇女，以25～45岁妇女多见，发病率为10%～15%。妇科手术中发现有5%～15%患者存在内异症，25%～35%的不孕患者与内异症有关。

子宫内膜异位症虽为良性病变，但却具有类似恶性肿瘤的浸润、种植、远处转移及复发等特点。异位的子宫内膜可出现在身体不同部位，最常见的种植部位是盆腔内生殖器及其邻近器官的腹膜，故又称为盆腔子宫内膜异位症。异位子宫内膜绝大多数位于盆腔内的卵巢宫骶韧带、子宫下部后壁浆膜面，以及覆盖直肠子宫陷凹、乙状结肠的腹膜层和阴道直肠隔，其中以侵犯卵巢者最常见，约占80%。也可出现在身体的其他部位如脐、膀胱、肾、输卵管、肺、胸膜、乳腺、淋巴结，甚至在手、臂、大腿等处（图7-1）。

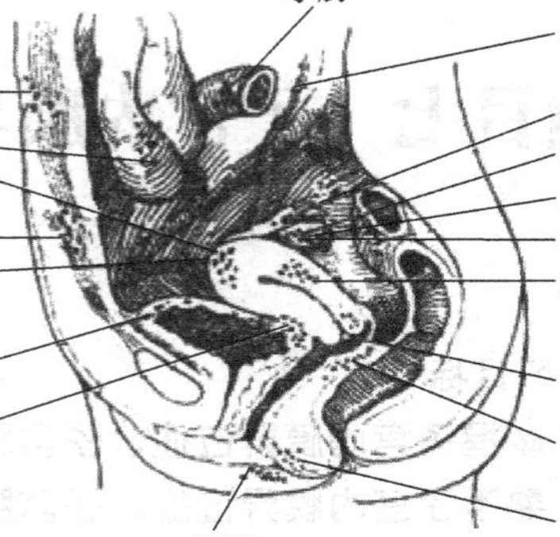

图7-1 子宫内膜异位症异位部位

一、护理评估

（一）健康史

▶▶▶ 问题探究：什么原因会导致子宫内膜异位症？

子宫内膜异位症属激素依赖性疾病，多见于生育年龄妇女，绝经以后症状可缓解，仅少数发生于初潮前及绝经后。近年子宫内膜异位症增多的原因除本身发病率升高外，也与人们对本病的认识水平增高、诊断方法改进、诊断技术明显提高有关。具体的发病原因尚未完全明了，主要有以下学说。

1. 子宫内膜种植学说　该理论认为，经血中所含的子宫内膜细胞可随着经血逆流进入盆腔，种植于卵巢和邻近的盆腔腹膜，并在此处继续生长和蔓延，形成盆腔子宫内膜异位症。临床资料显示，先天性阴道闭锁或宫颈狭窄等致经血逆流者，常发生子宫内膜异位症。剖宫取胎术后继发腹壁切口的子宫内膜异位症及阴道分娩后会阴切口出现子宫内膜异位症的事实，也支持术时将子宫内膜带至切口直接种植的观点。

2. 体腔上皮化生学说　该理论认为，盆腔腹膜或卵巢生发上皮都是由具有高度化生潜能的体腔上皮分化而来的，在炎症或卵巢激素的持续刺激下，均可被激活转化为子宫内膜样组织而形成子宫内膜异位症。

3. 淋巴及静脉播散学说　该理论认为，子宫内膜碎屑也可通过淋巴或静脉播散种植，造成远处器官内的子宫内膜异位症，如肺、胸膜、膈肌、四肢及骨骼肌病灶等。

4. 遗传学说　遗传因素流行病学调查显示，妇女直系亲属中有患此病者，其发病的可能性较对照组明显增加；子宫内膜异位症有家族聚集倾向；患者一级亲属发病风险高出一般人群6倍；家族阳性患者痛经高于阴性患者；家族中有多个患者时，患者发病年龄趋于一致；这些均符合多基因遗传特点。

5. 免疫调节学说　子宫内膜异位患者的IgG及抗子宫内膜抗体明显增加，具有自身免疫性疾病的特征。

虽然有关子宫内膜异位症发病机制的学说甚多，但仍无一种可以解释全部子宫内膜异位症的发病，不同部位的子宫内膜异位症可能有不同的发病机制。有人认为子宫内膜异位症的发生和发展可能与患者免疫力低下、清除盆腔活性子宫内膜细胞能力减低有关。因此，子宫内膜异位症的发病很可能是包括免疫、基因遗传在内多种因素共同作用的结果。

异位种植的子宫内膜在卵巢激素作用下发生周期性剥离出血，病灶局部反复出血和缓慢吸收导致周围组织增生、粘连，在病变部位形成紫褐色斑点或小泡，最后发展成为大小不等的蓝紫色实质性结节或形成囊肿。本病可反复发生，形成持续加重的盆腔粘连、疼痛及结节样改变。

（二）身体状况

1. 症状　子宫内膜异位症患者的临床表现因人和病变部位不同而多种多样，症状特征与月经周期密切相关。20%～25%的患者无明显自觉症状。

问题探究：子宫内膜异位症的患者痛经有何特点？

（1）痛经：疼痛是子宫内膜异位症患者的主要症状之一，其典型表现为继发性痛经呈进行性加重，50%的患者有此症状。常于经前1～2天开始，经期第1日最剧，持续至经后逐渐消退，随月经周期而呈进行性加重。疼痛多位于下腹深部及腰骶部，可放射至阴道、会阴、肛门或大腿部。部分患者伴有直肠刺激症状，表现为稀便和大便次数增多，严重者可伴有恶心、呕吐，甚至虚脱。疼痛的严重程度与病灶大小不一定成正比，有27%～40%的患者无痛经，也有腹痛时间与月经期不同步者。

（2）月经失调：有15%～30%的患者有经量增多、月经前点滴出血、经期延长或月经淋漓不尽。由于破坏卵巢组织、影响卵巢的内分泌功能导致排卵障碍和黄体功能不良，而导致功能紊乱有关。

（3）不孕：是子宫内膜异位症的主要症状之一。据统计，子宫内膜异位症患者的不孕率高达40%～50%。盆腔子宫内膜异位病灶不同程度导致输卵管扭曲、变硬、僵直、蠕动异常，影响输卵管的拾卵及输送精子与受精卵的功能。卵巢子宫内膜异位病灶可破坏卵巢实质导致不排卵或导致卵巢周围粘连而影响排卵功能。

（4）性交痛：当异位内膜累及子宫直肠陷凹、子宫骶骨韧带或病变导致子宫后倾固定的患者，多有性交疼痛和肛门坠胀感，月经来潮前疼痛更为明显。一般表现为深部性交痛。

（5）盆腔及邻近脏器刺激症状：病灶位于阴道直肠隔、直肠或乙状结肠者，可出现与月经有关的周期性排便痛、肛门和（或）会阴部坠胀及排便次数增多；若病灶压迫肠腔，可致排便困难；肠道内膜异位伴有腹泻或便秘，甚至有周期性便血，大便时可引起难忍的疼痛；若累及膀胱，经期可出现尿频、尿急、尿痛症状，常被痛经所掩盖而忽视；若累及输尿管可造成狭窄或压迫，出现肾盂积水甚至肾萎缩。在重症患者中，由于盆腔广泛粘连，疼痛可持续存在。少数患者长期下腹痛，形成慢性盆腔痛，至经期加剧。疼痛的性质多为坠胀感。

（6）其他

1）盆腔外的刺激症状：任何部分有异位内膜种植生长时，均可在局部出现周期性疼痛、出血和肿块，并出现相应的症状。脐部、腹壁切口瘢痕等处的内异症，可在月经期明显增大，并有周期性局部疼痛。肺部、肠道、膀胱等处的内异症，可发生周期性咯血、便血及血尿等。

2）卵巢的子宫内膜异位症最为常见，约80%病变累及一侧，50%的患者双侧卵巢受累。异位的子宫内膜因周期性出血致卵巢增大并形成单个或多个囊肿，称为卵巢子宫内膜异位囊肿。囊肿的直径一般为5～6cm；最大者直径可达25cm左右；囊肿内含暗褐色黏稠的陈旧性血，似糊状巧克力样，故又称卵巢巧克力样囊肿。囊肿在月经期内反复出血，囊腔内压力增高，囊壁厚薄不均，易反复形成小破口，破裂后内容物刺激局部腹膜发生局部炎症反应使组织纤维化，导致卵巢与周围组织紧密粘连，使卵巢固定在盆腔、活动受限。较大的卵巢子宫内膜异位囊肿发生破裂时囊内液流入盆腹腔，患者可出现突发性剧烈腹痛，伴恶心、呕吐和肛门坠胀，引起急腹症，酷似宫外孕破裂症状。

2. 体征

(1) 腹部检查：除巨大的卵巢子宫内膜异位囊肿可在腹部扪及囊块和囊肿破裂时可出现腹膜刺激征外，一般腹部检查均无明显异常。

腹壁及会阴手术瘢痕的子宫内膜异位症，可在局部扪及硬结节或包块，边界欠清楚，常有压痛。病变较表浅或病程较长者，表面皮肤可呈紫铜色或褐黄色。月经期患者除感局部疼痛外，包块常增大，压痛亦更明显。

(2) 妇科检查：怀疑为子宫内膜异位症的患者，除了双合诊检查外，必须进行三合诊检查。典型的盆腔子宫内膜异位症患者在进行盆腔检查时，可发现子宫被粘连，致使后倾、活动受限甚至固定。子宫正常大小或略大饱满并有轻压痛；一侧或双侧附件区可扪及与子宫相连的不活动囊性包块，囊肿一般小于10cm，有轻压痛；子宫骶韧带、子宫后壁或直肠子宫陷凹处可触及不规则的硬结节，触痛明显。若病变累及直肠阴道隔，可在阴道后穹窿部扪及隆起的小结节或包块，甚至可见到紫蓝色斑点或结节，破裂后流出咖啡色液体。

(三) 心理社会状况

痛经影响正常工作和生活；药物治疗的费用高、疗程长、治疗效果不理想、副反应大，均使患者焦虑；患者多因长期忍受慢性疾病而产生恐惧和无奈，心理负担较重；担心手术影响生理功能；尤其对于尚未生育的患者精神压力更大，在自身和家庭、社会的期望中，更难以接受根治性治疗；不孕又使患者自尊受损、情绪低落。

(四) 相关检查

1. 超声检查　阴道和腹部B型超声检查可以确定卵巢子宫内膜异位囊肿的位置、大小和性状，并可发现盆腔检查时未能扪及的包块。超声检查的诊断敏感度达97%，特异度达96%，是鉴别卵巢子宫内膜异位囊肿和直肠阴道隔内膜异位症的重要手段。

2. 腹腔镜检查　是目前国际公认的诊断子宫内膜异位症的最佳方法，并可估计病变的大小、分布，特别对于不明原因不育或腹痛者是首选的诊断手段。镜下看到典型的病灶即可确诊；对可疑病变进行活体组织检查，在直视情况下有助于确定临床分期。

3. CA_{125}测定　中、重度子宫内膜异位症患者血清CA_{125}值可能升高，定期测定血CA_{125}可用于疗效观察或追踪随访。但因CA_{125}是卵巢癌相关抗原，其特异性和敏感性均有限，因此不能单独依靠测定患者血清CA_{125}值鉴别和诊断子宫内膜异位症。治疗有效时，CA_{125}值下降，复发时又升高，故CA_{125}监测可用于观察和评价子宫内膜异位症治疗效果和复发情况。

4. 抗子宫内膜抗体测定　该抗体是子宫内膜异位症的标志抗体，其靶抗原是内膜腺体细胞中一种孕激素依赖性糖蛋白，有报道其敏感度为60%～90%，特异度90%～100%。患者血中检测出该抗体，表明体内有异位的内膜刺激及免疫内环境改变。但因测定方法较繁琐，目前在临床尚未普及。

（五）处理要点

应根据患者症状、病变部位、年龄和范围，以及对生育要求等选择合适的治疗方案，但强调个体化治疗。常用方法如下。

1. 期待治疗　适宜于无症状或症状轻微的患者，一般可数月随访一次，希望生育的患者，应做有关不孕的各项检查，如输卵管通液试验或子宫输卵管碘油造影，特别是在腹腔镜检查下行输卵管亚甲蓝通液试验，必要时松解输卵管的粘连及扭曲，以促使及早受孕。期待疗法中症状、体征加剧，应改用其他治疗方法。

2. 药物治疗　适宜于慢性盆腔痛、痛经症状明显、无生育要求及无卵巢囊肿形成的患者。

（1）假孕治疗

1）避孕药：常用低剂量高效孕激素和炔雌醇的复合片，可诱发假孕，缓解痛经和减少月经，一般每日 1 片，连续用 6～12 个月。也可周期应用。

2）孕激素：常用药物有炔诺酮（妇康片）、甲孕酮（安宫黄体酮）等。此法可抑制垂体促性腺激素释放并直接作用于子宫内膜组织，引起内膜萎缩和闭经。如炔诺酮每日口服 5～10mg，可连续服用 3～6 个月。

（2）假绝经治疗：通过抑制垂体促性腺激素释放，使卵巢分泌的性激素下降，出现暂时性绝经。有丹那唑、戈舍瑞林（诺雷德）等，一般治疗 6 个月。用药期间应注意肝肾功能。

（3）其他治疗：如孕三烯酮、米非司酮等。

3. 手术治疗　适用于药物治疗无效、局部病情加剧或生育功能仍未恢复者；卵巢内膜异位囊肿直径大于 5cm 且特别希望生育者。手术方法分为经腹手术和经腹腔镜手术两种；手术范围分为保留生育功能、保留卵巢功能和根治性手术三类。腹腔镜手术优于开腹手术，是最好的治疗。巨大内膜囊肿、估计有广泛肠粘连、需行肠切除或判定为很复杂的手术以开腹为宜。

4. 联合治疗　指“手术＋药物”，或“药物＋手术＋药物”的联合治疗。单纯药物或单纯手术治疗均有局限性，如严重粘连不利于彻底手术，手术不能防止新病灶生长；药物疗效存在个体差异，停药会复发，故采用手术前后加用药物治疗。术前给予 3～6 个月药物治疗后再进行手术切除病灶，术后继续给予药物治疗，巩固疗效，防止复发。

5. 不孕的治疗　腹腔镜手术能提高术后妊娠率，治疗效果取决于病变程度。希望妊娠者术后不宜采用药物巩固治疗，应尽早采取促排卵治疗。手术后 2 年内未妊娠者，再妊娠的机会甚少。

二、护理诊断/护理问题

1. 疼痛　与异位内膜经期出血刺激有关。
2. 自尊紊乱　与不孕有关。
3. 焦虑　与疼痛、不孕、用药时间长、病程长和疗效不肯定有关。

三、护理目标

1. 患者自觉疼痛减轻或消失。
2. 患者能正视不孕，正确认识自我。

3. 患者焦虑减轻，情绪稳定。

四、护理措施

▶▶▶ 问题探究：子宫内膜异位症患者痛经时如何缓解疼痛？

（一）缓解疼痛

1. 向患者解释痛经的原因，指导患者在月经期避免吃酸、冷、辣等刺激性食物，咖啡、茶、可乐、巧克力等含咖啡因的食物，多食含钙、钾及镁矿物质食物。注意休息、保暖及营养，保持心情愉快。

2. 遵医行为 主动就医或寻求咨询，遵从医务人员的健康指导，掌握应对痛经的几种有效方法。使用放松术，如听音乐、看书、参加文娱活动，以转移、分散注意力；腰腹部酸痛严重时，进行腰腹部按摩，增加舒适感；月经来潮前用热水坐浴，热敷下腹部，每天 2 次，喝热饮料，减轻疼痛；保持会阴部清洁，每天用温开水清洗会阴 1～2 次。疼痛严重时，遵医嘱给予镇痛剂。

3. 保守疗法患者的护理

（1）耐心说明定期随访的意义，使患者明确随访的具体时间和内容，以取得主动配合。

（2）需要让采用药物治疗的患者了解目前用药目的、剂量、具体方法及所用药物可能出现的不良反应与应对方法。目前，可用于治疗子宫内膜异位症的药物种类较多，不同药物的治疗剂量、用法、作用及其不良反应不同，用药期间的注意事项也有区别。明确患者的用药类型和具体情况，并耐心给予具体的指导，直至确定其正确掌握。

4. 假孕疗法的护理 假孕疗法在早期与真正妊娠一样可出现恶心呕吐，应劝告患者不必担心，用药 2～3 个月后会减轻。由于水钠潴留，患者体重增加，属生理现象，3 个月后可以稳定，且停药后几乎完全消失。少数患者出现情绪不稳定及痤疮，个别患者血压升高，这些副作用在治疗停止后都能恢复正常。一般情况下，治疗持续得越久，效果就越好。因此，要告诫患者不可擅自停药。对于停药后短期内复发的患者，劝告其再次接受假孕治疗。即使最终必须做根治性手术，假孕疗法也可使手术延后数年。

5. 手术患者的护理 对需要手术治疗的患者，应配合医生积极做好术前准备。由于腹腔镜手术具有创伤小、恢复快和术后粘连少等优点，目前有条件的医院首选腹腔镜手术治疗子宫内膜异位症。对于选择腹腔镜手术的患者，除按腹部手术患者做好术前准备外，还应详细向患者讲解腹腔镜手术的特点、消除患者因知识缺乏而产生的顾虑。

（二）合理指导不孕，正确评价自我，增强治病信心。

1. 心理护理 向患者介绍不孕症的知识，纠正患者及家属对不孕症的错误认识，消除家庭歧视，取得家庭配合，增强患者治病信心，解除心理障碍。

2. 一般护理 夫妇双方注意生活规律，节制性生活，适当体育锻炼，增强身体素质。加强营养，饮食均衡，戒烟酒。

3. 协助医生进行检查、治疗，说服患者及家属要有耐心、有序地进行检查，并说明检查的目的、意义、注意事项，做好医患、护患合作，提高成功率。

4. 教会不孕症妇女预测排卵和测量基础体温的方法，介绍辅助生育技术的相关信息，协助患者根据自身条件选择并接受相应的治疗方案。

5. 介绍腹腔镜手术之后的最佳受孕时机，推荐辅助生殖技术。年轻的轻度子宫内膜异位症妇女，可等待或接受腹腔镜手术，6～12 月后无法怀孕时再接受人工受孕或试管婴儿。年龄大（>35 岁）或严重子宫内膜异位症妇女应考虑积极行人工受孕或试管婴儿增加受孕率。

6. 如果仍未怀孕，取得家人同意后可通过进行领养、抱养等解决，并正视自己除去怀孕还有很多有价值的东西，在学习、工作等成就中体现自己的人生价值。

（三）心理护理

倾听患者对疾病的认识和叙述，引导患者表达真实感受，采取相应措施对患者进行心理安慰与疏导。提供心理支持理解并尊重患者，耐心解答患者提出的问题，缓解其压力。告知患者和家属子宫内膜异位症是良性病变，手术或药物治疗都不会影响健康，并且对缓解痛经、治疗不孕等有明显作用，让患者消除顾虑，积极配合治疗。告知患者妊娠、分娩、哺乳可以使病情缓解。允许患者参加对该疾病的讨论，共同寻求最佳的治疗方案。鼓励患者对治疗充满信心，采取相应措施对患者进行心理疏导，缓解和消除患者的焦虑、恐惧。

（四）健康教育

▶▶▶ 问题探究：如何降低此病的发病率？

1. 防止经血逆流　及时治疗先天性生殖道畸形如阴道横隔、残角子宫、无孔处女膜、宫颈闭锁或后天性炎性阴道狭窄、宫颈管粘连等所引起的经血潴留，以免经血逆流入腹腔。经期一般不做盆腔检查，若有必要应避免重力挤压子宫。经期避免从事重体力劳动。避免月经期及月经干净 3 天内同房。

2. 避免手术操作所引起的子宫内膜异位　月经来潮前禁做各种输卵管通畅试验；宫颈及阴道手术均应在月经干净后 3～7 天内进行，以免下次月经来潮时脱落的子宫内膜种植在尚未愈合的手术创面。

3. 采用药物治疗或术后需补充药物治疗的患者需在门诊定期随访　监测包括治疗期间患者症状的变化、月经的改变、有无因雌激素低落而引起的身体不适等情况，如有异常及时与医生联系，以便修正治疗方案。并告知患者随访的目的、意义和随访时间，取得配合。

4. 适龄婚育和药物治疗　由于妊娠可以延缓此病的发生和发展，因此，鼓励妇女适龄结婚或婚后痛经者及时生育；已有子女者长期服用避孕药抑制排卵，可使子宫内膜萎缩和经量减少，从而减少因经血及内膜碎屑逆流入腹腔发生子宫内膜异位症的机会。有家族史、容易带器妊娠者，宜选择口服避孕药以降低子宫内膜异位症的发病风险。

五、护理评价

1. 患者自觉疼痛是否减轻或消失。

2. 患者能否积极配合治疗。

3. 患者能否叙述子宫内膜异位症的相关知识。

任务二 子宫腺肌病患者的护理

具有生长功能的子宫内膜腺体及间质侵入子宫肌层者，称为子宫腺肌病，过去曾称之为内在性子宫内膜异位症。异位子宫内膜组织可在子宫肌层内弥漫性生长，亦可局限性增生形成结节或团块，形似肌壁间肌瘤，称为子宫腺肌瘤。子宫腺肌瘤与周围肌层无明显界限，手术时难以剥出团块。该病好发于30～50岁的妇女。

一、护理评估

（一）健康史

询问患者年龄和相关病史，30～50岁的经产妇，有多年不孕史、痛经病史和月经过多病史。

子宫腺肌病病因至今不明。目前的共识是因为子宫缺乏黏膜下层，因此子宫内膜的基底层细胞增生、侵袭到子宫肌层，并伴以周围的肌层细胞代偿性肥大增生而形成了病变。引起内膜基底层细胞增生侵袭的因素现有四种理论：①与遗传有关；②子宫损伤，如刮宫和剖宫产均会增加子宫腺肌病的发生；③高雌激素血症和高泌乳素血症；④病毒感染；⑤生殖道梗阻，使月经时宫腔压力增大，导致子宫内膜异位到子宫的肌层。

（二）身体评估

1. 症状　约30%患者无症状。常见症状如下。

（1）痛经：特点是继发性进行性加重的痛经。常在月经来潮前一周开始出现，当经期结束痛经即缓解。这是因为月经时子宫肌层内的异位子宫内膜在卵巢激素的影响下充血、肿胀及出血，同时还增加了子宫肌层血管的血量，使坚厚的子宫肌层扩张，引起严重的痛经。

（2）月经失调：主要表现为经期延长、月经量增多，部分患者还可能出现月经前后点滴出血。这是因为子宫体积增大，子宫腔内膜面积增加及子宫肌壁间病灶影响子宫肌纤维收缩引发。严重的患者可以导致贫血。

（3）其他症状：患者可有性交痛及慢性盆腔痛。合并子宫肌瘤时，子宫呈不均匀增大，增大的子宫对膀胱刺激和压迫出现尿频等。另外，早期流产的发生率增加。大约有35%的患者无明显症状。

2. 体征　子宫均匀增大呈球形，质地较硬，可有压痛，子宫增大一般不超过12周妊娠大小。少数子宫表面不规则，呈结节样突起，可能为局限型腺肌瘤或伴有子宫肌瘤所致。临近经期，子宫有触痛感；经期，子宫增大，质地变软，压痛比平时更明显；经期后，子宫缩小。

（三）心理社会状况

对疼痛的恐惧和对月经失调的担忧。周期性、进行性加重的痛经，使患者恐惧月经的来临，每于月经前期和月经期表现紧张、恐惧、焦虑。同时月经期延长、经量增多也使患者忧虑不安。

（四）相关检查

根据典型病史及体征即可作出初步诊断，确诊需组织病理学检查。

1. B型超声检查　子宫增大，边界清楚，子宫肌层增厚，回声不均。阴道超声检查敏感度达80%，特异度可达74%，较腹部探头准确性高。

2. 肿瘤标志物检查　CA_{125}轻度升高。

3. 腹腔镜或宫腔镜检查　可用于子宫腺肌病的辅助诊断。

（五）处理要点

应根据患者症状、年龄和生育要求而定。

1. 药物治疗适用于症状较轻、有生育要求和接近绝经期的患者。可选择孕三烯酮、丹那唑或GnRH-α等药物，均可缓解症状。

2. 手术治疗

（1）子宫全切术：适用于症状严重、无生育要求或药物治疗无效者。

（2）子宫腺肌瘤挖除术：适用于年轻或希望保留生育功能的子宫腺肌瘤患者。

（3）经腹腔镜骶前或骶骨神经切除术：约80%患者术后疼痛可缓解或消失。

二、护理诊断/护理问题

1. 疼痛　与月经期或月经前期刺激子宫周围平滑肌产生痉挛性收缩有关。

2. 恐惧　与进行性加重的痛经有关。

三、预期目标

1. 患者建立应对减轻疼痛的方法。患者痛经缓解或减轻。

2. 患者能够表达对疼痛的恐惧，并采取正向的应对措施。

四、护理措施

（一）缓解疼痛

1. 遵医行为　药物治疗适应证患者可试用GnRH-α治疗。GnRH-α可使疼痛缓解或消失、子宫缩小，但停药后症状可能复现，子宫又重新增大。子宫腺肌病手术适应证患者可采用子宫全切术。卵巢是否保留取决于卵巢有无病变及患者年龄大小。对子宫腺肌瘤的年轻患者或有生育要求者，可行病灶切除术，但术后易复发。经腹腔镜骶前神经切除术和骶骨神经切除术也可治疗痛经，80%患者术后疼痛消失或缓解。

2. 一般护理　患者注意经期保暖及休息，避免劳累，避免食用过凉、辛辣食物；可用热敷、按摩下腹部等方法来缓解疼痛，疼痛剧烈者可口服止痛剂。

（二）心理疏导

倾听患者对疼痛的详细描述，鼓励患者及时表述内心感受。与患者多接触，让患者了解子宫腺肌病的相关知识，减轻其心理负担，消除其焦虑和恐惧情绪，使患者积极配合治疗。

问题探究：如何对子宫腺肌病患者进行健康指导？

（三）健康教育

1. 月经期及月经干净后 3 日内禁忌性生活。

2. 经期注意卫生，避免剧烈运动。

3. 宣传介绍计划生育措施及选择恰当的避孕方法，尽量减少和避免宫腔内侵入性操作，如人工流产与刮宫等。

五、护理评价

1. 患者经治疗疼痛是否缓解或消失。

2. 患者能否减轻或消除月经来潮的恐惧感。

知识拓展

高强度聚焦超声在妇科领域的应用

20 世纪 40 年代，美国科学家 Lynn、Fry Bros 等提出能否用聚焦超声从体外对患者进行无创性治疗。经过几十年发展，聚焦超声技术已蓬勃发展，目前已广泛应用于临床。在妇科领域，主要用于治疗子宫肌瘤，子宫腺肌病及妇科皮肤、黏膜疾病，疗效已被证实。其主要治疗原理是通过热效应、机械及声化学效应及空化效应等，将能量集中于焦点，破坏病变细胞，使病变细胞凝固、变性坏死。高强度聚焦超声治疗子宫肌瘤，可使肌瘤组织蛋白质变性，发生凝固性坏死，肌瘤逐渐萎缩，症状减轻；高强度聚焦超声治疗子宫腺肌病，可选择性消融子宫肌层内部分子宫内膜异位病灶，使病灶范围减少、异位的子宫内膜功能丧失，从而患者月经量明显减少，痛经持续缓解，可大大提高患者生活质量。

测 试 题

（一）A_1 型题

1. 子宫内膜异位最易侵犯的部位为（　　）。

A. 宫颈　　B. 输卵管

C. 卵巢　　D. 直肠

E. 大腿

2. 子宫内膜异位症好发于（　　）。

A. 老年妇女　　B. 绝经期妇女

C. 幼龄妇女
D. 育龄妇女
E. 青春期妇女

3. 子宫内膜异位症的临床特点是（　　）。
A. 腹痛发生在经期第1～2天
B. 不影响受孕
C. 病灶局限于盆腔
D. 多发生于25岁以下
E. 继发性和进行性加重痛经

4. 子宫内膜异位症患者痛经发作时，其疼痛部位多位于（　　）。
A. 阴道
B. 肛门处
C. 会阴部
D. 下腹部及腰骶部
E. 胸腹部

5. 子宫内膜异位症患者性交痛的特点是（　　）。
A. 浅部性交痛
B. 进行性性交痛
C. 深部性交痛
D. 间歇性性交痛
E. 加重性交痛

6. 目前诊断子宫内膜异位症的最佳方法是（　　）。
A. B型超声检查
B. CA_{125}测定
C. 抗子宫内膜抗体测定
D. 腹腔镜检查
E. 雌激素测定

7. 假孕疗法的主要不良反应不包括（　　）。
A. 恶心、呕吐
B. 体重减轻
C. 体重增加
D. 乳房胀
E. 腹泻便秘

8. 子宫腺肌病是指（　　）。
A. 子宫内膜腺体及间质侵入子宫肌层
B. 子宫平滑肌增生
C. 子宫内膜腺体增生
D. 子宫腺体和肌层增生
E. 子宫腺体和肌层萎缩

9. 子宫内膜异位症患者采用性激素治疗的主要目的是（　　）。
A. 镇静、止痛对症治疗
B. 调节月经周期
C. 减轻痛经程度
D. 促进排卵
E. 抑制内膜增生

10. 关于子宫内膜异位症的预防，下列不正确的是（　　）。
A. 及时矫正子宫颈狭窄或粘连
B. 月经期应避免不必要的妇科检查
C. 缝合子宫壁时避免穿透子宫内膜层
D. 吸宫术时吸管应快速取出
E. 月经来潮前禁作各种输卵管通畅试验

（二）A_2 型题

1. 某女，34 岁，G_4P_1，近 2 年来经期腹痛并有进行性加重。盆腔检查：右侧附件区可扪及 5cm×6cm 囊性肿块，张力高，推之不动，有压痛。病史，1 年前左侧附件肿块直径约 3cm 大小。最为可能是（　　）。
   A. 卵巢恶性肿瘤　　B. 慢性盆腔炎
   C. 卵巢子宫内膜异位囊肿　　D. 结核性盆腔炎
   E. 卵巢良性肿瘤
2. 女性，39 岁，已婚，G_3P_1，6 年前出现痛经并逐渐加重，伴经量增多，止血药物治疗效果不佳。妇科检查：子宫后倾，均匀增大约 3 个月妊娠大小，质地硬，活动欠佳，余未见异常。本病例最可能的诊断是（　　）。
   A. 原发性痛经　　B. 子宫腺肌病
   C. 子宫肌瘤　　D. 慢性盆腔炎
   E. 子宫内膜癌
3. 女性，35 岁，已婚，G_3P_0，因痛经进行性加重 3 年就医，腹腔镜检查诊断为盆腔子宫内膜异位症，并行腹腔镜下异位病灶处理。出院时护理人员对其进行健康教育，指导患者预防、减轻及应对痛经的措施是（　　）。
   A. 指导防止经血逆流的措施　　B. 月经期避免性交及盆腔检查
   C. 假孕疗法　　D. 假绝经疗法
   E. 以上都是
4. 女性，32 岁，已婚，因婚后 3 年未育，进行性痛经 2 年就诊，医疗诊断为子宫内膜异位症，患者对每次来月经感到焦虑，下述不属于该患者的护理诊断是（　　）。
   A. 疼痛　　B. 焦虑
   C. 知识缺乏　　D. 躯体移动障碍
   E. 功能障碍性悲哀

（三）A_3 型题

（1～3 题共用题干）

女，36 岁，G_3P_1，9 年前人流放环，6 年前开始经期下腹痛，且日渐加重。今天月经来潮后出现腹痛伴恶心、呕吐。查体：体温 38℃，全腹压痛，子宫后位、大小不清，子宫直肠凹陷可触及数个痛性花生米大结节，右侧附件区触及直径约 6cm×7 cm 大小包块，边界不清，活动受限。白细胞 10×10^9/L，中性 0.90。

1. 下列最为可能的诊断是（　　）。
   A. 慢性盆腔炎急性发作　　B. 子宫肌瘤红色变性
   C. 卵巢囊肿蒂扭转　　D. 卵巢囊肿破裂
   E. 卵巢子宫内膜异位囊肿破裂
2. 该患者最主要的护理诊断是（　　）。
   A. 疼痛　　B. 焦虑
   C. 自尊紊乱　　D. 性生活型态的改变

E. 知识缺乏

3. 该患者首要的护理措施是（　　）。

A. 心理护理　　B. 健康宣教

C. 手术患者的护理　　D. 用药患者的护理

E. 观察病情

（四）简答题

1. 子宫内膜异位症的诱发因素有什么？
2. 子宫内膜异位症的预防措施？
3. 从哪些方面来鉴别子宫内膜异位症和子宫腺肌病？

（五）案例分析

某女士，29 岁，已婚 3 年，未孕，痛经 2 年，常于月经来潮前 1～2 天开始，经期第 1 天疼痛最剧烈，平素月经过多，经期延长，周期正常。查体：血压 110/80mmHg，脉搏 80 次/min。妇科检查：子宫后倾固定，宫颈举痛，子宫正常大小，质稍软。子宫骶骨韧带处可触及触痛的硬结节。B 型超声检查：左侧卵巢表面见一 5cm×7 cm 大小的囊性肿物。

请回答：

（1）该患者最可能的医疗诊断？

（2）为进一步确诊，该患者应做什么检查？

（3）作为一名护理人员对该患者如何实施护理？

本项目小结

子宫内膜异位症患者护理

- 护理评估
  - 健康史：①子宫内膜种植；②体腔上皮化生；③淋巴及静脉播散；④遗传；⑤免疫调节等学说
  - 症状：①痛经；②月经失调；③不孕；④性交痛；⑤盆腔及邻近脏器刺激症状；⑥其他
  - 体征：①腹部检查；②妇科检查：子宫后倾、活动受限甚至固定，子宫骶韧带、子宫后壁或直肠子宫陷凹处可触及触痛小结节
  - 相关检查：①超声检查；②腹腔镜检查；③CA_{125} 测定；④ 抗子宫内膜抗体测定
  - 治疗要点：①期待治疗；②药物治疗；③手术治疗；④联合治疗；⑤不孕治疗
- 护理诊断 / 护理问题：疼痛、自尊紊乱、焦虑
- 护理措施
  - 缓解疼痛：①解释原因；②遵医行为；③保守治疗；④假孕疗法；⑤手术患者
  - 增强信心：①心理护理；②一般护理；③协助医生；④知识宣教；⑤腹腔镜手术；⑥未受孕的护理
  - 心理护理：进行心理疏导，缓解和消除患者的焦虑、恐惧。
  - 健康教育：①防止经血逆流；②避免手术操作所引起的子宫内膜异位症；③药物治疗患者知识的宣教；④适龄婚育和药物治疗的宣教

子宫腺肌病患者的护理

- 护理评估
  - 健康史：①遗传；②子宫损伤；③高雌激素血症和高泌乳素血症；④病毒感染；⑤生殖道梗阻
  - 症状：痛经、月经不调、其他症状
  - 体征：子宫均匀增大，质硬有压痛
  - 相关检查：① B型超声；②肿瘤标志物检查；③腹腔镜或宫腔镜检查
  - 处理要点：①药物治疗；②手术治疗
- 护理诊断/护理问题
  - 疼痛、恐惧
- 护理措施
  - 缓解疼痛：①遵医行为；②一般护理
  - 心理护理：倾听患者对疼痛的详细描述，引导患者表达对疼痛的真实感受，采取相应措施对患者进行心理辅导
  - 健康教育：同子宫内膜异位症患者护理

（李玲）

项目八　女性生殖器官发育异常患者的护理

学习目标

1. 熟悉常见女性生殖器官发育异常的分类和处理原则。
2. 了解各种女性生殖器官发育异常的概述。
3. 学会运用所学知识对女性生殖器官发育异常的患者实施护理。
4. 具有尊重和理解患者的工作态度及严谨、认真的职业作风。

女性生殖器官在胚胎期发育形成过程中，若受到某些内在或外来因素干扰，均可导致发育异常，常合并泌尿系统畸形。女性生殖器官发育异常很少在青春期前发现。患者常是在青春期因原发性闭经、腹痛或婚后因性生活困难、流产或早产就医时而被确诊。常见的生殖器官发育异常有：①正常管道形成受阻所致异常：包括处女膜闭锁、阴道横隔、阴道纵隔、阴道闭锁和宫颈闭锁；②副中肾管衍化物发育不全所致异常：包括无子宫、无阴道、痕迹子宫、子宫发育不良、单角子宫、始基子宫、输卵管发育异常；③副中肾管衍化物融合障碍所致异常：包括双子宫、双角子宫、鞍状子宫和纵隔子宫等。本节简单介绍较常见的发育异常。

任务一　处女膜闭锁患者的护理

案例　某女，14岁，因周期性下腹痛半年收入院。近半年来每个月都出现下腹部坠痛，伴腰酸，严重时恶心、面色苍白，影响正常学习生活，一般持续5～6天后逐渐减轻消失。本次又出现腹痛3天来就诊，被收住院。

妇科检查：外阴发育正常，阴道前庭未见阴道口，相当于处女膜处呈紫蓝色，向外膨出。直肠腹部诊：子宫平位，约2个多月妊娠大小，压痛（+），宫颈口容指尖。B型超声检查：子宫增大10cm×7cm×5cm大小，宫腔内见回声稍强的暗区。附件区未见明显异常。

问题导向

1. 患者为什么会发生这种情况？
2. 临床上应如何处理？
3. 你如何对其进行护理？

一、概述

处女膜闭锁又称无孔处女膜，临床上较常见，系泌尿生殖窦上皮未能贯穿阴道前庭部所致（彩图 8－1）。由于处女膜闭锁，少女成长至青春期初潮时，经血无法自然排出，最初经血积在阴道内，反复多次月经来潮后，逐渐发展成子宫腔积血、输卵管积血，甚至腹腔内积血。因输卵管积血，伞端多粘连闭锁，月经血进入腹腔者较少见。

处女膜闭锁的女婴在新生儿期多漏诊。偶有幼女因大量黏液潴留在阴道内，导致处女膜向外凸出而确诊。绝大多数患者因青春期出现逐渐加剧的周期性下腹痛，但无月经来潮才被发现，严重者伴肛门坠胀、便秘、尿频或尿潴留等症状。检查时可见处女膜向外膨隆，表面呈紫蓝色，阴道前庭部无阴道开口。肛诊时，可扪及直肠前壁突出，阴道内有囊性包块；直肠腹部诊可在下腹部扪及阴道包块上方的另一较小包块，为经血潴留的子宫，压痛明显（图 8－1）。如用手往下按压此包块时，可见处女膜向外膨隆更明显。盆腔 B 型超声检查可见子宫及阴道内有积液。

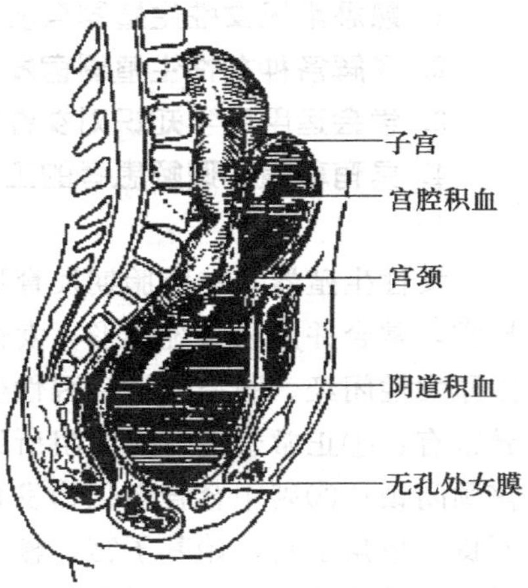

图 8－1　处女膜闭锁导致的阴道和宫腔积血（矢状面）

二、处理原则

确诊后应立即手术治疗。可在局麻或骶麻下手术。一般先用粗针穿刺处女膜正中膨隆部，抽出褐色积血确定后，将处女膜作“X”形切开，引流积血，切除多余的处女膜瓣，使切口呈圆形，再用 3—0 肠线缝合切口边缘黏膜，以保持引流通畅和防止创缘粘连。常规检查宫颈是否正常，但不宜进一步探查宫腔以免引起上行性感染。术后给予抗感染药物预防感染。

三、护理

1. 做好术前准备及患者心理工作，说明该手术非常简单，术后即可解除病痛。
2. 配合医生手术。术后保留导尿管 1～2 日，保持外阴清洁，每日擦洗外阴 2 次，便后擦洗，使用消毒会阴垫，直至积血排净为止。
3. 观察体温及切口有无红肿热痛等感染征象，遵医嘱给予抗生素防治感染。

任务二　阴道发育异常患者的护理

一、概述

1. 先天性无阴道　为双侧副中肾管发育不全的结果，故先天性无阴道几乎均合并无子宫或仅有痕迹子宫，但卵巢一般均正常。患者多系青春期后一直无月经来潮，或因婚后性交困难而就诊。检查可见外阴和第二性征发育正常，阴道前庭部无阴道口或仅在阴道前庭部尿道口下见一浅凹陷，有时可见到由泌尿生殖窦内陷所形成的约 2cm 短浅阴道盲端。肛查和 B 型超声检查盆腔无子宫，约 15%合并泌尿系统畸形。

临床上应将该病与完全型雄激素不敏感综合征相鉴别。后者染色体核型为 46，XY，与先天性无阴道不同之处是血睾酮升高，腋毛、阴毛极少。

2. 阴道闭锁　为泌尿生殖窦未参与形成阴道下段所致。闭锁位于阴道下段，长为 2～3cm，上方多为正常阴道。症状和处女膜闭锁相似，检查时阴道前庭亦无阴道开口，但闭锁处黏膜表面色泽正常，亦不向外膨隆，肛查可扪及向直肠凸出的阴道积血包块，其位置较处女膜闭锁高。

3. 阴道横隔　为两侧副中肾管会合后的尾端与泌尿生殖窦相接处未贯通或部分贯通所致。横隔可位于阴道内任何部位，但以上、中段交界处为多见，其厚度约为 1cm。完全性横隔较少见，多数是隔的中央或侧方有一小孔。月经血可自小孔排出。横隔位于上段者不影响性生活，常系偶然或不孕检查时发现。位置较低者少见，多因性生活不满意而就医。

4. 阴道纵隔　为双侧副中肾管会合后，其中隔未消失或未完全消失所致。有完全纵隔和不完全纵隔两种。完全纵隔形成双阴道，常合并双宫颈、双子宫。有时纵隔偏向一侧形成斜隔，导致该侧阴道完全闭锁，可出现因经血潴留所形成的阴道侧方包块。大多数阴道纵隔无症状，有些是婚后性交困难才被发现，另一些可能晚至分娩时产程进展缓慢才确诊。

二、处理原则

1. 对希望结婚的先天性无阴道患者，可在结婚前行人工阴道成形术。如有短浅阴道者亦可采用阴道模型扩张法，局部加压扩张，逐渐加深阴道长度，直至能满足性生活要求为止。个别先天性无阴道患者可有发育正常的子宫，青春期时因宫腔积血出现周期性腹痛。直肠腹部诊可扪及增大而有压痛的子宫。这种情况初潮时明确诊断即可行人工阴道成形术，同时引流宫腔积血以保存子宫生育功能。无法保留子宫者，应予切除。

2. 阴道闭锁的患者在明确诊断后应尽早手术，术时应先切开闭锁段阴道并游离阴道积血下段的阴道黏膜，再切开积血包块，排净积血后，利用已游离的阴道黏膜覆盖创面。

3. 阴道横隔处理，一般应将横隔切开并切除其多余部分，最后缝合切缘以防粘连形成。术后保持外阴清洁，短期放置阴道模型防止阴道挛缩。若在分娩时发现横隔阻碍胎先露部下降，横隔薄者，当胎先露部下降至横隔部位将隔撑得极薄时，切开后胎儿即能经阴道娩出；横隔厚者应行剖宫产术结束分娩。

4. 阴道纵隔若不影响日常生活可不处理，若斜隔妨碍经血排出或纵隔影响性交时，可将隔切除，创面缝合以防粘连。若临产后发现纵隔阻碍胎先露部下降，可沿纵隔的中部切断，分娩后缝合切缘止血。

三、护理

1. 手术患者术后保持外阴清洁，每天会阴擦洗 2 次，遵医嘱使用抗生素预防感染。

2. 先天性无阴道或阴道闭锁的患者，除术后保持外阴清洁外，需要定期使用阴道模型扩张阴道以防挛缩。

3. 对阴道发育异常不需要手术的患者，做好心理护理，告知病情，解除思想顾虑。

任务三 宫颈及子宫发育异常患者的护理

一、概述

（一）先天性宫颈闭锁

先天性宫颈闭锁临床上罕见。若患者子宫内膜有功能时，青春期后可因宫腔积血而出现周期性腹痛，经血可经输卵管逆流入腹腔，引起盆腔子宫内膜异位症。

（二）子宫未发育和发育不良

1. 先天性无子宫 系两侧副中肾管中段及尾段未发育和会合所致，常合并无阴道，但卵巢发育正常，第二性征不受影响。直肠腹部诊扪不到子宫。

2. 始基子宫 又称痕迹子宫，系两侧副中肾管会合后不久即停止发育所致，常合并无阴道。子宫极小，仅长1～3cm，无宫腔。

3. 幼稚子宫 系副中肾管会合后短时期内即停止发育所致。子宫较正常小，宫颈呈圆锥形，相对较长，宫体与宫颈之比为1∶1或2∶3。月经量极少或无月经，婚后不能生育。盆腔检查可扪及小而活动的子宫。

（三）子宫发育异常

临床上较常见。常见类型见图8-2。

1. 双子宫 两侧副中肾管完全未融合，各自发育形成两个子宫和两个宫颈，阴道也完全分开，左右侧子宫各有单一的输卵管和卵巢。患者无任何自觉症状，一般是在人工流产、产前检查甚至分娩时偶然发现。早期人工流产时可能误刮未孕侧子宫，以致漏刮，子宫继续增大。妊娠晚期胎位异常率增加，分娩时未孕侧子宫可能阻碍胎先露部下降，子宫收缩乏力亦较多见，故剖宫产率增加。偶见双子宫同时妊娠，每侧子宫各有一胎儿。亦有双子宫、单阴道，或阴道内有一纵隔妨碍性交，出现性交困难或性交痛。

2. 双角子宫和鞍状子宫 因子宫底部融合不全呈双角的称双角子宫；宫底部稍下陷而呈鞍状的称鞍状子宫。双角子宫和鞍状子宫一般无症状，在妊娠时易发生胎位异常，以臀先露居多。

3. 中隔子宫 因两侧副中肾管融合不全，

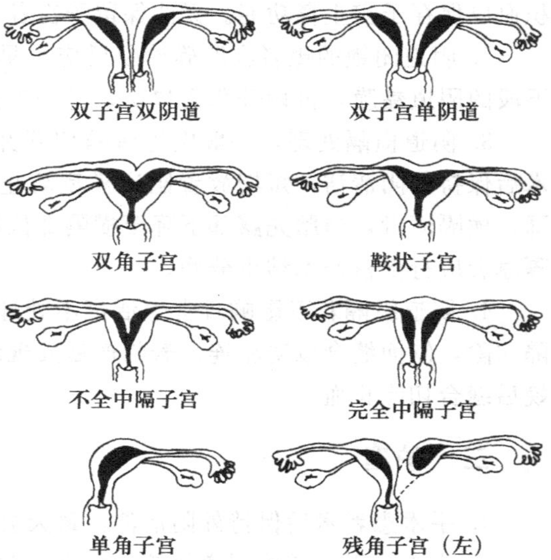

图8-2 子宫发育异常种类

可在宫腔内形成中隔，从宫底至宫颈内口将宫腔完全隔为两部分者为完全中隔；仅部分隔开者为不全中隔。中隔子宫易发生流产、早产和胎位异常；若胎盘附着在隔上，可出现产后胎盘滞留。中隔子宫外形正常，可经子宫输卵管碘油造影或宫腔镜检查确诊。

4. 单角子宫　仅一侧副中肾管发育而成为单角子宫。另侧副中肾管完全未发育或未形成管道。未发育侧的卵巢、输卵管、肾亦往往同时缺如。妊娠可发生在单角子宫，但流产、早产较多见。

5. 残角子宫　一侧副中肾管发育正常，另一侧发育不全形成残角子宫。可伴有该侧泌尿道发育畸形。检查时易将残角子宫误诊为卵巢肿瘤。多数残角子宫与对侧正常宫腔不相通，仅有纤维带相连；偶亦有两者间有狭窄管道相通者。若残角子宫内膜无功能，一般无症状；若内膜有功能且与正常宫腔不相通时，常因宫腔积血而出现痛经，甚至并发子宫内膜异位症。若妊娠发生在残角子宫内，人工流产时无法刮到，至妊娠 16～20 周时可发生破裂而出现典型的输卵管妊娠破裂症状，出血量更多，若不及时手术切除破裂的残角子宫，患者可因大量内出血而死亡。

二、处理原则

1. 先天性宫颈闭锁的患者可手术穿通宫颈，建立人工子宫阴道通道或行子宫切除术。

2. 先天性无子宫、始基子宫一般不需处理。幼稚子宫治疗方法主张激素替代疗法，可选用小剂量雌激素加孕激素序贯用药。

3. 若双角子宫出现反复流产时，应行子宫整形术。对有反复流产或不孕的中隔子宫患者，目前主要采取腹腔镜监视下通过宫腔镜切除中隔，手术简单、安全，术后 3 个月即可妊娠，妊娠结局良好或经腹手术切除。残角子宫无症状可不处理，如果发生宫腔积血或宫外孕则需手术切除。

三、护理

1. 对子宫发育异常的患者做好心理护理，告知发育异常不影响日常生活，如果遇到特殊情况随时到医院就诊。

2. 对需要手术的患者遵医嘱做好术前术后护理 。

3. 对用激素替代治疗的患者交代按时按量用药。

任务四　输卵管及卵巢发育异常患者的护理

一、概述

1. 输卵管发育异常　输卵管发育异常有：①单侧缺失：为该侧副中肾管未发育所致；②双侧缺失：常见于无子宫或痕迹子宫患者；③单侧（偶尔双侧）副输卵管：为输卵管分支，具有伞部，管腔与输卵管相通或不通；④输卵管发育不全、闭塞或中段缺失：类似结扎术后的输卵管。

2. 卵巢发育异常　卵巢发育异常有：①单侧卵巢缺失：见于单角子宫；②双侧卵巢缺失：极少，一般为卵巢发育不全，卵巢外观细长而薄，色白质硬，甚至仅为条状痕迹，见于 45，

XO特纳（Turner）综合征患者；③多余卵巢：罕见，一般多余卵巢远离卵巢部位，可位于腹膜后；④偶尔卵巢可分裂为几个部分。

二、处理原则

输卵管发育异常可能是不孕的原因，亦可能导致输卵管妊娠，临床罕见。几乎均为手术时偶然发现。除输卵管部分节段缺失可整形吻合外，其他均无法手术。可借助辅助生育技术妊娠。

三、护理

1. 协助医生做出诊断，根据发育异常情况指导患者采用不同的方法妊娠。
2. 对于卵巢发育异常的患者，告知不需特殊处理或者遵医嘱给予激素替代疗法。

测 试 题

（一）A_1 型题

1. 有关处女膜闭锁处理正确的是（　　）。
   A. 用粗针抽取经血，并做一小的造口
   B. “X”形切开处女膜后引流经血并以生理盐水冲洗清洁
   C. “X”形切开处女膜后置橡皮管引流 24～48h
   D. 采取头高脚低或半卧位，便于积血排出
   E. 术后进流质饮食 1 周
2. 青春期后，下列不是处女膜闭锁临床表现的是（　　）。
   A. 渐进性的周期性腹痛
   B. 严重时有肛门坠胀、便秘、尿频、尿潴留
   C. 处女膜向外膨隆，呈紫色，但无阴道开口
   D. 肛门指检可触及阴道呈球状压向直肠，重者子宫扩大并推向腹部
   E. 下腹部压痛反跳痛

（二）A_2 型题

1. 女性，18 岁，未来月经，周期性下腹痛 1 年，清晨自己摸到下腹肿块而来就诊，检查：发育中等，第二性征已发育，首先考虑（　　）。
   A. 卵巢囊肿　　B. 充盈的膀胱
   C. 子宫肌瘤　　D. 处女膜闭锁
   E. 卵巢巧克力囊肿
2. 女性，25 岁，未婚，因原发性闭经来就诊。检查：两侧乳房发育良好，外阴发育正常，阴道 2cm 盲端，盆腔扪及 3cm 直径包块。考虑（　　）。
   A. 先天性无阴道，始基子宫　　B. 多囊卵巢综合征
   C. 阴道闭锁　　D. 阴道横隔

E. Turner综合征

（三）简答题

1. 常见的生殖器官发育异常有哪些？
2. 哪些发育异常可以治疗？

本项目小结

- 处女膜闭锁患者护理
  - 概述——青春期后出现周期性腹痛
  - 处理原则——立即手术治疗
  - 护理——保持外阴清洁，防治感染

- 阴道发育异常患者护理
  - 概述——包括先天性无阴道、阴道闭锁、阴道横隔、阴道纵隔
  - 处理原则——根据情况选择手术方式，有阴道成形术等
  - 护理——保持外阴清洁，防治感染

- 宫颈及子宫发育异常患者护理
  - 概述——包括先天性宫颈闭锁、子宫未发育和发育不良（先天性无子宫、始基子宫、幼稚子宫）、子宫发育异常（双子宫、双角子宫和鞍状子宫、中隔子宫、单角子宫、残角子宫）
  - 处理原则——根据情况选择手术方式，有子宫成形术等
  - 护理——保持外阴清洁，防治感染

- 输卵管、卵巢发育异常患者护理
  - 概述——包括输卵管发育异常：①单侧缺失；②双侧缺失；③单侧（偶尔双侧）副输卵管；④输卵管发育不全、闭塞或中段缺失。卵巢发育异常：①单侧卵巢缺失；②双侧卵巢缺失；③多余卵巢；④偶尔卵巢可分裂为几个部分
  - 处理原则——根据情况选择治疗方式
  - 护理——保持外阴清洁，防治感染

（常青）

项目九　不孕症患者的护理

学习目标

1. 掌握不孕症的定义、护理措施及健康指导。
2. 熟悉不孕症的护理评估及护理诊断。
3. 了解常用辅助生殖技术的种类、适应证、常见并发症。
4. 学会运用所学知识对不孕症患者实施护理。
5. 具有尊重患者、爱护患者、体贴患者的工作态度。

任务一　不孕症患者的护理

案例　李女士，31岁，已婚，因继发性不孕4年而就诊。结婚7年，G_2P_0。平时月经规律，伴轻度痛经。5年前药物流产一次；4年前行人工流产术，术后高热3天。4年来一直未采取避孕措施，曾用中医治疗，效果不佳。男方检查正常。

妇科检查：外阴、阴道发育正常。子宫正常大小，后位，左侧附件增粗，并有压痛，可扪及囊性包块。

问题导向

1. 请分析导致继发性不孕的可能原因？
2. 作为护士，可以为其提供哪些帮助？

结婚后有正常性生活，未避孕，同居2年未能受孕者称为不孕症。婚后未避孕且从未妊娠者称为原发性不孕；曾有过妊娠而后未避孕连续2年不孕者为继发性不孕。夫妇一方因某种因素阻碍受孕，导致暂时不孕，一旦阻碍受孕的因素去除后仍能妊娠者称为相对不孕；夫妇双方有先天或后天解剖生理方面缺陷无法纠正而不能受孕者称绝对不孕。

一、护理评估

（一）健康史

首先了解妇女的月经情况，包括初潮年龄、经期、周期、经量，以及伴随月经来潮的异常症状。询问夫妇双方结婚年龄、婚育史、性生活情况，是否采用过避孕措施，所采用的方法及持续时间。了解既往有无结核病史，尤其有无腹腔结核病史、内分泌疾病等。家族中有无精神病、遗传病史。掌握男方的健康状况也十分必要，了解既往有无结核、腮腺炎史，烟酒嗜好情况。对于继发性不孕者，需了解以往生产、流产经过，有无感染、大出血等病史。

问题探究：什么原因会导致不孕？

受孕是一个复杂的生理过程。卵巢排出正常卵子；精液正常并含有正常的精子；卵子和精子能在输卵管内相遇并结合成为受精卵；受精卵被送入子宫腔，子宫内膜已充分准备适合于受精卵着床。这些环节中有任何一个不正常，都能阻碍受孕。

1. 女方因素

(1) 排卵障碍：卵巢功能紊乱导致持续不排卵是女性不孕的常见原因。

1) 下丘脑-垂体-卵巢轴功能紊乱，可引起无排卵性功能失调性子宫出血、闭经等。

2) 全身性疾病：如重度营养不良、甲状腺功能亢进或低下、肾上腺皮质功能亢进或低下、严重糖尿病等影响卵巢功能导致不排卵。

3) 卵巢病变：如先天性卵巢发育不全、多囊卵巢综合征、卵巢功能早衰、功能性卵巢肿瘤、卵巢子宫内膜异位症等可致不排卵。

(2) 输卵管因素：输卵管炎症引起输卵管堵塞是女性继发不孕的主要因素。此外，输卵管发育异常（输卵管过度细长弯曲，管壁肌肉薄弱，纤毛运动及管壁蠕动丧失等）也可导致不孕。

(3) 子宫因素：子宫发育不良、子宫黏膜下肌瘤、非特异性子宫内膜炎、子宫内膜结核、子宫内膜多发性息肉、宫腔粘连及子宫内膜分泌反应不良等可导致不孕、不能着床或着床后早期流产。

(4) 宫颈因素：宫颈黏液的性质和量发生改变会影响精子的活力和进入宫颈的数量。宫颈息肉、宫颈肌瘤、宫颈口狭窄等均可影响精子穿过而引起不孕。

(5) 阴道因素：先天性无阴道、阴道横隔、处女膜闭锁、各种原因引起的阴道损伤后粘连、瘢痕性狭窄都可影响性生活并阻碍精子进入阴道；严重阴道炎降低精子活力而影响受孕。

(6) 免疫因素：有研究认为，不孕妇女血清中存在透明带自身抗体，与透明带反应后阻止精子进入卵子而不能受精。

2. 男方不孕因素　主要是生精障碍与输精障碍。

(1) 精液异常：指无精子或精子数量过少，活力减弱，形态异常。常见原因如下。

1) 先天发育异常：如双侧隐睾导致曲细精管萎缩，先天性睾丸发育不全症等妨碍精子产生或不产生精子。

2) 全身性疾病：如长期较严重营养不良、慢性消耗性疾病、慢性中毒等可影响精子的产生。

3) 其他：如精神过度紧张等精神心理障碍；性生活过频者可使精子产生异常或精液量及精子数过少；腮腺炎并发睾丸炎导致睾丸萎缩；睾丸结核使睾丸组织破坏；精索静脉曲张可影响精子的产生及精子的质量。

(2) 精子运送受阻：阳痿或早泄患者常不能使精子进入女性阴道；附睾及输精管结核等炎症使输精管阻塞阻碍了精子通过。

（3）免疫因素：男性体内产生对抗自身精子的抗体破坏精子，或射出的精子产生自身凝集而不能穿过宫颈黏液而致不孕。

（4）内分泌功能紊乱：男性内分泌受下丘脑-垂体-睾丸轴调节，如此轴调节功能紊乱、甲状腺及肾上腺功能障碍也可影响精子的产生而导致不孕。

3. 男女双方因素

（1）缺乏性生活的知识。

（2）夫妇双方过分焦虑不孕而造成精神紧张。

（3）免疫因素：女方的血清或生殖道局部有抗精子抗体。

（二）身体状况

夫妇双方均应进行全身检查以找出原因。男方检查应重点检查外生殖器有无畸形或病变。妇科检查包括处女膜检查，有无处女膜过厚或坚韧，有无阴道痉挛或横隔、纵隔、瘢痕或狭窄，子宫颈或子宫有无异常，子宫附件有无压痛、增厚或肿块。

（三）心理社会状况

由于封建残余意识的影响，一些不孕妇女常会受到社会的压力、家庭的歧视和不理解，出现不同程度的心理障碍，如沮丧、易怒、多疑、嫉妒、孤独无助、听天由命、负罪感及失落感。

（四）相关检查

1. 男方检查　重点是精液常规检查。正常男性精液量为2～6ml，平均为3ml；pH为7.2～7.8；室温下放置5～30min内完全液化；精子总量＞8 000万/ml，若＜2 000万/ml时为异常；活动数＞50％，若＜35％为异常；通常异常精子＜20％，＞50％为异常。

2. 女方检查

（1）卵巢功能检查：方法有基础体温测定、超声动态监测卵泡发育、阴道脱落细胞涂片检查、宫颈黏液量及结晶状态检查、月经期前子宫内膜活组织检查、女性激素检测等，了解有无排卵及黄体功能状态。

（2）输卵管通畅试验：常用方法有输卵管通液术、子宫输卵管碘油造影及子宫输卵管超声造影。

（3）性交后精子穿透力试验：当夫妇双方经上述检查未发现异常时应进行此项检查。此术应选择在预测的排卵期进行。在试验前3日禁止性交，避免阴道用药或冲洗。受试者在性交后2～8h内就诊检查，若每高倍视野有20个活动精子即为正常。

（4）宫颈黏液、精子相合试验：在预测的排卵期，在玻片上先放一滴新鲜液化的精液，再取宫颈黏液一滴放在精液旁边，两者相距2～3mm，轻摇玻片使两滴液体相互接近，置于光镜下观察精子的穿透力。若精子能穿过黏液并继续向前运行，则证明精子活力和宫颈黏液性状正常，宫颈黏液中无抗精子抗体存在。

（5）腹腔镜检查：经上述检查未发现异常而未受孕者，可进行腹腔镜检查。借助腹腔镜可直接观察子宫、输卵管、卵巢有无病变或粘连。

（6）宫腔镜检查：可较清楚地了解子宫腔内情况，如宫腔粘连、黏膜下肌瘤、子宫内膜息肉、子宫畸形等。

（五）处理要点

针对不孕症的原因进行处理。增强体质和增进健康；纠正营养不良和贫血；戒烟酒；积极治疗内科疾病；掌握性知识，学会预测排卵日期，性交次数适度，增加受孕机会；积极治疗器质性疾病；遵医嘱服用促排卵药物、改善宫颈黏液药物、促进和补充黄体功能药物；根据具体情况使用辅助生殖技术。

二、护理诊断/护理问题

1. 知识缺乏　缺乏科学的生育与不孕知识。
2. 自尊紊乱　与治疗过程中繁琐的检查或因不孕受到家庭、周围人群的歧视有关。

三、护理目标

1. 患者了解不孕的相关知识。
2. 患者可以正确评价诊断及治疗效果，能够通过其他方面的实现，改变人生价值观。

四、护理措施

（一）知识宣教

向不孕夫妇介绍引起不孕的常见原因，相关知识，并详细介绍相关的检查方法。护理人员应根据不同的治疗方案，提供支持和帮助。

1. 告知受孕知识　教会识别排卵的迹象，告知在排卵前2～3日或排卵后24h内进行性交可增加受孕机会，避免性交过频或过稀，次数以每周2～3次为宜。

2. 遵医嘱服药，告知药物作用、用药方法、常见不良反应及注意事项。如氯米芬类促排卵药物，这类药物较多见的不良反应如经间期下腹一侧疼痛、卵巢囊肿、血管收缩征兆（如潮热），少见的不良反应如乏力、头昏、抑郁、恶心、呕吐、食欲增加、体重增加、风疹、皮疹、过敏性皮炎、复视、畏光、视力下降、多胎妊娠、自然流产、乳房不适及可逆性的脱发等。

3. 协助医生实施检查和治疗方案，解释可能引起的不适。由于引起不孕的原因多而复杂，检查持续时间长，因此要说服患者及家属应耐心，遵医嘱有序检查。在进行每项检查前，应向夫妇双方说明其目的意义、注意事项及检查可能引起的不适，以取得配合。子宫输卵管碘油造影可能引起腹部痉挛感，在术后持续1～2h；腹腔镜手术后1～2h可能感到一侧或双侧肩部疼痛，可遵医嘱给予药物止痛；子宫内膜活检后可能引起下腹部的不适感如痉挛、阴道流血。

4. 病情监测　监测基础体温及排卵情况、输卵管通畅术后情况。监测男方治疗后情况。

5. 帮助不孕夫妇了解各种辅助生殖技术的治疗费用、优缺点及其适应证。综合考虑后，协助其选择合适的人工辅助生殖技术，帮助其提高受孕机会。

6. 帮助夫妇面对治疗过程和治疗结果，提示不孕症治疗的结局。不孕症治疗可能的结局包括：①治疗失败，妊娠丧失。妇女悲伤和失望的感触较多。②治疗成功，发生妊娠。此时常常担心在分娩前出现不测。③治疗失败，停止治疗。护理人员可以根据家庭经济、妇女年龄、心理压力等因素建议继续治疗或领养一个孩子。

（二）心理护理

1. 护理人员应重视不孕症妇女的各种心理问题，使用倾听、鼓励等方法帮助妇女表达自己的心理感受，给予心理疏导和支持，帮助夫妻进行交流，帮助患者与其家人进行沟通，使其能正确地对待生活、生育并解除消极情绪，从而降低孤独感和内疚感。

2. 鼓励患者参加良性的社会活动，提高其自我形象。

3. 对于盼子心切、精神高度紧张者，指导其放松心情、缓解压力，提高受孕率。

（三）健康教育

1. 夫妇双方养成良好的生活习惯，戒烟酒，注意工作节律，避免精神过度紧张和劳累，保持心情愉快。

2. 宣传性生活的基本知识，学会预测排卵期（在排卵前 2～3 天或排卵后 24h 内进行性交），掌握性交的适当时机，以增加受孕机会；性交次数要适当，避免过频或过稀；性交后不要立即如厕，而应该卧床并抬高臀部，持续 20～30min。

五、护理评价

1. 患者是否获得不孕的相关解剖和生殖知识。

2. 患者能否主动表达内心感受，对待不孕是否显示积极态度。

（秦清荣）

任务二 辅助生殖技术

辅助生殖技术也称为医学助孕，以治疗不孕夫妇达到生育的目的，是生育调节的主要组成部分。辅助生殖技术包括人工授精、体外受精和胚胎移植、配子输卵管内移植、宫腔内配子移植和供胚移植等。

一、常用的辅助生殖技术

（一）人工授精

人工授精（AI）是用器械将精液注入子宫颈管内或宫腔内取代性交使女性妊娠的方法。按精液来源不同分两类：①丈夫精液人工授精（AIH）；②供精者精液人工授精（AID）。

1. 人工授精的适应证

（1）AIH 适应证：主要适用于①男性因少精、弱精、液化异常、性功能障碍、生殖器畸形等不育；②宫颈因素不育；③生殖道畸形及心理因素导致性交不能等不育；④免疫性不育；⑤原因不明不育。

（2）AID 的适应证：主要适用于①不可逆的无精子症、严重的少精症、弱精症和畸精症；

②输精管绝育术后期望生育而复通术失败；③射精障碍；④男方和（或）家族有不宜生育的严重遗传性疾病；⑤母儿血型不合不能得到存活新生儿；⑥原因不明的不育。

2. AID供精者的选择　宜选择①智商高，身体素质好，已婚已育的青壮年自愿者；②无遗传性疾病和遗传性疾病家族史；③供受精双方互相不认识；④供受精双方血型最好相同；⑤供精者外貌五官端正，体格健壮，最好与受方夫妇双方相似。

3. 按国家法规，目前AID精子来源一律由国家卫生和计划生育委员会认定的人类精子库提供和管理。人类精子库必须设置在医疗机构内，实施AID的医疗机构需要经过特殊审批后方可实施此项技术。供精者只能在一个人类精子库中供精，一个供精者的精子最多只能提供给5名妇女受孕。严禁精子库向医疗机构提供新鲜精子；严禁精子库向未经批准开展人类辅助生殖技术的医疗机构提供精子。

4. 人工授精的禁忌证　目前尚无统一标准。一般包括：①女方因输卵管因素造成的精子和卵子结合障碍；②女方患有生殖泌尿系统急性感染或性传播疾病；③女方患有遗传病、严重躯体疾病、精神心理障碍；④女方接触致畸量的射线、毒物、药品并处于作用期；⑤女方无排卵。

5. 人工授精主要步骤

（1）收集及处理精液：用干净无毒取精杯经手淫法取精。

（2）促进排卵或预测自然排卵的规律：排卵障碍者可促排卵治疗。预测排卵的方法包括：①月经周期史；②基础体温测定；③宫颈黏液观察；④B型超声卵泡监测；⑤实验室生化检查E_2、LH。

（3）选择AI时间：受孕的最佳时间是排卵前后的3～4天，于排卵前和排卵后各注射一次为好。

（4）方法：妇女取膀胱截石位，臀部略抬高，妇科检查确定子宫位置，以阴道窥器暴露子宫颈，无菌棉球拭净子宫外口周围黏液，然后用1ml干燥无菌注射器连接用于人工授精的塑料管，吸取精液0.3～0.5ml，通过插入宫腔的导管注入宫腔内受精。

6. 人工授精的妊娠率　妊娠率与妇女选择、诊断标准、精液处理、授精时间、统计方法等相关。对于精子质量较好的AIH者，妊娠率可达到80%以上，而精子质量差或因宫颈因素行AIH者妊娠率偏低。

（二）体外受精与胚胎移植

体外受精与胚胎移植（IVF-ET），即试管婴儿。体外受精指从妇女体内取出卵子，放入试管内培养一个阶段与精子受精后发育成早期胚泡。胚胎移植指将胚泡移植到妇女宫腔内使其着床发育成胎儿的全过程。

1. 适应证

（1）输卵管堵塞性不孕症（原发性和继发性）：为最主要的适应证。如患有输卵管炎、盆腔炎致使输卵管堵塞、积水等。

（2）原因不明的不孕症。

（3）子宫内膜异位症经治疗长期不孕者。

（4）输卵管结扎术后子女发生意外者或输卵管吻合术失败者。

（5）排卵障碍如多囊卵巢综合征经保守治疗长期不孕者。

（6）男方少精、弱精子症者。

（7）免疫性不孕者。

2. 术前准备　详细了解和记载月经史及近期月经情况、妇科常规检查，进行B型超声检查、诊断性刮宫、输卵管造影、基础体温测定、女性内分泌激素测定、自身抗体检查及抗精子抗体检查、男方精液检查、男女双方染色体检查，以及肝脏功能检查、血尿常规检查等。

3. 体外受精与胚胎移植的主要步骤

（1）促进与监测卵泡发育：采用药物诱发排卵以获取较多的卵母细胞供使用。采用B型超声测量卵泡直径及测定血E_2、LH水平，监测卵泡发育。

（2）取卵：于卵泡发育成熟尚未破裂时，经腹或经阴道穹窿处以细针（B型超声指引下）穿刺成熟卵泡，抽取卵泡液找出卵母细胞。

（3）体外受精：取出的卵母细胞放入培养液中培养，使卵子进一步成熟，达到与排卵时相近状态，以提高受精率与卵裂率。

（4）胚胎移植：将体外培养至2～8个细胞的早期胚胎送回母体子宫腔内的过程。

（5）移植后处理：卧床24h，限制活动3～4日，肌内注射黄体酮治疗，移植后第14日测定血β-HCG，明显增高提示妊娠成功，按高危妊娠加强监测管理。

（三）配子输卵管内移植

配子输卵管内移植（GIFT）是直接将卵母细胞和洗涤后的精子移植到输卵管壶腹部的一种助孕技术，是继IVF-ET之后发展起来的比较成熟的助孕技术之一。

1. 适应证

（1）原因不明不孕症：曾经是GIFT的主要适应证。不孕原因可能是精子的运输、受精能力异常、输卵管伞的拾卵功能障碍或卵泡未破裂黄素化综合征等。

（2）男性不育：大多数为少精或弱精症。

（3）免疫性不孕：免疫球蛋白中的G抗体可抑制受精，精子数量越多，抗原越多，愈能激发免疫反应。

（4）子宫内膜异位症：药物或手术失败后均可用GIFT或IVF治疗，轻、中度子宫内膜异位症较合适，而重度子宫内膜异位症成功率低。

（5）其他因素的不孕症：如宫腔的异常、宫颈不孕和不排卵等也可用GIFT治疗。

2. 配子输卵管内移植的步骤

（1）诱发超排卵：方案与IVF相同。

（2）监测卵泡：目的是观察卵巢对促性腺激素治疗的反应，以决定尿促性素（HMG）的用量、注射时间等。

（3）处理精子：采卵前2h取精液。

（4）采卵：采卵时间一般在注射HMG后34～36h。

（5）移植配子：移植的卵细胞数与妊娠率有关。

3. 配子输卵管内移植的优点　输卵管是受精的最佳自然环境，精、卵受外界环境有害因素的影响最小。

4. 配子输卵管内移植的缺点　只适用于至少有一条正常输卵管的妇女，以及对失败病例无法确定失败原因时。此外GIFT有卵子受精和胚胎发育情况不明及移植配子时需全身麻醉或用腹腔镜等缺点，而且费用也比IVF-ET昂贵。

5. IVF-ET和GIFT的选择　对于有一条正常输卵管的妇女可以行IVF－EF，也可以行GIFT。目前认为，IVF-ET是主要和初步的选择，它可以首先证实卵子和精子的受精能力。如果IVF-ET已经证实受精成功但仍未受孕，可用GIFT。

（四）宫腔内配子移植

宫腔内配子移植（GIUT）是指将精子和卵子取出体外之后不进行体外受精，而直接将一定数量的精子和卵子移植入宫腔内从而使妇女受孕的一种助孕技术。

1. 适应证　主要适用于双侧输卵管阻塞或功能丧失的不孕症妇女。

2. 宫腔内配子移植的步骤　超促排卵，监测卵泡发育，收集卵子，处理精液，最后移植配子。移植后卧床2h，并限制活动3～5天。根据不同情况，用黄体酮或HCG或二者合用进行黄体支持治疗。

（五）供胚移植

供胚来源于IVF-ET中多余的新鲜胚胎或冻存胚胎，受者与供者的月经周期需同步。适用于卵巢功能不良或患有严重遗传病的妇女。

二、常见并发症

辅助生殖技术的孕产期并发症主要是由于药物刺激超排卵过程所引起，常见的有卵巢过度刺激综合征、卵巢反应不良、多胎妊娠、流产或早产，以及超排卵药物应用与卵巢和乳腺肿瘤的关系。

（一）卵巢过度刺激综合征

卵巢过度刺激综合征（OHSS）是一种由于诱发超排卵所引起的医源性并发症。卵巢过度刺激综合征的发生机制尚未明确，目前认为其发生与超排卵药物的种类、剂量、治疗方案、不孕症妇女的内分泌状态、体质及妊娠等诸多因素有关。

通常情况下，常见临床表现有不同程度的腹胀、呼吸急促、恶心、非正常的体重增加和尿量减少等。根据临床表现及实验室检查，可将OHSS分为轻度、中度和重度：①轻度：主要表现为食欲差、下腹腹胀或轻微腹痛；血E_2水平≥1 500pg/ml，B型超声检查卵巢增大，直径≤5cm。②中度：有明显下腹胀痛，可有恶心、呕吐或腹泻，伴有腹围增大；体重增加≥3kg；明显腹水，少量胸水；血E_2水平≥3 000pg/ml；B型超声检查卵巢增大，直径在5～10cm。③重度：腹胀加剧；患者口渴多饮但尿少；恶心、呕吐甚至无法进食；大量腹水使膈肌上升或胸水致呼吸困难，不能平卧；B型超声检查卵巢直径≥12cm；体重增加≥4.5kg；严重者可出现肝肾衰竭、血栓形成及成人呼吸窘迫综合征甚至死亡。如未妊娠，上述表现会逐渐缓解并消失。一旦妊娠，OHSS将趋于严重，病程延长。

（二）卵巢反应不足

卵巢反应不足表现为卵巢在诱发超排卵下卵泡发育不良，卵泡数量或大小或生长速率不能达到要求。主要表现为治疗周期应用HMG 25～45支，但直径达到14mm的卵泡数量＜3个，血E_2水平＜500pg/ml。

（三）多胎妊娠

多胎妊娠是诱发超排卵常见的并发症。多胎妊娠容易出现妊娠期高血压疾病、低体重儿、胎儿宫内发育迟缓、胎盘早剥、羊水过多、重度贫血、流产、早产甚至胎儿宫内死亡等。同时，多胎妊娠需要增加产科和新生儿科的重症监护，家庭的医疗开支增大。在不孕夫妇知情同意的前提下，可选择多胎减胎术。

（四）自然流产

辅助生殖技术的自然流产率较高，可能与以下因素有关：年龄偏大，卵子、精子质量下降；既往流产史；多胎妊娠；诱发超排卵后的内分泌激素环境对胚胎发育的影响；免疫因素；黄体功能不全及胚胎自身发育异常等。

（五）卵巢或乳腺肿瘤

由于使用大剂量的促性腺激素，使不孕症妇女反复大量排卵及较长时间处于高雌激素和孕激素的内分泌环境，有可能导致卵巢和乳腺肿瘤的机会增多。

（六）感染

盆腔感染是经阴道取卵术的并发症之一，发生率为0.4%～1.3%。临床表现为盆腔炎、输卵管卵巢脓肿、腹膜炎、术后不明原因发热等。其中输卵管卵巢脓肿最为多见，对患者危害最严重。感染的发生会影响辅助生殖技术的成功率。

知识拓展

《人类辅助生殖技术规范》的十大禁令

一、禁止给不符合国家人口和计划生育法规和条例规定的夫妇和单身妇女实施人类辅助生殖技术。

二、禁止克隆人。

三、禁止无医学指征的性别选择。

四、禁止实施代孕技术。

五、禁止实施胚胎赠送。

六、禁止实施以治疗不育为目的的人卵胞浆移植及核移植技术。

七、禁止人类与异种配子的杂交，禁止人类体内移植异种配子、合子和胚胎，禁止异种体内移植人类配子、合子和胚胎；禁止以生殖为目的对人类配子、合子和胚胎进行基因操作。

八、禁止实施近亲间的精子和卵子结合。

九、禁止在患者不知情和自愿的情况下，将配子、合子和胚胎转送他人或进行科学研究。

十、禁止开展人类嵌合体胚胎试验研究。

（冯玉英）

测 试 题

(一) A_1 型题

1. 导致女方不孕最常见的病因是（　　）。
   A. 子宫因素　　B. 子宫颈因素
   C. 输卵管因素　　D. 外阴、阴道因素
   E. 排卵障碍
2. 精子在进入宫腔后，能存活（　　）。
   A. 6h　　B. 12h
   C. 2～3 天　　D. ＜24h
   E. 3～5 天
3. 对输卵管不孕因素的检查，下列最有价值的项目是（　　）。
   A. 子宫镜检查　　B. 子宫输卵管碘油造影
   C. 输卵管通液术　　D. 性交后精子穿透力实验
   E. 宫颈黏液
4. 诱发排卵的药物是（　　）。
   A. 克罗米酚　　B. 尿促性素（HMG）
   C. 黄体生成激素释放激素（LHRH）　　D. 溴隐亭
   E. 以上都是
5. 继发性不孕症是指夫妇曾有过妊娠而后未避孕连续（　　）不孕者。
   A. 1 年　　B. 2 年
   C. 3 年　　D. 4 年
   E. 5 年
6. 下列不是造成不孕原因的是（　　）。
   A. 子宫发育不良　　B. 子宫肌瘤
   C. 子宫内膜异位症　　D. 子宫颈内口松弛
   E. 子宫内膜结核
7. 对不孕症妇女的护理错误的是（　　）。
   A. 鼓励妇女维持良好的社会活动
   B. 帮助夫妇正面面对治疗结果
   C. 与不孕妇女一起讨论影响决策的因素
   D. 性交后可抬高臀部
   E. 指导在性交前、中、后勿用阴道润滑剂
8. 输卵管通液术宜选择的时间为（　　）。
   A. 于月经来潮前 14 天进行　　B. 于月经来潮 12h 内进行

C. 于月经干净当天进行
D. 于月经干净后3～7天进行
E. 于月经的任何时候进行

9. 国家卫生计生委规定，一个供精者的精子最多只能提供给（　　）妇女受孕。
A. 2名
B. 3名
C. 4名
D. 5名
E. 6名

10. 以下不属于试管婴儿的适应证是（　　）。
A. 输卵管堵塞、积水
B. 多囊卵巢综合征经保守治疗长期不孕
C. 男性无精
D. 子宫内膜异位症经治疗长期不孕
E. 输卵管吻合术失败

（二）A_2 型题

1. 患者婚后3年未孕。男方精液常规检查结果正常，女方阴道通畅，宫颈红，呈颗粒状，宫口见清亮透明状分泌物，宫体后位，大小及活动度正常，附件未见异常，基础体温测定为单相型。该患者不孕可能的原因为（　　）。
A. 宫颈因素
B. 子宫因素
C. 卵巢无排卵
D. 黄体发育不良
E. 黄体萎缩不全

2. 某妇女，30岁，结婚5年未孕，男方检查均正常，以下不属于女方检查的内容是（　　）。
A. 内、外生殖器发育情况
B. 诊断性刮宫
C. 输卵管通畅检查
D. 基础体温测定
E. 心、肺功能

3. 章女士，32岁，因婚后6年未孕就诊。体检时发现：宫颈Ⅰ度糜烂，子宫大小正常，活动稍受限，于子宫后方可触及散在结节，无触痛，附件未及异常。患者月经正常，有痛经。患者可能的不孕原因是（　　）。
A. 慢性宫颈炎
B. 输卵管炎症
C. 子宫肌瘤
D. 子宫内膜异位症
E. 子宫畸形

4. 某女结婚3年未孕来院治疗，女方检查无异常，嘱男方行精液检查，检查结果中不正常的是（　　）。
A. 精液3ml
B. pH 7.8
C. 精子数1 400万/ml
D. 活动数70％
E. 正常精子60％

（三）A_3 型题

（1～2题共用题干）

王女士，30岁，婚后3年未孕。发育良好，经检查基础体温双相，子宫内膜病理为分泌期改变。男方精液常规检查正常。

1. 该患者需要做的进一步检查是（　　）。
   A. 输卵管通畅检查　　B. 女性激素测定
   C. 阴道镜检查　　D. 腹腔镜检查
   E. B超监测卵泡发育
2. 上述检查发现有异常，应采用的治疗方案是（　　）。
   A. 异常部位活检送病理　　B. 氯米芬促排卵
   C. 抗感染治疗　　D. 输卵管通液治疗
   E. 口服己烯雌酚

（四）简答题

1. 简述女性不孕因素。
2. 提高妇女妊娠率的技巧有哪些？
3. 介绍常用辅助生殖技术的种类、适应证及常见并发症。

本项目小结

- 不孕症患者的护理
  - 护理评估
    - 健康史：①妇女的月经史；②妇女的生育史；③夫妇双方的既往病史、不良嗜好及家族史
    - 身体状况：夫妇行全身检查；男方重点检查外生殖器有无畸形或病变；女方行妇科检查
    - 相关检查：①男方精液常规检查；②女方卵巢功能检查、输卵管通畅试验、宫颈黏液试验等
    - 处理要点：①改善体质；②纠正不孕因素；③掌握性知识，提高受孕率；④药物治疗；⑤使用辅助生殖技术
  - 护理诊断／护理问题——知识缺乏、自尊紊乱
  - 护理措施
    - 知识讲解——①解释常见病因；②告知相关检查
    - 心理护理——鼓励妇女表达感受；放松心情，减轻压力
    - 治疗配合——①协助治疗；②遵医嘱服药；③病情观察；④正视不孕结局
    - 健康教育——①养成良好的生活习惯；②宣传性生活的基本知识

- 辅助生殖技术
  - 护理生殖技术——辅助生殖技术也称为医学助孕。目前辅助生殖技术常用的主要有以下几种：人工授精、体外受精与胚胎移植（试管婴儿）、配子输卵管内移植、宫腔内配子移植和供胚移植。应根据不孕夫妇的具体情况，排除禁忌证后选择适宜的辅助生殖技术
  - 常见并发症——①卵巢过度刺激综合征；②卵巢反应不足；③多胎妊娠；④自然流产；⑤卵巢或乳腺肿瘤；⑥感染

（秦清荣　冯玉英）

项目十　盆底功能障碍及损伤性疾病患者的护理

学习目标

1. 掌握外阴、阴道创伤、子宫脱垂、压力性尿失禁、尿瘘患者的护理评估及护理措施。
2. 熟悉外阴、阴道手术患者的术前和术后护理措施。
3. 了解外阴、阴道创伤、子宫脱垂、压力性尿失禁、尿瘘患者的相关检查及治疗要点。
4. 学会对外阴、阴道手术患者进行术前、术后护理。
5. 具有换位思考的意识，尊重患者，保护患者隐私。

任务一　外阴、阴道创伤患者的护理

案例　一女生，17岁，骑车与三轮车相撞，自觉外阴疼痛难忍并肿胀而就诊。检查发现外阴肿胀呈青紫色，左侧可见一紫蓝色块状物突起，压痛明显。

问题导向

1. 该患者最可能的诊断是什么？
2. 该患者主要的护理诊断有哪些？
3. 主要护理措施有哪些？

一、护理评估

（一）健康史

问题探究：什么原因会导致外阴、阴道创伤？

1. 分娩　是外阴、阴道创伤的主要原因，如胎头过大或会阴保护不当等。
2. 外伤　不慎跌倒或碰撞，锐器损伤阴道、尿道、膀胱或直肠。
3. 性交　幼女受到强暴时致软组织损伤；初次性交使处女膜破裂，绝大多数可自行愈合，偶见裂口延至小阴唇、阴道，伤及穹窿，引起大量阴道出血，甚至失血性休克。

另可见药物性损伤，多由于腐蚀性药物应用不当导致外阴、阴道损伤。

（二）身体评估

1. 症状

（1）疼痛：为主要症状，程度不一，可从轻微疼痛到剧痛，甚至出现疼痛性休克。

（2）局部肿胀：为外阴、阴道水肿或血肿，是常见的表现。由于外阴部皮肤、黏膜下组织疏松，血管丰富，局部受伤后可导致血管破裂，组织液渗出，血液、组织液在疏松结缔组织中迅速蔓延，形成外阴或阴道血肿。如处理不及时可向上扩展，形成巨大盆腔血肿。

（3）外出血：由于血管破裂可导致少量或大量的鲜血自阴道流出。

（4）其他：根据出血量多少、急缓，患者可有头晕、乏力、心慌等症状，严重者出现休克表现；合并感染时可有发热和局部感染症状。另外，由于疼痛，患者常出现坐卧不安，行走困难等。

2. 体征　妇科检查可见外阴裂伤、处女膜裂伤或阴道有明显裂口，局部可见活动性出血或形成压痛明显、紫蓝色的血肿；伤及尿道和膀胱，可见尿液自阴道排出；伤及直肠，可见外翻的直肠黏膜。出血多者表现为贫血貌，甚至出现四肢厥冷、脉搏细速、血压下降等休克体征。

（三）心理社会状况

事出突然，患者及家属常表现出明显的恐慌和担心；由于外阴、阴道神经末梢丰富，对疼痛敏感，患者有严重疼痛而加重焦虑；而且创伤涉及隐私部位，患者常出现羞怯心理。

（四）相关检查

血常规检查了解血红蛋白、红细胞及白细胞情况，有无休克及感染。必要时做血型、交叉配血等检查。

（五）处理要点

止血、止痛、防治感染和抗休克。有活动性出血者，应迅速缝合止血；对小于 5cm 的血肿，早期冷敷并加压包扎，晚期热敷以促血肿吸收；对大血肿，切开结扎血管并行血肿清除术；失血过多者抗休克。

二、护理诊断

1. 疼痛　与分娩损伤或突发创伤及外阴、阴道神经末梢丰富有关。
2. 恐惧　与创伤的突然性及担心预后有关。
3. 潜在并发症：失血性休克、感染。

三、护理目标

1. 患者自诉疼痛减轻或消失。
2. 住院期间，患者恐惧程度减轻或消除。
3. 患者在治疗期间未发生失血性休克和感染。

四、护理措施

（一）缓解疼痛

1. 观察病情　严密观察生命体征、疼痛程度、外出血及血肿的变化，发现异常及时告知医生并配合处理。

2. 遵医嘱及时给予止血、止痛药物。

3. 治疗配合

(1) 保守治疗患者的护理：①对血肿小采取保守治疗者，嘱患者采取正确的体位，避免血肿受压；②24h内冷敷，降低局部血流速度及局部神经的敏感性，减少出血量及减轻疼痛；③24h后热敷或理疗，促进水肿或血肿吸收。

(2) 手术治疗患者的护理

1) 术前准备：外阴、阴道创伤多系突发损伤，需急诊手术。应积极做好相关术前准备，如查血常规，配血并备血、备皮，嘱患者暂禁食，做好术前解释工作，以取得配合。

2) 术后护理：①体位：取外展屈膝平卧位，减轻外阴张力，缓解疼痛；②术后常规填塞纱条、外阴加压包扎，患者疼痛明显，应积极止痛；③纱条取出或包扎松解后密切观察生命体征变化，外阴、阴道伤口有无出血，患者有无进行性疼痛加剧或阴道、肛门坠胀等再次血肿的症状，发现异常及时告知医生并进行相应处理。

(二) 心理护理

外阴、阴道创伤患者多突然受伤，患者及家属常常表现出惊慌、恐惧及担心。由于外阴和阴道涉及隐私且此处神经末梢丰富，患者常出现胆怯、害羞及对疼痛敏感等问题。护理人员应对患者及家属的反应表示理解，积极处理疾病的同时应耐心对待并安慰患者及家属，鼓励其树立信心，积极配合治疗及护理。

(三) 纠正休克、预防感染

1. 预防和纠正休克　对于外出血量多或较大血肿伴面色苍白者应立即使患者平卧，给予吸氧、保暖，建立静脉通路，做好血常规检查及配血、输血准备；给予心电监护，密切观察患者血压、脉搏、呼吸、尿量、神志及血肿的变化；有必要手术者，应配合医生积极做好术前准备。

2. 遵医嘱使用抗生素预防感染。

3. 保持外阴清洁干燥，每天外阴冲洗3次，大便后及时清洁外阴。

(四) 健康教育

1. 避免增加腹压　①伤口未愈合前，避免增加腹压的动作如抬重物、下蹲、用力咳嗽及用力排便等；②多食用富含纤维素的蔬菜和水果，多饮水，适当运动，保持大便通畅，预防便秘。

2. 保持外阴清洁、干燥，便后及时清洗外阴。

五、护理评价

1. 患者疼痛是否减轻或消失。

2. 患者和家属恐惧是否减轻，能否积极配合治疗。

3. 患者是否发生感染或失血性休克。

任务二 子宫脱垂患者的护理

案例 李某，女，56岁，绝经8年，近1年出现腰骶部酸痛，排便时有肿块自阴道脱出，且肿块逐渐增大。妇科检查发现：外阴萎缩，宫颈肥大，用力屏气后见宫颈和小部分宫体脱出于阴道口外，诊断为子宫脱垂。

问题导向

1. 该妇女子宫脱垂为几度？
2. 主要的护理措施有哪些？

子宫脱垂是指子宫从正常位置沿阴道下降，宫颈外口达坐骨棘水平以下，甚至子宫全部脱出于阴道口以外，常合并有阴道前后壁膨出。

一、护理评估

（一）健康史

▶▶▶ 问题探究：哪些原因会导致子宫脱垂？主要病因是什么？

1. 分娩损伤　是最主要的病因。分娩过程中，特别是第二产程延长或经阴道助产者，盆底肌、筋膜及子宫韧带均过度伸展，张力降低，甚至出现撕裂。若产妇过早参加体力劳动，尤其是重体力劳动，将影响盆底组织的修复，导致未复旧的子宫有不同程度的下移。多次分娩增加盆底组织受损机会。

2. 长期腹压增加　长期慢性咳嗽、排便困难、经常重体力劳动或盆、腹腔巨大肿瘤、腹水等可使腹内压增加，使子宫向下移位。

3. 盆底组织发育不良或退行性变　偶见未产妇或处女发生子宫脱垂，多为盆底组织先天性发育不良所致，此类患者常伴有其他脏器如胃下垂等；另外，营养不良可引起支持子宫的组织薄弱导致子宫脱垂；绝经妇女雌激素水平下降，盆底组织萎缩退化变薄弱，也可导致子宫脱垂。

（二）身体状况

▶▶▶ 问题探究：如何判断子宫脱垂程度？

以患者平卧用力向下屏气时子宫下降的最低点为分度标准，将子宫脱垂分为3度（图10－1，

图 10－2）。

Ⅰ度：轻型为宫颈外口距处女膜缘＜4cm，未达处女膜缘；重型为宫颈外口已达处女膜缘，阴道口可见到宫颈。

Ⅱ度：轻型为宫颈已脱出阴道口外，宫体仍在阴道内；重型为宫颈及部分宫体已脱出阴道口外。

Ⅲ度：宫颈和宫体全部脱出至阴道口外。

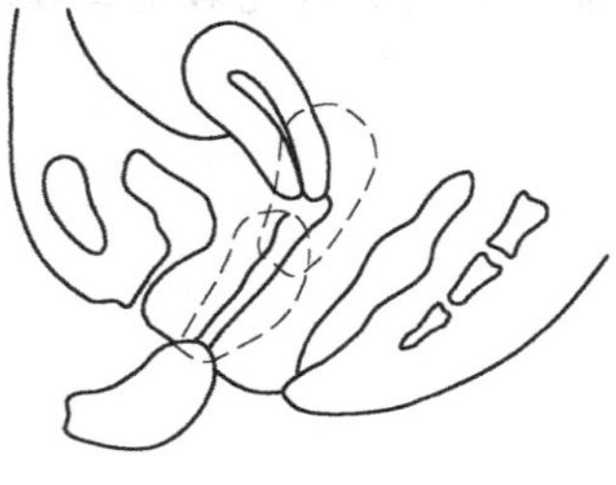

图 10－1　子宫脱垂分度

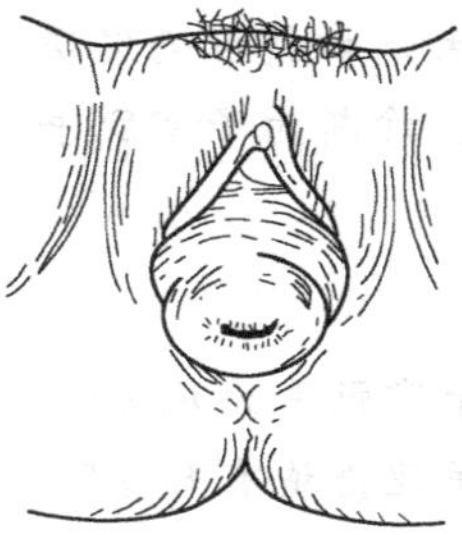

图 10－2　子宫脱垂

Ⅰ度患者一般无症状，Ⅱ、Ⅲ度患者常有以下症状。

1. 症状

（1）下坠感及腰背酸痛：轻症患者一般无不适。重症子宫脱垂对子宫韧带有牵拉，并可导致盆腔充血，使患者有不同程度的腰骶部酸痛或下坠感，常在久站、行走、蹲位、重体力劳动后加重，卧床休息后症状减轻。

（2）块状物自阴道脱出：常在走路、下蹲、排便等腹压增加时，阴道口有一块状物脱出。开始时肿物在平卧休息时可变小或消失，严重者休息后亦不能回缩，需用手还纳至阴道内。

（3）排尿排便异常：合并膀胱、尿道膨出的患者，常出现排尿困难、尿潴留或张力性尿失禁。如继发泌尿道感染可出现尿频、尿急、尿痛等。合并直肠脱垂的患者可有便秘、排便困难等。

2. 体征　患者屏气增加腹压可见宫颈、子宫脱出，合并有膀胱、直肠膨出。若脱出的子宫及阴道黏膜高度水肿，无法用手回纳，长期暴露摩擦，可见宫颈及阴道壁溃疡、出血，继发感染时有脓性分泌物渗出。

（三）心理社会状况

长期腰背酸痛和子宫脱出使行动不便，影响患者的工作和生活，严重者性生活也受到影响，患者常出现焦虑，情绪低落等。

（四）相关检查

妇科检查即可明确诊断并进行分度，同时了解有无合并阴道前、后壁脱垂，会阴陈旧性裂伤及有无压力性尿失禁。

（五）处理要点

除非合并张力性尿失禁，无症状的患者不需治疗。有症状者可采用保守或手术治疗，治疗以安全简单和有效为原则。

1. 非手术治疗　用于Ⅰ度轻型子宫脱垂、年老不能耐受手术或需要生育的患者。

（1）支持疗法：积极治疗慢性咳嗽、便秘等；加强营养，劳逸结合，避免重体力劳动；加强盆底肌肉锻炼，促进盆底功能恢复。

（2）子宫托：是一种承托子宫和阴道壁并使其维持在阴道内而不脱出的工具。有喇叭形、环形和球形等种类，常用喇叭形。适用于各度子宫脱垂及阴道前后壁脱垂者，宫颈、阴道壁有炎症、溃疡，以及重度子宫脱垂伴盆底肌肉明显萎缩者不宜使用，经期和妊娠期停用。

（3）其他疗法：盆底肌锻炼；绝经后妇女适当补充雌激素；中药补中益气汤。

2. 手术治疗　用于非手术治疗无效及Ⅱ度以上子宫脱垂或合并膀胱、直肠脱垂有症状者。根据患者的年龄、生育要求及全身健康情况选择适当的手术方案，可采用阴道前后壁修补术、阴道前后壁修补术加主韧带缩短及宫颈部分切除术、子宫悬吊术、经阴道子宫全切术及阴道前后壁修补术或阴道纵隔形成术等。

二、护理诊断

1. 焦虑　与长期的子宫脱出影响生活及不能预料手术效果有关。
2. 舒适度改变　与块状物自阴道口脱出及分泌物增多有关。
3. 慢性疼痛　与子宫下垂牵拉韧带、宫颈，阴道壁溃疡有关。

三、护理目标

1. 患者能表达焦虑的原因，并能有效应对，焦虑程度减轻。
2. 患者舒适度增加，恢复日常生活、工作与社交。
3. 患者疼痛减轻或消失。

四、护理措施

（一）心理护理

子宫脱垂患者一般病程较长，病情较重者影响正常的工作和生活，甚至影响性生活，患者往往有情绪烦躁、焦虑等心理反应，护理人员应理解患者，与患者多接触，用亲切的态度对待患者，让患者说出自己的疾苦，讲解子宫脱垂的治疗和预后。同时，做好家属对患者的理解支持工作，协助患者早日康复。

（二）促进舒适、缓解疼痛

1. 非手术治疗患者的护理

（1）支持治疗：①注意卧床休息，尤其是脱出物不能还纳者，减小劳动强度及站立时间。②加强营养，鼓励患者多饮水，改善全身状况。③指导患者进行盆底肌肉及肛门肌肉运动锻炼，增强盆底肌肉、肛门括约肌的张力，每日 3 次，每次 5～10min，持续 3 个月。基本方法：患者取平卧位，双腿屈曲稍分开，收缩尿道、肛门和会阴，持续 3～10s，放松 5～10s，反复练习 5min 以上。④积极治疗原发疾病，如慢性咳嗽、便秘等。

（2）教会患者放取子宫托（图 10－3）

1）放子宫托：患者排空大小便，洗净双手，蹲下并两腿分开。一手握子宫托柄，使子宫托盘呈倾斜位进入阴道口内，一边内推，一边向阴道顶端旋转，直至托盘达宫颈，然后屏气使子宫下降，同时用手指将托柄向上推，使托盘牢牢地吸附在宫颈上。放妥后，将托柄弯度朝前，正对耻骨弓后面。

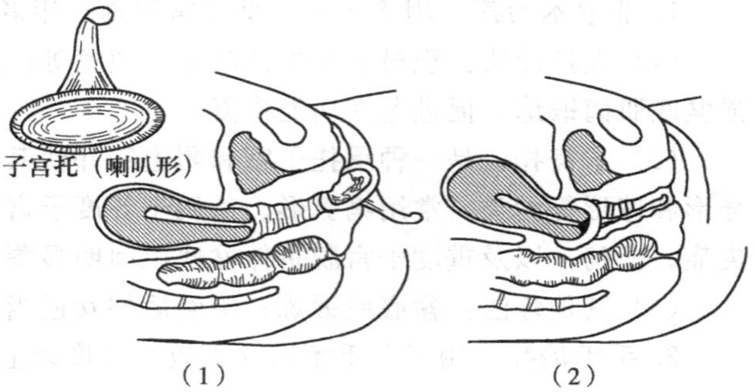

图 10－3　喇叭形子宫托及其放置

2）取子宫托：手指捏住子宫托柄，上、下、左、右轻摇，等负压消除后向后外牵拉，子宫托自阴道滑出。

3）注意事项：①根据放置后不脱落又无不适的原则选择大小适宜的子宫托。②每天清晨放入，睡前取出，洗净后备用，以免放置过久发生子宫托嵌顿或生殖道瘘。③放置前阴道应有一定的雌激素水平。绝经后妇女可选用阴道雌激素霜剂，一般在用子宫托前 4～6 周开始应用，并在放托的过程中长期使用。④保持阴道清洁，月经期和妊娠期停止使用。⑤上托以后，分别于 1、3、6 个月时到医院检查 1 次，以后每 3～6 个月到医院检查 1 次。

2. 手术治疗患者的护理

（1）术前准备：术前 5 天开始进行阴道准备，Ⅰ度子宫脱垂患者每日用 1∶5 000 的高锰酸钾坐浴 2 次；Ⅱ度、Ⅲ度子宫脱垂的患者特别是有溃疡者，每日阴道冲洗 2 次，冲洗后局部涂 40%紫草油或含抗生素的软膏，然后戴上无菌手套将脱垂的子宫还纳于阴道内，并让患者平卧于床上半小时；为避免烫伤患者，应特别注意冲洗液的温度，一般以 41～43℃为宜。

（2）术后护理：除按一般外阴、阴道手术患者的护理外，应卧床休息 7～10 日；注意观察阴道分泌物性质、颜色、量，每日行外阴冲洗；尿管留置 10～14 日；口服缓泻剂预防便秘；避免增加腹压的动作，如咳嗽、下蹲等；遵医嘱应用抗生素预防感染。

（三）健康教育

问题探究：子宫脱垂患者术后如何进行康复指导？

1. 出院指导　术后休息 3 个月，半年内避免重体力劳动，禁止盆浴和性生活。术后 2 个月到医院复查伤口愈合情况；3 个月后再到门诊复查，医生确认完全恢复后方可有性生活；半年内避免重体力劳动。

2. 保健指导　提倡晚婚晚育，防止生育过早、过多和过密；正确处理产程，避免产程延长；提高助产技术，保护好会阴；避免产后过早体力劳动；积极治疗慢性咳嗽和习惯性便秘等；提倡做产后保健操。

五、护理评价

1. 患者能否说出并运用减轻焦虑的应对措施。

2. 患者舒适度是否增加，疼痛是否减轻或消失。

任务三　压力性尿失禁患者的护理

案例　患者，女，44岁。在10年前分娩时会阴裂伤，出血量多，未予修补，产后不久因行走、咳嗽时不自觉地排尿，且大便困难达10年余，逐年加重。曾在当地医院多次就诊未予处理，患者已行输卵管结扎术，生育两女。

查体：会阴陈旧性Ⅱ°裂伤，用力时阴道前后壁均有膨出，以前壁膨出明显，呈球型突出阴道口，咳嗽时尿道口溢尿，压迫尿道口两侧尿失禁停止。

问题导向

1. 该患者最可能的诊断是什么？
2. 该患者主要的护理诊断有哪些？
3. 主要护理措施有哪些？

压力性尿失禁（SUI）指腹压突然增加导致的尿液不自主流出，但不是由逼尿肌收缩压或膀胱壁对尿液的张力压所引起。其特点是正常状态下无遗尿，而腹压突然增高时尿液自动流出。也称真性压力性尿失禁、张力性尿失禁、应力性尿失禁。2006年中国流行病学调查显示，压力性尿失禁在成年女性的发生率为18.9%，是一个重要的卫生和社会问题。

一、护理评估

（一）健康史

▶▶▶　问题探究：什么原因会导致压力性尿失禁？

压力性尿失禁分为两型。90%以上为解剖型压力性尿失禁，为盆底组织松弛引起。盆底组织松弛的原因主要有妊娠与阴道分娩损伤、绝经后雌激素水平降低等。最为广泛接受的压力传导理论认为压力性尿失禁的病因在于盆底支持结构缺损而使膀胱颈/近端尿道脱出于盆底外。因此，咳嗽时腹腔内压力不能被平均地传递到膀胱和近端的尿道，导致增加的膀胱内压力大于尿道内压力而出现漏尿。

不足10%的患者为尿道内括约肌障碍型，为先天发育异常所致。

（二）身体评估

1. 症状　腹压增加下不自主溢尿是最典型的症状，而尿急、尿频，急迫性尿失禁和排尿后膀胱区胀满感亦是常见的症状。

2. 体征　80%的尿失禁患者伴有阴道前壁膨出。

问题探究：压力性尿失禁如何分度？

有主观分度和客观分度。客观分度主要基于尿垫试验，临床常用简单的主观分度。

Ⅰ级尿失禁：只有发生在剧烈压力下，如咳嗽，打喷嚏或慢跑。

Ⅱ级尿失禁：发生在中度压力下，如快速运动或上下楼梯。

Ⅲ级尿失禁：发生在轻度压力下，如站立时，但患者在仰卧位时可控制尿液。

（三）心理社会状况

腹压增加下不自主溢尿，尿液浸渍皮肤，常使患者表现出苦恼、情绪低落，尿液的异味，患者常感到自卑、不敢与人交往。

（四）相关检查

1. 压力试验　患者膀胱充盈时，取截石位检查。嘱患者咳嗽的同时，医师观察尿道口。如果每次咳嗽时均伴随着尿液的不自主溢出，则可提示压力性尿失禁。延迟溢尿，或有大量的尿液溢出提示非抑制性的膀胱收缩。如果截石位状态下没有尿液溢出，应让患者站立位时重复压力试验。

2. 指压试验　检查者把中食指放入阴道前壁的尿道两侧，指尖位于膀胱与尿道交接处，向前上抬高膀胱颈，再行诱发压力试验，如压力性尿失禁现象消失，则为阳性。

3. 棉签试验　患者仰卧位，将涂有利多卡因凝胶的棉签置入尿道，使棉签头处于尿道膀胱的交界处，分别测量患者在静息时及 Valsalva 动作（紧闭声门的屏气）时棉签棒与地面之间形成的角度。在静息时及做 Valsalva 动作时该角度差＜15°为良好结果，说明有良好的解剖学支持；如角度差＞30°，说明解剖学支持薄弱；15°～30°时，结果不能确定。

4. 尿动力学检查　包括膀胱内压测定和尿流率测定，膀胱内压测定主要观察逼尿肌的反射及患者控制或抑制这种反射的能力，膀胱内压力的测定可以区别患者是因为非抑制性逼尿肌收缩还是压力性尿失禁而引起的尿失禁。尿流率测定可以了解膀胱排尿速度和排空能力。

5. 尿道膀胱镜检查和超声检查可辅助诊断。

（五）治疗要点

1. 非手术治疗　用于轻、中度压力性尿失禁治疗和手术治疗前后的辅助治疗。非手术治疗包括盆底肌肉锻炼、盆底电刺激、膀胱训练、α-肾上腺素能激动剂和阴道局部雌激素治疗。30%～60%的患者经非手术治疗能改善症状，并治愈轻度的压力性尿失禁。产后进行 Kegel 锻炼对产后尿失禁的妇女有所帮助。

2. 手术治疗　压力性尿失禁的手术方法很多，有 100 余种。目前公认的金标准术式为耻骨后膀胱尿道悬吊术和阴道无张力尿道中段悬吊带术。因阴道无张力尿道中段悬吊带术更为微创，现已成为一线手术治疗方法。压力性尿失禁的手术治疗一般在患者完成生育后进行。

二、护理诊断

1. 舒适度改变　与尿液不能自控溢出有关。

2. 社交孤立　与尿液不自主溢出、身体异味有关。

三、护理目标

1. 患者舒适度增加。
2. 患者恢复日常生活、工作与社交。

四、护理措施

（一）促进舒适

1. 皮肤护理　外阴部、肛门周围皮肤尤应注意护理，常用温水及软毛巾清洗，保持局部皮肤清洁、干燥。

2. 改善患者的全身状况　加强营养，鼓励进高蛋白、高维生素饮食，增强体质。适当进行全身运动和盆底肌肉运动，增强其张力，有利于预防尿失禁。

3. 适当饮水　可减少尿路感染和结石的形成，而且足够的尿量能引起排尿反射。一般情况下，每日应饮水 2 000～3 000ml，白天可分次摄入，晚餐后应适当控制水的摄入，使患者有充分的睡眠时间，也可避免夜尿增多而引起尿失禁。

4. 养成规律的排尿习惯　教育患者不要憋尿，如有尿意，应及时排尿。同时积极治疗原发疾病，如慢性咳嗽、习惯性便秘等，控制体重。

5. 对采取不同治疗方式的患者做好治疗配合工作。

（二）维护自尊、促进社交

护理人员要关心体贴患者，建立良好的护患关系，从而减轻或消除患者的不良情绪，积极配合治疗。指导家属及子女多关心和理解老年患者，多陪伴、开导患者，照顾其起居及饮食，不责怪患者的溢尿，维护其自尊。讲解有关疾病知识及治疗手段，告知患者本病可通过治疗而改变溢尿现象，身体异味消失，鼓励患者增强治疗信心，逐步恢复日常工作、生活。

（三）健康教育

▶▶▶ 问题探究：如何降低此病的发病率？

1. 压力性尿失禁与分娩及产程有关，故应正确处理产程，避免产程延长；提倡做产后保健操，加强盆底张力的恢复。

▶▶▶ 问题探究：如何对患者进行出院指导？

2. 出院后嘱患者遵医嘱继续服用抗生素及雌激素药物，告知服用方法及注意事项。

3. 出院 3 个月内，禁止性生活及重体力劳动，并注意休息，避免腹压增加的动作，养成规律的排便习惯。

4. 保证营养摄入，进食高蛋白、高维生素、高纤维素、低脂饮食，注意粗细搭配。适当锻炼，增强体质。

5. 保持外阴清洁、干燥，每日清洗外阴，勤换内裤。

五、护理评价

1. 患者舒适度是否增加。
2. 患者自信心是否增加，能否逐渐恢复日常生活、工作与社交。

任务四　尿瘘患者的护理

案例　李女士，28岁，孕39周，G_1P_0，在产钳助产下分娩一男婴。产后患者一般情况良好，能自解小便，但出现阴道持续性流液。在亚甲蓝试验中见清亮液体自阴道流出。

问题导向

1. 该患者可能存在的护理诊断有哪些?
2. 应采取什么护理措施?

尿瘘是指生殖道与泌尿道之间形成异常通道，尿液自阴道排出，不能控制。它可发生在生殖道与泌尿道之间的任何部位，根据解剖位置分为膀胱阴道瘘、尿道阴道瘘、膀胱尿道阴道瘘、膀胱宫颈阴道瘘及输尿管阴道瘘等。临床上以膀胱阴道瘘最为常见，有时可并存两种或多种类型尿瘘。

一、护理评估

(一) 健康史

▶▶▶ 问题探究：什么原因会导致尿瘘？主要原因是什么？

1. 产伤　产伤是引起尿瘘的主要原因（占90%左右），多因难产处理不当所致，以往在我国农村常见。根据病因分为坏死型及创伤型。坏死型尿瘘是由于骨盆狭窄、胎儿过大、产程延长使阴道前壁、膀胱、尿道长时间被胎先露压迫，导致局部组织缺血、坏死脱落而形成；创伤型是由于剖宫产手术或产科助产手术操作不当直接损伤所致。
2. 妇科手术创伤　经阴道或经腹的手术损伤均有可能导致尿瘘。通常是由于手术时分离组织粘连误伤膀胱、输尿管或输尿管末端游离过度，造成膀胱阴道瘘和输尿管阴道瘘。
3. 其他　外伤、晚期生殖系统癌症、膀胱结核、生殖器官肿瘤放射治疗后、长期放置子宫托等均可导致尿瘘。

（二）身体状况

1. 症状

（1）漏尿：产后或盆腔手术后出现阴道无痛性持续性流液是最常见、最典型的症状。根据瘘孔的位置，可表现为持续漏尿、体位性漏尿、压力性尿失禁或膀胱充盈性漏尿等，如较高位的膀胱瘘孔患者在站立时无漏尿，而平卧时则漏尿不止；瘘孔极小者只有膀胱充盈时才有漏尿；一侧输尿管阴道瘘由于健侧输尿管的尿液仍可进入膀胱，漏尿同时仍有自主排尿。病因不同，漏尿出现的时间也不同，坏死型尿瘘多出现在产后及手术后 3～7 日，手术直接损伤者术后立即出现漏尿。

（2）外阴皮炎：由于尿液长期浸渍刺激，患者感到外阴瘙痒和烧灼痛、行动困难等。

（3）尿路感染：伴有膀胱结石者多有尿路感染，患者可出现尿频、尿急、尿痛等症状。

（4）闭经：不少患者出现长期闭经或月经失调，可能与精神创伤有关。

2. 体征　用窥阴器或手指触诊可发现瘘孔，患者的外阴部、臀部、大腿内侧可见皮疹，甚至表浅溃疡。

（三）心理社会状况

由于漏尿，身体发出异常的气味，患者不愿意与人交往，不愿意到公共场所，常出现自卑、无助的心理。

（四）相关检查

1. 亚甲蓝试验　用于鉴别膀胱阴道瘘、膀胱宫颈瘘或输尿管阴道瘘。将 300ml 亚甲蓝稀释液经尿道注入膀胱，观察是否有蓝色尿液自阴道流出。若蓝色液体从阴道壁小孔溢出为膀胱阴道瘘；自宫颈外口流出为膀胱宫颈瘘；阴道内流出清亮液体则属输尿管阴道瘘。

2. 靛胭脂试验　静脉注入靛胭脂 5ml，5～10min 见到蓝色液体自阴道顶端流出者为输尿管阴道瘘。

3. 其他　膀胱镜检可看见膀胱的瘘孔位置和数目；肾显像、排泄性尿路造影等也可协助尿瘘诊断。

（五）处理要点

1. 手术修补　为主要治疗方法。

（1）手术方式：根据漏孔的类型及部位选择。膀胱阴道瘘、尿道阴道瘘可经阴道手术，输尿管阴道瘘则选择经腹手术。若为肿瘤、结核所致的尿瘘，首先应积极治疗原发疾病。

（2）手术时间：直接损伤的尿瘘应尽早手术修补；其他原因所致尿瘘应等待 3 个月，待组织水肿消退、局部血液供应恢复正常再行手术；瘘修补失败后至少应等待 3 个月后再次手术。

2. 非手术治疗　仅限于分娩或手术后 7 日内发生的尿瘘，置导尿管或输尿管导管 4 周至 3 个月有愈合可能。年老体弱不能耐受手术者，可用尿收集器保守治疗。

二、护理诊断

1. 皮肤完整性受损　与长期漏尿后尿液刺激外阴皮肤有关。

2. 社交孤立　与长期漏尿，身体有异味而不愿与人交往有关。

三、护理目标

1. 患者皮肤完整性恢复。

2. 患者逐渐恢复社交活动。

四、护理措施

（一）保护皮肤完整性

1. 非手术治疗的护理　分娩或妇科手术后7日内发生的膀胱阴道瘘，经尿道放置较粗的双腔气囊导尿管，开放引流4～6周。小瘘孔有可能愈合，较大瘘孔亦可减小其孔径。如为输尿管阴道瘘，可置输尿管导管2周，导管要在瘘孔上方。

2. 手术治疗的护理

（1）术前准备：①术前3～5天，除按外阴阴道手术常规准备外，协助患者每天用1∶5 000的高锰酸钾溶液坐浴；②外阴部有湿疹者在坐浴后用红外线照射治疗，然后涂擦氧化锌软膏，使局部干燥，待痊愈后再行手术；③老年妇女或闭经者遵医嘱于术前半月给予含雌激素的药物，促使阴道上皮增生，促进术后伤口愈合；④有尿路感染者先遵医嘱控制感染，再行手术；⑤结核或肿瘤放疗所致的尿瘘应在病情稳定1年后择期手术。

（2）术后护理：术后患者的护理是手术成功的重要环节，除一般护理外，还应注意：①保持外阴清洁；②根据瘘孔位置选择合适的体位，使瘘孔处于高位：膀胱阴道瘘若瘘孔在膀胱后底部者，应取俯卧位；漏孔在侧面者采取健侧卧位；③术后必须留置导尿管或耻骨上膀胱造瘘7～14日，特别注意尿管的固定和引流的通畅，以免膀胱过度充盈影响伤口的愈合；④拔管前训练患者膀胱肌张力，拔管后协助患者每1～2h排尿1次，并逐步延长排尿时间；⑤术后加强盆底肌肉的锻炼，同时积极预防咳嗽、便秘等使腹压增加的因素，以及尽量避免下蹲等增加腹压的动作；⑥术后每日补液量不应低于3 000ml，达到膀胱冲洗的目的。

（二）维护自尊、促进社交

关心体贴患者，不能因异常的气味而疏远患者，维护其自尊；了解患者的疾苦，鼓励患者说出内心的感受。让患者和家属一起参与护理计划的制订，告诉患者和家属通过手术治疗可恢复正常的排尿功能，让患者消除思想顾虑，解除自卑心理，增加治愈的信心，积极配合各种治疗护理，逐步恢复日常生活和工作。

（三）健康教育

▶▶▶ 问题探究：如何对尿瘘患者进行康复指导？

1. 出院后遵医嘱继续服用抗生素或雌激素药物，告知患者服用的方法及注意事项。

2. 术后3个月内禁止性交及重体力劳动，并注意休息，出现咳嗽或便秘等应积极治疗，避免腹压增加的动作。

3. 保证营养摄入，进食高蛋白、高维生素、高纤维素、低脂饮食，注意粗细搭配。

4. 对尿瘘修补术成功者怀孕后应加强孕期检查并提前住院分娩。

5. 如手术失败，应教会患者外阴清洁的方法，尽量避免外阴皮肤的刺激，告知下次手术的时间，让患者有信心再次手术。

6. 出院后若有异常情况，及时到医院复查。

五、护理评价

1. 患者外阴、臀部的皮疹是否痊愈。

2. 患者能否恢复日常生活、工作与社交。

任务五　外阴、阴道手术患者的护理

案例　李女士，65岁，子宫Ⅱ度脱垂合并阴道前后壁膨出。拟行经阴道子宫全切术加阴道前后壁修补术。

问题导向

1. 如何对该患者进行术前护理？

2. 如何对该患者进行术后护理？

外阴、阴道手术是妇科常见手术。外阴手术是指女性外生殖器部位的手术，包括外阴根治切除术、前庭大腺切开引流术、处女膜切开术等。阴道手术是指阴道局部手术及经阴道的手术，如阴道成形术、尿瘘修补术、黏膜下肌瘤摘除术、阴式子宫切除术等。

外阴、阴道手术患者的术前护理

一、护理评估

（一）健康史

询问年龄、婚姻等一般情况。就诊入院的先天性无阴道患者多为青春期或新婚女性，而子宫脱垂者常常是中年妇女或老年妇女。了解患者发病时间和病程中的症状变化，确定患者是否需要急诊手术、手术方式及范围。如外阴、阴道创伤引起的出血大多形成大血肿，通常行急诊手术，而子宫脱垂、先天性无阴道等常在充分的术前准备下行择期手术。

（二）身体状况

阴道手术前应该评估患者的全身及局部情况，其内容和方法与腹部手术前的身体评估相似。

（三）心理社会状况

外阴、阴道是女性特别隐私的部位，应评估患者对疾病、外阴和阴道手术方式及预后的反应。先天性无阴道患者多为年轻女性，往往不愿意谈及疾病，常表现为羞怯、怕被世人看不起；外阴癌患者担心疾病预后及术后性生活的质量，易出现焦虑、自尊紊乱等心理反应。了解家属，特别是丈夫的反应，评估患者在家庭中的角色功能是否因疾病而改变。

（四）相关检查

测血、尿、大便三大常规及做心电图、胸部X线片、肝肾功能测定、生化检查等。

二、护理诊断

1. 自尊紊乱　与外阴、阴道疾病，手术暴露或手术切除外阴有关。
2. 知识缺乏　缺乏疾病发生、发展、治疗及护理知识。

三、护理目标

1. 患者能维持自尊。
2. 患者获得疾病的治疗、护理知识。

四、护理措施

术前的护理措施与腹部手术的护理基本相同，但还应注意以下方面。

（一）维护自尊

由于外阴、阴道的位置靠近肛门，血管、神经丰富，又属机体隐私部位，应针对外阴、阴道手术患者的心理特征，最大限度的保护患者隐私。有条件者，患者宜住单间或病员数相对少的病房；术前准备、检查、进行各种操作时宜用屏风，避免闲杂人员，尽量减少暴露部位。同时与患者、家属一起讨论疾病治疗相关事项，协助做好家属特别是丈夫的工作，让其理解患者，配合治疗及护理。

（二）健康教育

▶▶▶ 问题探究：患者在术前应进行哪些方面的准备？

1. 术前准备

（1）皮肤准备：外阴、阴道手术患者术前要特别注意个人卫生，每日清洗外阴。患者通常于术前1日行皮肤准备，备皮范围上至耻骨联合上10cm，两侧至腋中线，下至外阴部、肛门周围、臀部及大腿内侧上1/3。外阴局部皮肤感染或有湿疹者，治愈后方能手术。此外，若手术需要植皮的患者，应遵医嘱做好供皮区的准备。

（2）肠道准备：由于阴道与肛门解剖位置很近，术后排便易污染手术视野，因此，外阴、阴道手术前应作好肠道准备。术前3日进少渣饮食，并按医嘱给肠道抗生素，常用庆大霉素口服，每日3次，每次8万U。每日肥皂水灌肠1次或20%甘露醇250ml加等量水口服；术前1日禁食，给予静脉补液；术前日晚及术晨清洁灌肠。

(3) 阴道准备：术前3日开始准备，行阴道冲洗或坐浴，每日2次，常用1：5 000的高锰酸钾、0.2%的碘伏溶液等。术日晨用消毒液行阴道消毒，消毒时应特别注意阴道穹窿，消毒后用大棉签蘸干，必要时涂甲紫。

(4) 膀胱准备：嘱患者去手术室前排空膀胱，根据手术需要，术中、术后留置导尿管。

(5) 特殊用物准备：根据患者手术所采取的体位准备相应的物品，膀胱截石位需准备软垫，避免压迫腘窝处的血管、神经致血液循环障碍；膝胸卧位者，应为患者准备支托；根据术后患者的具体需要准备灭菌的棉垫、绷带、阴道模型等。

▶▶▶ 问题探究：护士应该从哪些方面对患者进行指导？

2. 根据患者的具体情况，向其介绍相关手术的名称及过程，解释术前准备的内容、目的、方法及主动配合的技巧等；讲解疾病的相关知识、术后保持外阴、阴道清洁的重要性、方法及拆线时间等。

3. 告诉患者外阴、阴道手术后卧床时间较长，床上使用便器的机会多。应让患者术前进行练习，习惯于床上使用便器。

4. 向患者讲解外阴、阴道手术常用体位及术后维持相应体位的重要性，同时教会患者床上肢体锻炼的方法，以预防术后并发症。

五、护理评价

1. 患者能否正确自我评价。
2. 患者是否了解治疗过程中的注意事项并能配合治疗。

外阴、阴道手术患者的术后护理

一、护理评估

其评估内容、方法与腹部手术后的患者相同。但因为手术部位接近尿道口、阴道口及肛门，故还需注意观察局部切口早期感染的征象。

二、护理诊断

1. 疼痛　与外阴、阴道疾病及手术创伤有关。
2. 有感染的危险　与疾病及手术的部位邻近阴道口、尿道口及肛门易被污染及抵抗力下降有关。

三、护理目标

1. 患者疼痛逐渐减轻。
2. 患者术后不发生感染或感染征象被及时发现并得到控制。

四、护理措施

术后护理措施基本同腹部手术的术后护理措施，由于外阴、阴道局部血管、神经丰富，前后毗连尿道口和肛门，还应特别注意以下几个方面。

（一）缓解疼痛

护理人员应充分理解患者，在正确评估患者疼痛的基础上，针对患者的个体差异，采取不同的方法缓解疼痛。

1. 保持环境安静、保证患者休息。

2. 体位　根据不同手术采取相应的体位。①行外阴根治术的外阴癌患者术后采取平卧位，双腿外展屈膝，膝下垫软枕头，可减少腹股沟及外阴部的张力，促进切口愈合；②膀胱阴道瘘患者术后应相对瘘口位置采取健侧卧位，减少尿液对修补瘘口处的浸泡，有利愈合；③处女膜闭锁及有子宫的先天性无阴道患者，术后应采取半卧位，有利于经血的流出；④子宫脱垂的患者术后以平卧为宜。

3. 遵医嘱给予止痛剂或者使用自控镇痛泵，并注意观察用药后的止痛效果。

（二）预防感染

1. 切口护理

（1）外阴、阴道肌肉组织少，张力大，切口愈合相对缓慢，除观察局部切口有无出血、渗液、红肿、热、痛等感染征象外，还应观察局部皮肤的颜色、温度、有无坏死等。

（2）要注意观察其阴道分泌物的量、性质、颜色及气味。

（3）阴道内留置纱条压迫止血者，纱条一般于术后12～24h内取出，取出时注意核对数目。

（4）外阴加压包扎者还应观察双下肢的皮温、足背动脉搏动等，若有异常及时与医生联系。

（5）术后3日可行外阴烤灯，保持伤口干燥，促进血液循环，有利于伤口的愈合。

（6）有引流的患者要保持引流通畅，严密观察引流物的量及性质。

2. 肠道护理　外阴、阴道手术患者为防止大便对伤口的污染及解便时对伤口的牵拉，应控制首次排便的时间。涉及肠道的手术应在患者排气后抑制肠蠕动，遵医嘱常用药物鸦片酊5ml，加水至100ml口服，每日3次，每次10ml。术后第5日给予缓泻剂，软化大便，避免排便困难而影响手术伤口愈合。

3. 尿管的护理

（1）外阴、阴道手术后保留尿管时间较长，根据手术范围及病情分别留置2～10日。

（2）术后应特别注意保持尿管的通畅，观察尿色、尿量，特别是尿瘘修补术的患者，如发现尿管不通畅需及时查找原因并给予处理。

（3）拔尿管前应训练膀胱功能，拔除尿管后应嘱患者尽早排尿，如有排尿困难给予诱导、热敷等措施帮助排尿，必要时重新留置尿管。

4. 保持外阴清洁干燥　每日行外阴擦洗2次，保持床单及接触外阴部的物品清洁干燥。

5. 指导患者加强营养，提高抵抗力，多进食高蛋白和富含铁的食物。

6. 遵医嘱使用抗生素。

（三）健康教育

1. 避免增加腹压的动作：告诉患者腹压加大会增加局部切口的张力，影响切口的愈合，应避免增加腹压的动作，如长期下蹲、用力大便、咳嗽等。

问题探究：如何对外阴、阴道手术患者进行出院指导？

2. 出院指导

（1）外阴部手术患者伤口愈合较慢，嘱患者回家后应保持外阴部的清洁。

（2）一般应休息 3 个月，禁止性生活及盆浴。

（3）避免重体力劳动及增加腹压，逐渐增加活动量。

（4）出院 1 个月到门诊检查术后恢复情况，于术后 3 个月再次到门诊复查，经检查确定伤口完全愈合后方可恢复性生活。

（5）如有病情变化应及时就诊。

五、护理评价

1. 患者自觉疼痛是否减轻或消失。

2. 患者住院期间是否发生感染。

知识拓展

子宫脱垂的手术治疗

对脱垂超过处女膜且有症状者可考虑手术治疗，根据患者年龄、生育要求及全身健康状况，予以个体化治疗。手术的主要目的是缓解症状、恢复正常的解剖位置和脏器功能，有满意的性功能并能够维持效果。常选择以下手术方式：

（1）曼氏手术（Manchester 手术）：包括阴道前后壁修补、主韧带缩短及宫颈部分切除术。适用于年龄较轻、宫颈延长的子宫脱垂患者。

（2）经阴道子宫全切除及阴道前后壁修补术：适用于年龄较大、无需考虑生育功能的患者，但重度子宫脱垂患者的术后复发率较高。

（3）阴道封闭术：分阴道半封闭术（又称 LeFort 手术）和阴道全封闭术。该手术将阴道前后壁分别剥离长方形黏膜面，然后将阴道前后壁剥离创面相对缝合以部分或完全封闭阴道。术后失去性交功能，故仅适用于年老体弱不能耐受较大手术者。

（4）盆底重建手术：通过吊带、网片和缝线将阴道穹窿或宫骶韧带悬吊固定于骶骨前或骶棘韧带等可承力的部位，经阴道、经腹腔镜或经腹完成。经腹或腹腔镜下加用补片的骶前固定术、经阴道骶棘韧带固定术和骶韧带悬吊术为国际上公认的非宫颈延长的重度子宫脱垂的有效术式。阴道加用合成网片能有效提高解剖治愈率，但并发症高的问题尚待进一步循证证据，帮助权衡其术式的利弊。

测 试 题

（一）A_1 型题

1. 关于外阴、阴道手术，下列不正确的是（　　）。
   A. 手术区域血管神经丰富，邻近尿道及肛门，导致患者易发生出血、感染等护理问题
   B. 手术部位暴露身体隐私，患者常有自尊低下等护理问题
   C. 手术适应证包括子宫脱垂、子宫黏膜下肌瘤等
   D. 按手术范围分，有阴道成形术、阴式子宫切除、宫颈取活检术等
   E. 患者常担心手术会损伤其身体的完整性，影响性生活
2. 大多数压力性尿失禁的患者常伴有（　　）。
   A. Ⅲ度膀胱膨出　　B. 阴道前壁膨出
   C. 阴道炎　　D. 阴道壁囊肿
   E. 子宫内翻
3. 关于尿瘘下列说法错误的是（　　）。
   A. 由于尿瘘，应限制饮水量，以预防外阴皮炎
   B. 产伤是引起尿瘘的主要原因
   C. 放疗所致的尿瘘应在病情稳定 1 年后择期手术
   D. 创伤型尿瘘手术应在发现瘘后及时修补
   E. 术后必须留置导尿管或耻骨上膀胱造口 7～14 天
4. 尿动力学检查最适用于鉴别压力性尿失禁和（　　）。
   A. 充盈性尿失禁　　B. 混合型尿失禁
   C. 真性尿失禁　　D. 急迫性尿失禁
   E. 遗尿
5. 子宫脱垂患者手术后应采取的体位是（　　）。
   A. 侧卧位　　B. 平卧位
   C. 半卧位　　D. 头高足低位
   E. 自由体位
6. 发生尿瘘最常见的原因是（　　）。
   A. 产伤及妇科手术治疗　　B. 长期安放子宫托
   C. 放射性损伤　　D. 膀胱结核
   E. 以上均不是
7. 下列不是尿瘘临床表现的是（　　）。
   A. 漏尿　　B. 尿路感染

C. 外阴皮炎　　D. 血尿
E. 精神因素所致闭经

8. 下列导致子宫脱垂的最主要病因是（　　）。
A. 长期腹压增加　　B. 盆底组织发育不良
C. 盆底组织退行性病变　　D. 长期便秘
E. 分娩损伤和产褥期早期体力劳动

9. 产伤或手术引起缺血坏死型尿瘘的发生时间是（　　）。
A. 产后或术后立即发生　　B. 产后或术后 2 周发生
C. 产后或术后 1 个月内发生　　D. 产后或术后 3～7 天发生
E. 产后或术后 10 天发生

10. 膀胱阴道瘘最常用而简单的辅助诊断方法是（　　）。
A. 膀胱镜检查　　B. 膀胱逆行造影
C. 亚甲蓝试验　　D. 靛胭脂试验
E. 静脉肾盂造影

11. 关于外阴、阴道创伤患者的护理，下列不正确的是（　　）。
A. 严密观察生命体征，防治休克
B. 以亲切温和的语言安慰患者，减轻恐惧
C. 严格教育家属和患者将来应避免同样危险
D. 做好手术准备
E. 术后积极止痛

12. 膀胱阴道瘘的瘘孔在膀胱后底部，该患者术后应采取的体位是（　　）。
A. 俯卧位　　B. 左侧卧位
C. 半卧位　　D. 右侧卧位
E. 仰卧位

(二) A_2 型题

1. 66 岁妇女，G_6P_4，自诉阴道脱出物 5 个月，伴小便困难。妇科检查：外阴已产型，子宫萎缩，宫颈外口及部分子宫脱出阴道口外，阴道前壁膨出，轻度阴道后壁膨出。诊断为（　　）。
A. 宫颈延长伴阴道前后壁膨出
B. 子宫脱垂Ⅰ度伴阴道前后壁膨出
C. 子宫脱垂Ⅱ度轻型伴阴道前后壁膨出
D. 子宫脱垂Ⅱ度重型伴阴道前后壁膨出
E. 子宫脱垂Ⅲ度伴阴道前后壁膨出

2. 45 岁妇女，因宫颈部长有一手拳大肌瘤，导致经期延长，经量增多而行手术，术中发现膀胱与宫颈粘连紧，手术分离困难。术后 6 日，诉在某一定体位时，阴道内有尿液流出，量不多，拟诊断尿瘘，下列措施正确的是（　　）。
A. 等下次月经干净后 3 日内来做修补
B. 留置导尿管、抗炎、支持疗法，有自然愈合的可能

C. 目前尚属新鲜伤口，立即开腹行修补术
D. 支持疗法到术后 6 个月血供正常后再行修补术
E. 可采用集尿器保守治疗，不必手术

3. 患者，女，20 岁，因外阴部不慎撞伤 1h 入院就诊。患者自诉外阴部疼痛剧烈，体格检查发现左侧大阴唇有一樱桃大小的紫蓝色血肿，下列护理措施不正确的是（　　）。
A. 24h 内冷敷患处　　B. 保持外阴部清洁
C. 卧床休息　　D. 立即热敷患处
E. 遵医嘱止痛

4. 女，40 岁，因肿物脱出阴道口 2 年，伴下腹坠胀和腰骶部酸痛入院就诊。4 年前有难产史，诊断为子宫脱垂。该患者子宫脱垂的主要原因是（　　）。
A. 咳嗽　　B. 营养不良
C. 分娩损伤　　D. 便秘
E. 产后过早锻炼

（三）A_3 型题

（1～2 题共用题干）

患者，女，28 岁，因难产行阴道助产术。术后 5 日出现不自主的漏尿现象，初步诊断为尿瘘。

1. 为进一步确定尿瘘部位，首选的检查项目是（　　）
A. 膀胱镜检查　　B. 妇科检查
C. 亚甲蓝试验　　D. 靛胭脂试验
E. 排泄性尿路造影

2. 下列护理措施中不正确的是（　　）。
A. 嘱患者多饮水
B. 每天用 1∶5 000 高锰酸钾溶液坐浴
C. 采取使瘘孔低于尿液面的体位
D. 湿疹涂氧化锌软膏，保持局部干燥
E. 术后留置导尿管 7～14 日

（四）简答题

1. 如何教会患者放取子宫托，放取子宫托的注意事项有哪些？
2. 简述外阴、阴道手术患者切口的护理。
3. 尿瘘的主要症状及常见的辅助检查有哪些？
4. 如何为外阴、阴道手术前的患者进行皮肤准备？
5. 根据泌尿生殖瘘发生的部位，可将尿瘘分为哪几种？
6. 试述子宫脱垂的分度。

（五）案例分析

1. 王女士，29 岁，农村妇女，孕 39 周，准备在家分娩。因第二产程延长，被送入当地医院。查体：胎膜已破，产瘤大，先露平坐骨棘，胎心消失，遂行穿颅术。终因第二产程长，

胎头在产道中压迫过久而发生尿瘘。

请回答：

（1）这种尿瘘发生在产后何时？

（2）为确定瘘管的部位，最佳的辅助检查是什么？

（3）尿瘘修补术后的护理要点有哪些？

2. 张女士，75岁，G_7P_5，患慢性支气管炎近30年，近10年来感觉阴道有块状物脱出，卧床休息后可消失，近半年来块状物逐渐增大，平卧后不消失，伴尿频、尿失禁。妇科检查：阴道前后壁重度膨出，表面可见2处溃疡，宫颈肥大，宫颈及宫体全部脱出于阴道口外，双侧附件（-）。发病以来精神体力正常，入院后情绪稳定，睡眠质量尚佳。

请回答：

（1）该患者可能的诊断是什么？

（2）该患者可能的治疗要点有哪些？

（3）主要的护理措施有哪些？

本项目小结

外阴、阴道创伤患者的护理

健康史：①分娩；②外伤；③性交

症状：①疼痛；②局部肿胀；③外出血；④其他

体征：妇科检查见外阴裂伤、血肿，尿液自阴道排出，外翻的直肠黏膜，贫血貌甚至休克征象

相关检查：血常规

处理要点：止血、止痛、防治感染和抗休克

护理诊断／护理问题：疼痛、恐惧、潜在并发症

护理措施：缓解疼痛；心理护理；纠正休克、预防感染；健康教育

子宫脱垂患者的护理

健康史：①分娩损伤；②长期腹压增加；③盆底组织发育不良或退行性变

症状：①下坠感及腰背酸痛；②块状物自阴道脱出；③排尿排便异常

体征：①子宫脱垂分度：Ⅰ度、Ⅱ度、Ⅲ度；②可合并有膀胱、直肠膨出；③宫颈及阴道壁溃疡、出血

相关检查：妇科检查

处理要点：①非手术治疗：支持疗法、子宫托、其他疗法；②手术治疗

护理诊断／护理问题：焦虑、舒适度改变、慢性疼痛

护理措施：心理护理；促进舒适、缓解疼痛；健康教育

压力性尿失禁患者的护理

健康史：①解剖型压力性尿失禁；②尿道内括约肌障碍型

症状：①腹压增加下不自主溢尿；②尿急、尿频、急迫性尿失禁、排尿后膀胱区胀满感

体征：80%的尿失禁患者伴有阴道膨出

相关检查：①压力试验；②指压试验；③棉签试验；④尿动力学检查；⑤尿道膀胱镜检查和超声检查

处理要点：①非手术治疗；②手术治疗

护理诊断／护理问题：舒适度改变、社交孤立

护理措施：促进舒适；维护自尊、促进社交；健康教育

尿瘘患者的护理
- 健康史：①产伤；②妇科手术创伤；③其他：外伤、膀胱结核等
- 症状：①漏尿；②外阴皮炎；③尿路感染；④闭经
- 体征：瘘孔，外阴部、臀部、大腿内侧可见皮疹，甚至表浅溃疡
- 相关检查：①亚甲蓝试验；②靛胭脂试验；③其他：膀胱镜肾显像
- 处理要点：手术修补为主要治疗方法
- 护理诊断/护理问题：皮肤完整性受损、社交孤立
- 护理措施：保护皮肤完整性；维护自尊、促进社交；健康教育

外阴、阴道手术患者的护理
- 术前：
  - 护理诊断/护理问题：自尊紊乱、知识缺乏
  - 护理措施：①同腹部手术患者的术前护理；②维护自尊；③健康教育
- 术后：
  - 护理诊断/护理问题：疼痛、有感染的危险
  - 护理措施：①同腹部手术患者的术后护理；②缓解疼痛；③预防感染；④健康教育

（张露）

项目十一　计划生育妇女的护理

学习目标

1. 掌握药物避孕、宫内节育器、人工流产术、中期妊娠引产术的应用方法、护理措施及健康指导。

2. 熟悉计划生育常见手术的适应证、禁忌证、不良反应及并发症。

3. 了解计划生育常见手术的操作步骤及护理配合。

4. 学会运用所学知识为育龄妇女推荐合适的避孕措施。

5. 具有尊重患者、爱护患者、体贴患者的工作态度，具有在手术操作过程中与医生良好护理配合的能力。

人口与计划生育是我国可持续发展的关键问题。实行计划生育是我国的一项基本国策。科学的控制人口数量、提高人口素质是我国人口政策中密切相关的两个重要方面。计划生育工作的具体内容包括：①晚婚、晚育：按国家法定年龄推迟 3 年以上结婚为晚婚；按法定年龄推迟 3 年以上生育为晚育。②节育：是以避孕为主，辅以绝育及避孕失败的补救措施，达到短期避孕或长期不生育的目的。节育的主要措施有避孕与绝育。③优生优育：重点在于做好优生知识的宣传与普及，避免遗传性疾病代代相传，并防止后天因素影响后天发育，以提高人口质量。

在不影响身心健康及正常性生活的条件下，运用科学的方法，使妇女暂不受孕，称为避孕。常用的避孕方法有工具避孕、药物避孕及其他避孕方法。避孕的基本原理是阻止精卵结合、改变子宫腔内环境、致使受精卵不能正常植入和发育、抑制排卵。

任务一　药物避孕方法的选择及指导

案例　王女士，26 岁，来院咨询避孕药的服用方法，自述新婚 4 个月，目前夫妇无妊娠计划。病史评估：既往体健，月经规律，量适中伴原发性痛经，无烟酒嗜好。身体评估：发育中等，营养好，心肺无异常。妇科检查：外阴、阴道无异常；子宫未孕大小，前倾前屈位；双侧附件无异常。

问题导向

1. 王女士适合药物避孕吗？

2. 如果王女士最后选择口服短效避孕药三相片，作为门诊护士，如何指导其合理用药？

国内常用的避孕药多为人工合成的甾体激素类药物，其机制有雌激素衍生物、孕酮衍生物及睾酮衍生物，其优点为安全、有效、经济、方便。常见避孕药种类见表 11－1。

表 11－1　国内女性常用甾体避孕药

类别			名称	雌激素含量(mg)	孕激素含量(mg)	剂型	给药途径
口服避孕药	短效片	复方片	复方炔诺酮片(避孕片 1 号)	炔雌醇 0.035	炔诺酮 0.6	薄膜片	口服
			复方甲地孕酮片(避孕片 2 号)	炔雌醇 0.035	甲地孕酮 1.0	薄膜片	口服
			复方左炔诺孕酮片	炔雌醇 0.03	左炔诺孕酮 0.15	片	口服
			复方去氧孕烯片(妈福隆)	炔雌醇 0.03	去氧孕烯 0.15	片	口服
			复方孕二烯酮片	炔雌醇 0.03	孕二烯酮 0.075	片	口服
		三相片	左炔诺孕酮三相片			片	口服
			第一相(1～6 片)	炔雌醇 0.03	左炔诺孕酮 0.05	片	口服
			第二相(7～11 片)	炔雌醇 0.04	左炔诺孕酮 0.075	片	口服
			第三相(12～21 片)	炔雌醇 0.05	左炔诺孕酮 0.0125	片	口服
	长效片		复方炔雌醚片(长效避孕片 1 号)	炔雌醚 3.0	氯地孕酮 12.0	片	口服
			复方诀诺孕酮二号片(复甲 2 号)	炔雌醚 2.0	炔诺孕酮 10.0	片	口服
			三合一炔雌醚片	炔雌醚 2.0	氯地孕酮 6.0 炔诺孕酮 6.0	片	口服
	探亲避孕药		炔诺酮探亲片(探亲避孕丸)		炔诺酮 5.0	片	口服
			甲地孕酮探亲避孕片 1 号		甲地孕酮 2.0	片	口服
			炔诺酮探亲避孕片		炔诺孕酮 3.0	片	口服
			双炔失炭酯片(53 号抗孕片)		双炔失炭酯 7.5	片	口服
	紧急避孕药		左炔诺孕酮(毓婷、诺爽)		左炔诺孕酮 0.75	片	口服
			米非司酮(司米安、后定诺)		米非司酮 10.0 或 20.0	片	口服
长效片	单方		康炔诺酮注射液		康炔诺酮 200.0	针	肌内注射
			醋酸甲羟孕酮避孕针(狄波普维拉)		醋酸甲羟孕酮 150.0	针	肌内注射
	复方		复方己酸羟孕酮注射液(避孕针 1 号)	戊酸雌二醇 5.0	己酸羟孕酮 250.0	针	肌内注射
			美尔伊避孕注射液	雌二醇 3.5	甲地孕酮 25.0	针	肌内注射
缓释避孕药	皮下埋植剂		左决诺孕酮硅胶囊Ⅰ型		左决诺孕酮 36×6		皮下埋植
			左决诺孕酮硅胶囊Ⅱ型		左决诺孕酮 75×2		皮下埋植
	缓释阴道避孕环		甲硅环		甲地孕酮 200.0 或 250.0		阴道放置

一、护理评估

(一) 健康史

询问患者的一般情况、既往史（有无心脏病、肝肾功能异常等）、月经史（初潮年龄、经期、周期、经量、有无痛经等）、生育史，初步了解有无药物避孕的禁忌证，并了解以前采取的避孕方法。

问题探究：药物避孕的适应证和禁忌证？

1. 药物避孕的适应证　要求避孕的健康育龄妇女，无使用甾体避孕药禁忌证者均可选用。

2. 药物避孕的禁忌证　严重心血管疾病者；急、慢性肝炎或肾炎者；血液病或血栓性疾病者；内分泌疾病，如糖尿病、甲状腺功能亢进者；恶性肿瘤、癌前病变、子宫或乳房肿块者；哺乳期、产后半年内或月经未复潮者；年龄大于45岁或月经稀少者；原因不明的阴道异常流血者；年龄大于35岁的吸烟妇女不宜长期服用；精神病，生活不能自理者。

(二) 身体状况

1. 全身检查　发育情况，精神状态，有无急、慢性疾病。

2. 妇科检查　检查外阴、阴道、子宫及附件发育情况。了解白带性状、量；阴道黏膜情况；宫颈糜烂程度、裂伤情况。判断有无妇科炎症、肿瘤、宫颈管过松等。

(三) 心理社会状况

评估患者对各种避孕方法的认识程度；了解患者的避孕意愿及对避孕方法有无初步选择；评估患者对药物避孕副反应的了解程度。

(四) 相关检查

相关检查包括阴道细胞学涂片、出凝血时间、肝肾功能等。

二、护理诊断/护理问题

1. 知识缺乏　缺乏药物避孕的相关知识。

2. 自我形象紊乱　与药物避孕引起的副反应有关。

三、预期目标

1. 患者能口述药物避孕的副反应、禁忌证及服用方法。

2. 体重增加及色素沉着不明显。

四、护理措施

(一) 知识宣教

1. 仔细询问育龄妇女有无药物避孕的禁忌证，对有禁忌证者应耐心说明情况，建议其采取其他避孕措施，如宫内节育器避孕。

2. 详细介绍各种避孕药物的作用机制、避孕效果、不良反应，指导和帮助育龄妇女自主选择适宜的避孕药物。

3. 协助医生，做好用药护理

(1) 口服避孕药时应告知用药方法和注意事项。

(2) 注射针剂避孕药时，应深部肌内注射，并保证药液推尽注完。

4. 讲解各种避孕方法的副反应及可能出现的并发症，告知其用药期间注意观察，若出现异常及时来院就诊。

问题探究：药物避孕的避孕原理？

1. 抑制排卵　抑制下丘脑释放LHRH，不出现排卵前LH峰，使卵巢的卵细胞发育障碍，不发生排卵或黄体功能不足。

2. 阻碍受精　能抑制宫颈黏液的分泌，使黏液量减少但黏稠度增高，不利于精子穿透；杀死精子或影响精子功能，阻碍受精。

3. 阻碍着床　改变子宫内膜功能和形态，抑制子宫内膜增殖变化。在小剂量雌激素持续作用下，内膜腺体生长迟缓，腺体较少，同时受孕激素作用子宫腔内膜出现非典型分泌相，呈现分泌不良，不利于孕卵着床。

问题探究：避孕药用法及注意事项？

1. 短效口服避孕药　是最早的避孕药物。国内使用的短效避孕药有避孕片1号、2号，复方18甲基炔酮短效片。除一般的复方片外，还有双相片和三相片。

（1）口服避孕片1号和2号：从月经第5天开始服药，每晚1片，连服22日不间断。若漏服应在12h内补服1片，可避孕1个月。一般在停药后3日左右发生撤药性出血，相当于月经来潮，则于月经第5日开始服用下一周期药物。若停药7日月经尚无来潮，则于第8日晚开始服用第2周期药物。若第2月仍无月经来潮，应停药，查找原因。

（2）左诀诺孕酮三相片：每日1片，共21日，第一相1～6片，浅黄色；第二相7～11片，白色；第三相12～21片，棕色。第一周期是从月经第1日开始，第二周期改为从月经第3日开始。如停药7天无撤退性出血，则自停药第8日开始服下周期药物。

2. 长效避孕药

（1）长效避孕片：月经来潮第5日服1片，第10日服第2片，以后按第1次服药日期每月服1片。或在月经来潮第5日服第1片，第25日服第2片，以后每隔28日服1片。

（2）长效避孕针：第1个月于月经周期第5日和第12日各肌内注射1支，以后每次月经周期第10～12日肌内注射。一般于用药后12～16日月经来潮。月经频发或经量过多者不宜用长效避孕针。

3. 速效避孕药（探亲避孕药）

（1）炔诺酮探亲片：房事当晚及以后每晚口服1片；若服14天而探亲期未满，改用1号或2号短效避孕药。停药后一般7日内月经来潮。

（2）甲地孕酮探亲避孕片1号：房事前8h、当晚及以后每晚服1片。

（3）53号抗孕片（事后探亲片）：带弱雌激素活性的化合物。性交后服1片，次日晨服1片，服药时间不限，不需连续服药，用于意外性生活补救措施。

4. 缓释避孕药　是将避孕药（主要是孕激素）与具备缓释性能的高分子化合物制成多种剂型，在体内持续恒定进行微量释放，起长效避孕作用。临床常用的缓释避孕药为皮下埋植剂，有效率为99%以上，有效期5年。

（二）了解药物避孕的常见副反应并积极应对

1. 类早孕反应　服药初期因药物中雌激素的作用，少数妇女出现恶心、呕吐、头晕、困倦、食欲减退等症状。轻者无需治疗，2～3个月反应可自行消失；重者应到医院就诊，加服维生素 B_6 等药可缓解症状。

2. 月经改变　服药后月经周期缩短、经量减少，痛经减轻或消失。若过度抑制则可出现闭经，应停避孕药改用其他避孕措施。

3. 突破性出血　多发生在漏服药后，少数人虽未漏服也可发生。如为漏服者，次日晨补服。若服药前半期出血，是由于雌激素量不足以维持内膜完整性所致，可每晚加服炔雌醇0.005～0.015mg，直至服完22日为止。服药后半期出血可能为孕激素量不足，可增加避孕药1/2～1片，同服至第22日停药。接近月经期出血量或出血量多如月经时，均应停药，待出血第5日再开始服下一周期药物。

4. 体重增加及色素沉着　一般不需处理，症状显著者改用其他避孕措施。

（三）健康教育

1. 采用药物避孕的妇女，如有妊娠需求，最好在停服避孕药6个月后再怀孕。

2. 长效避孕药停药时，为防止体内雌激素积蓄导致的月经失调，应在月经周期第5日开始服用短效避孕药3个月，作为停用长效避孕药的过渡。

3. 口服紧急避孕药后，在本次月经周期内，若再有房事，仍需采用常规方法避孕。如出现月经过期，应到医院就诊，做妊娠试验，以确定是否紧急避孕失败。

五、护理评价

1. 患者能否按时服用或肌内注射避孕药物。

2. 患者能否自诉药物避孕的不良反应及禁忌证。

任务二　宫内节育器的应用及护理

宫内节育器（IUD）是我国育龄妇女使用最多的避孕方法，其优点为安全、有效、经济、方便，一次放置可长期使用。

一、护理评估

（一）健康史

询问患者的一般情况、既往史（有无严重全身疾患、生殖器官肿瘤或畸形、宫颈裂伤等）、生育史（是否育有子女），初步排除宫内节育器的禁忌证，并了解以前采取的避孕方法。

问题探究：宫内节育器的禁忌证？

1. 妊娠或可疑妊娠者。
2. 生殖器官急性炎症。
3. 严重的全身疾患。
4. 生殖器官肿瘤、子宫畸形。
5. 宫颈口过松、重度陈旧性宫颈裂伤或子宫脱垂者。

（二）身体状况

1. 全身检查 评估患者发育情况、精神状态，以及有无全身急、慢性疾病。

2. 妇科检查 检查外阴、阴道、子宫及附件发育情况。评估子宫有无畸形；宫颈口有无松弛、裂伤。判断有无急性生殖器官炎症。

（三）心理社会状况

评估患者对宫内节育器的认识程度；了解患者的避孕意愿及对避孕方法有无初步选择；评估患者对宫内节育器放置术的副反应及并发症的了解程度。

（四）相关检查

检查主要包括阴道细胞学涂片、B型超声检查等。

二、护理诊断/护理问题

1. 知识缺乏 缺乏宫内节育器避孕的相关知识。
2. 潜在并发症 感染、节育器异位、子宫穿孔等。

三、预期目标

1. 患者能口述宫内节育器的避孕原理、副反应及并发症。
2. 宫内节育器放置后无感染、节育器异位、子宫穿孔等并发症。

四、护理措施

（一）知识宣教

1. 仔细询问育龄妇女有无宫内节育器避孕的禁忌证，对有禁忌证者应耐心说明情况，建议其采取其他避孕措施，如药物避孕。

2. 详细介绍宫内节育器的种类（图 11－1）、避孕原理、副作用，指导和帮助育龄妇女自主选择适宜的宫内节育器。

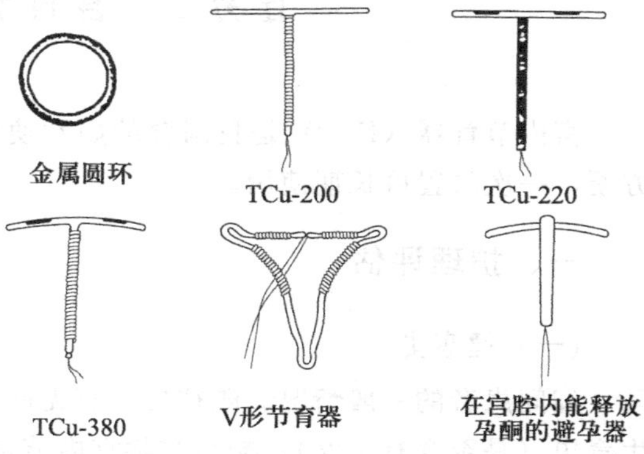

图 11－1 常用的宫内节育器

3. 协助医生，做好宫内节育器放置术的护理配合

（1）放置时间：①月经干净 3～7 日无性交者；②人工流产术后，出血少、宫腔深度＜

10cm 者；③正常分娩后 42 日且生殖系统恢复正常者；④剖宫产后 6 个月；⑤哺乳期闭经排除早孕者。

（2）术前准备

1）详细评估孕妇的健康史及身心状况，核实适应证，排除禁忌证。

2）向患者介绍宫内节育器放置术的目的、过程和避孕原理，使其理解并主动配合。填写登记卡。

3）物品准备：阴道窥器 1 个，宫颈钳 1 把，子宫探针 1 个，卵圆钳 2 把，剪刀 1 把，弯盘 1 个，洞巾 1 块，无菌手套 1 副，棉球若干，各型号节育器 1 个。

（3）术中配合

1）严格无菌操作，防止感染。

2）放器前让患者看清节育器类型，并告知使用年限。

3）密切观察术中患者有无异常表现，配合手术者完成手术过程，填写手术记录。

4）陪伴患者，尊重其感受。

4. 术后护理　清点、整理物品；观察受术者面色、生命体征无异常后，方可允许其离开。

问题探究：宫内节育器的种类有哪些？

1. 惰性宫内节育器　主要为不锈钢环及其改良型，放置后出血及疼痛反应较轻，但是脱落率及带器妊娠率较高，目前较少应用。

2. 活性宫内节育器　是将金属、激素、药物、磁性物等活性物质加入节育器，以克服惰性宫内节育器的缺点，提高避孕效果，减少不良反应。

（1）带铜的宫内节育器：常用的是带铜 T 型宫内节育器，按宫腔形状设计，以塑料为支架，在纵杆或横臂上套以铜管。按铜管暴露于宫腔的面积不同可分为 TCU-200、TCU-220、TCU-380A 等，T 形器中以 TTCU200 应用最广。

（2）药物缓释宫内节育器：含孕酮 T 形宫内节育器以 T 形聚乙烯材料为支架，孕激素储存在纵杆的药管中，管外包有聚二甲基硅氧烷膜，控制药物释放。其特点为带器妊娠率低、脱落率也低，并可使月经量减少，但易发生突破出血。

问题探究：宫内节育器的避孕原理是什么？

宫内节育器的避孕原理是异物刺激使子宫内膜产生无菌性炎症，白细胞及巨噬细胞增多，以阻止受精卵着床；异物反应也可损伤子宫内膜而产生前列腺素，从而改变输卵管蠕动，使受精卵的运行与子宫内膜发育不同步，影响着床；子宫内膜受压缺血及吞噬细胞的作用，激活纤溶酶原，局部纤溶活性增强，致使囊胚溶解吸收。带铜的宫内节育器可持续小量向宫腔内释放铜离子，引起更强的异物反应；铜离子还可干扰子宫内膜酶系统活性，妨碍着床。含孕酮的宫内节育器可缓慢向宫腔释放孕酮，使子宫内膜间质蜕膜化，腺体萎缩，不利于孕卵着床；同时宫颈黏液变稠，妨碍精子和卵子结合。

问题探究：宫内节育器放置后的不良反应有哪些？

1. 出血　前3个月内最常见，常见于经量增多和经期延长。

2. 腰酸、下腹坠痛　节育器与宫腔大小形态不符，引起子宫过度收缩。轻者不需处理，重者休息或更换节育器。

（二）预防并发症的发生并积极处理

1. 感染　主要由放置节育器时未严格无菌操作或尾丝长期暴露于阴道内，病原微生物上行感染所致。感染后应积极抗感染和对症治疗。轻度感染可不必取出节育器；如经治疗未见好转，可及时取出节育器并继续抗感染治疗。

2. 节育器异位　放节育器时，术者感觉进入宫腔的器具前方无阻力，或有子宫无底的感觉，可能为子宫穿孔。轻者出现一过性腹痛，重者可见外出血或腹腔内出血，甚至失血性休克等。如怀疑子宫穿孔应住院观察，给予宫缩药、止血药、抗生素等治疗。若有较大穿孔或内出血较多者，应及时剖腹探查并进行相应处理。节育器异位确诊后，应根据其所在部位采取适当的方法将节育器取出。

3. 节育器嵌顿　节育器部分或全部嵌入子宫内膜、肌层或突出于子宫浆膜下。出现下腹坠痛、不规则阴道出血、取器困难、B型超声异常改变、子宫碘油造影异常改变。一旦嵌顿需手术取出。

4. 带器妊娠　多因节育器大小不当或未将节育器送入宫底所致。一旦发生带器妊娠，应行人工流产术，同时取出节育器。

5. 节育器脱落　常见术后1年内，尤其是前3个月，以经期排出为多。术后需定期检查。

6. 子宫穿孔　多因子宫位置大小未检清或者患者在哺乳期，子宫薄软造成。术中出现腹痛，腹部X射线透视、B型超声检查可见异常。

（三）健康教育

1. 术后休息3天，1周内避免重体力劳动，2周内禁止性生活和盆浴。

2. 保持外阴清洁，术后如出现发热、阴道流血较多或有异味分泌物、腹痛等应随诊。

3. 定期随访　尤其是术后3个月内在月经期、排便时应注意有无节育器脱出。

4. 放置后如果有严重副反应，应去除宫内节育器；同时选择其他避孕方法，如药物避孕或选用外用避孕工具。

问题探究：宫内节育器取出术的适应证、时机和方法各是什么？

1. 适应证　①计划再生育者；②放置时间已满需更换者；③绝经2年以上者；④改用其他避孕措施或绝育者；⑤有并发症或不良反应，治疗无效者；⑥带器妊娠者。

2. 取出时机　①月经干净后3～7日。②因子宫出血而需取器者，随时可取；带器妊娠者在行人工流产时取出。

3. 取出方法　常规消毒后，有尾丝者，用血管钳夹住后轻轻牵引取出。无尾丝者，先用子宫探针查清节育器位置，再用取环钩或长钳牵引取出，有困难者可在B型超声、X射线监视下操作或借助宫腔镜取出。

问题探究：常用的外用避孕工具有哪些？

1. 阴茎套　也称男用避孕套，是目前世界上最常用、最无害的男用避孕工具。使用避孕套不但可以避孕，还可防止性传播疾病的感染。使用前可用吹气法检查有无漏气。

2. 女用避孕膜　是以壬苯醇醚为主药，聚乙烯醇为水溶性成膜材料制成的避孕药膜。性交前5min将药膜揉成团置阴道深处，待其溶解后即可性交。正确使用女用避孕药膜避孕效果可达95%以上。

五、护理评价

1. 患者是否知道宫内节育器的副反应、并发症及有效期限。
2. 宫内节育器放置术是否操作顺利。

任务三　药物流产妇女的护理

药物流产是用非手术措施终止早孕的一种方法。目前效果肯定的是米非司酮配伍米索前列醇，完全流产率可达95%～98%。其优点为方法简便，不需宫内操作，故无创伤性，缺点为出血时间长。

一、护理评估

（一）健康史

询问患者的一般情况、既往史（有无米非司酮和米索前列醇使用的禁忌证）、月经史（停经时间）、生育史（是否育有子女、是否有人工流产史）、本次妊娠经过等，初步排除药物流产的禁忌证，并了解以前采取的避孕方法（是否为带器妊娠）。

问题探究：药物流产的适应证和禁忌证有哪些？

1. 适应证　停经7周内，年龄18～40岁，本人自愿要求使用药物终止妊娠者。

2. 禁忌证

（1）使用米非司酮的禁忌证：肾上腺疾病、与甾体激素有关的肿瘤、糖尿病、肝/肾功能异常、妊娠期皮肤瘙痒史、血液病、血管栓塞等病史。

（2）使用前列腺素的禁忌证：二尖瓣狭窄、青光眼、哮喘、高血压、低血压、胃肠紊乱、过敏体质、带器妊娠、宫外孕、贫血、妊娠剧吐等。长期服用抗结核、抗癫痫、抗抑郁、前列腺素生物合成抑制剂和巴比妥类药物，吸烟、嗜酒。

(二) 身体状况

1. 全身检查　评估患者血压、营养状况及精神状态；评估心、肾等器官的功能。

2. 妇科检查　检查外阴、阴道、子宫及附件发育情况。评估子宫有无畸形；宫颈口有无松弛、裂伤。判断有无急性生殖器官炎症。

(三) 心理社会状况

评估患者对药物流产的了解程度；了解患者的心理现状及家人对其的情感支持。

(四) 相关检查

检查主要包括出凝血时间、B型超声、肝肾功能检查等。

二、护理诊断/护理问题

1. 知识缺乏　缺乏药物流产的相关知识。
2. 焦虑　与害怕药物流产引起疼痛或流产不全有关。
3. 潜在并发症　感染、不全流产、失血性休克。

三、预期目标

1. 患者能口述药物流产的服药方法及不良反应。
2. 患者无焦虑心理或焦虑减轻。
3. 患者胚胎完全排出，无并发症。

四、护理措施

(一) 知识宣教

1. 用药前详细评估孕妇的健康史及身心状况，核实适应证，排除禁忌证。对有禁忌证者应耐心说明情况，建议其采取其他人工流产方式，如负压吸引术。

2. 帮助孕妇掌握用药方法，并详细说明注意事项及可能发生的不良反应，如恶心、呕吐、腹痛、腹泻和乏力。

▶▶▶ 问题探究：药物流产的用药方法？

米非司酮150mg，分2～3日口服，服完后次日用米索前列醇0.6mg，一次顿服。

(二) 心理护理

鼓励孕妇表达内心感受，对孕妇的担忧或恐惧表示理解，根据孕妇的心理问题给予心理疏导和支持。对未婚妊娠者，护士要关心体贴，避免斥责甚至歧视，应保护其隐私，同时加强性教育，提高避孕意识；对已婚妊娠者应共同探讨适合其身体状况的避孕措施，提高优生、优育意识。

(三) 预防并发症

1. 用药后密切观察腹痛、阴道流血量和排出物情况，如有异常立即报告医生。

2. 孕卵排出后应仔细观察判断是否完整。若孕卵一直未完整排出，需行清宫术。

3. 药物流产阴道出血时间一般持续 10 日至 2 周，有时可达 1 个月。用药后应严密随访，若出血量不多、疑为不全流产时应及时行刮宫术；出血时间长，应用抗生素预防感染。

（四）健康教育

1. 流产后休息 2 周，注意加强营养。

2. 阴道流血期间，禁盆浴及性生活，保持外阴部清洁。

3. 流产后可能很快恢复排卵，应指导其采取避孕措施，以免再次怀孕。

五、护理评价

1. 患者能否正确口服药物。

2. 患者心情是否平稳。

3. 药物流产是否顺利完成，有无并发症发生。

任务四　人工流产术妇女的护理

避孕失败且不愿生育者、患有严重疾病不宜继续妊娠者或检查发现胎儿异常者或患有遗传性疾病者，需要终止妊娠。早期妊娠可实施人工流产术终止妊娠。人工流产术包括负压吸引术和钳刮术两种方式，其中负压吸引术适合妊娠 10 周以内者，钳刮术适合妊娠 11～14 周者。

一、护理评估

（一）健康史

询问患者的一般情况、既往史、月经史（停经时间）、生育史（是否育有子女、是否有人工流产史）、本次妊娠经过等，并了解以前采取的避孕方法（是否为带器妊娠）。

▶▶▶ 问题探究：人工流产的适应证和禁忌证？

1. 适应证　已婚育龄妇女，愿意选用而无禁忌证者均可。

2. 禁忌证　各种疾病的急性期或严重的全身性疾患；生殖器官急性炎症；妊娠剧吐酸中毒尚未纠正；术前相隔 4h 两次体温在 37.5℃ 或以上。

（二）身体状况

1. 全身检查　发育情况；精神状态；有无全身急、慢性疾病。

2. 妇科检查　检查外阴、阴道、子宫及附件发育情况。评估子宫有无畸形；宫颈口有无松弛、裂伤。判断有无急性生殖器官炎症。

（三）心理社会状况

评估患者对人工流产的担忧程度；了解患者对人工流产并发症的认识程度及紧张程度。

（四）相关检查

检查主要包括出凝血时间、B型超声检查等。

二、护理诊断/护理问题

1. 知识缺乏　缺乏人工流产的相关知识。
2. 焦虑　与害怕人工流产引起不适或并发症有关。
3. 潜在并发症　感染、吸宫不全、子宫穿孔等。

三、预期目标

1. 患者了解人工流产的手术过程及并发症。
2. 患者无焦虑发生或焦虑减轻。
3. 人工流产术顺利完成，未引起并发症。

四、护理措施

（一）知识宣教

1. 术前准备

（1）术前详细评估患者病史和身心状况，协助医生严格核对手术适应证和禁忌证。

（2）术前告知患者手术过程及可能出现的情况，解除其思想顾虑。

（3）物品准备：阴道窥器1个，宫颈钳1把，子宫探针1个，宫颈扩张器1套，不同号吸管各1个，有齿卵圆钳2把，刮匙1把，长镊子2个，弯盘1个，洞巾1块，无菌手套1副，纱布2块，棉球若干，负压电动吸引器。

2. 术中护理　严格无菌操作；密切观察患者生命体征及有无并发症；如有异常配合医生及时处理。经患者同意者可同时行宫内节育器放置术。

3. 术后在观察室休息1～2h，观察阴道出血和腹痛情况，无异常者方可离院。

▶▶▶　问题探究：人工流产的手术操作过程？

1. 手术准备

（1）排空膀胱，取膀胱截石位。

（2）常规消毒外阴、阴道，铺无菌单。准备手术用物。

（3）双合诊明确子宫大小、位置及附件情况。

（4）用阴道窥器暴露宫颈并消毒。

2. 负压吸引术　适用于孕6～10周者。用吸管伸入宫腔，以负压将胚胎组织吸出而终止妊娠。

（1）探测宫腔及扩展宫颈：宫颈钳钳夹宫颈前唇，用子宫探针顺子宫方向轻轻探测宫腔深度。用宫颈扩张器扩展宫颈，自 5 号起逐渐扩至大于准备用的吸管半号或 1 号。

(2) 吸刮：根据孕周选择吸管及负压大小，所用负压不宜超过 500mmHg。吸引前，检查负压吸引情况，无误后，将吸管顺宫腔方向缓慢送入宫底，按顺时针方向吸引宫腔 1～2 周，当感觉宫腔缩小、吸管被包紧、子宫壁粗糙、吸管头部不易移动时，表示妊娠物已被吸干净，此时折叠橡皮管，取出吸管。为避免胚胎组织残留，最后可用小刮匙轻轻搔刮子宫双角及宫腔四壁。确认已吸干净，取下宫颈钳与阴道窥器。

(3) 检查吸出物：将吸刮物清洗过滤，仔细检查有无绒毛及胎儿组织，肉眼观察有异常者送病理检查。

3. 钳刮术　钳刮术适用于孕 10～14 周，因胎儿较大需做钳刮及吸宫终止妊娠。为保证钳刮术顺利进行，应先做扩展宫颈准备。可用橡皮导尿管扩展宫颈管，将无菌 16 号或 18 号导尿管于术前 12h 插入宫颈管内，于手术前取出；也可于术前口服、肌内注射或阴道放置扩展宫颈药物，如前列腺素制剂，能使宫颈扩张、软化；术中用宫颈扩张器扩张宫颈管。先夹破胎膜，使羊水流尽，酌情应用缩宫素。用卵圆钳钳夹胎盘与胎儿组织，必要时用刮匙轻刮宫腔一周，观察有无出血，若有出血，加用缩宫素。术后注意预防出血和感染。

(二) 心理护理

患者一般有焦虑甚至恐惧心理，一是害怕疼痛，二是害怕手术会影响生育功能。护士应根据不同的心理问题，做好相应的心理护理，满足她们的心理需要，减轻心理负担和压力，从而取得患者的信任与合作。

术前宣教，介绍人工流产手术的大致步骤，使其明白人工流产术是一种安全、简便的小手术，鼓励她们精神放松并树立起信心，以消除恐惧、紧张心理。术中安抚和陪伴患者，与患者多沟通，使其情绪稳定，并用交谈来分散疼痛的注意力，从而保证手术顺利进行。

(三) 并发症的预防及处理

1. 人工流产综合征　术中患者出现心动过缓、心律失常、血压下降、面色苍白、出汗、头晕、胸闷，甚至昏厥和抽搐，由于患者恐惧、紧张和操作对子宫、宫颈造成刺激引起迷走神经兴奋所致。术前做好心理护理、充分扩张宫颈，术中操作轻柔、吸宫时负压不宜过高、吸尽后勿反复吸刮。一旦出现需平卧、吸氧、阿托品 0.5mg 静脉注射。

2. 子宫穿孔　操作时有落空感，术中患者出汗、面色苍白、血压下降、严重者内出血伴腹膜刺激征；组织物吸出；双合诊有压痛。需卧床休息、止血、抗感染，并严密观察病情，必要时手术。

3. 不全流产　多由于医生技术操作不熟练或子宫位置异常导致。术后阴道出血持续或超过 10 天；腰酸腹痛，出血混有组织应怀疑为吸宫不全。

4. 漏吸　指已经确认为宫内妊娠，而未吸出组织者。应复查子宫位置，重新探测宫腔后行吸宫术，如仍无胚胎组织，需排除宫外孕。

5. 感染　多因不全流产，术中未严格无菌操作或患者提前性生活引起，术后 2 周内出现发热、下腹痛、腰痛等。患者需卧床休息，给予支持治疗，及时抗感染，如宫腔有残留物合并感染者，按感染性流产处理。

6. 术中出血　多发生在妊娠月份较大，妊娠产物不能迅速排出而影响子宫收缩所致。可在扩张宫颈管后注射缩宫素，并尽快钳取或吸出妊娠产物。

7. 羊水栓塞　偶发于钳刮术。因宫颈损伤、胎盘剥离使血窦开放，使羊水进入血液系统。妊娠早、中期时羊水有形成分极少，即使发生羊水栓塞，其症状及严重性不如晚期妊娠发病凶猛。此时应予以给氧、解痉、抗过敏、抗休克等护理。

（四）健康教育

1. 术后休息1个月，避免过重的体力劳动。适当增加营养，以利身体尽快恢复健康。

2. 1个月内禁止盆浴及性生活，保持外阴清洁。

3. 人工流产后如阴道流血过多、持续时间过长（达1周以上）、白带增多且有臭味，腹痛、发热、妊娠反应持续存在，则需要随时就诊。

4. 人工流产术未同时放环者，应指导患者采取其他避孕措施。

5. 人工流产满1个月，月经复潮干净后，应到医院常规检查。

五、护理评价

1. 患者能否知道相关知识。

2. 患者心态是否良好，生命体征是否平稳。

3. 手术是否顺利完成，有无并发症发生。

任务五　中期妊娠引产术妇女的护理

中期妊娠引产术包括药物引产和水囊引产。药物引产常用利凡诺。利凡诺是乳酸依沙吖啶的衍生物，对各种革兰阳性及阴性菌具有很强的杀灭作用，也能刺激子宫平滑肌兴奋、内源性前列腺素升高导致宫缩，胎儿因药物中毒死亡。乳酸依沙吖啶（利凡诺）的毒副反应小，引产效果高达98%左右，其安全用药量是100mg/次，反应量为120mg，中毒量为500mg。临床上多采用的是经腹壁羊膜腔内注射法。

一、护理评估

（一）健康史

询问患者的一般情况及既往史，判断有无内科疾病史，询问孕周及妊娠经过，初步排除禁忌证。

▶▶▶ 问题探究：药物引产的适应证和禁忌证？

1. 适应证　妊娠13周至不足28周要求终止妊娠者，或因某种疾患不宜继续妊娠者。

2. 禁忌证

（1）有急慢性肾病或肝肾功能不全者。

（2）各种急性感染性疾病、慢性疾病的急性期及生殖器官急性炎症。

（3）严重心脏病、高血压及血液病。

问题探究：水囊引产的适应证和禁忌证？

1. 适应证　中期妊娠要求终止；因各种疾病不宜妊娠者。

2. 禁忌证　子宫有瘢痕、生殖器官炎症、严重高血压、心脏病、血液病及急性病变；妊娠期间反复有阴道出血，当天体温在37.5℃以上者。

（二）身体状况

1. 全身检查　评估生命体征、营养发育情况；有无全身急、慢性疾病及急性感染性疾病。

2. 妇科检查　检查外阴、阴道、子宫及附件发育情况；评估子宫有无畸形、瘢痕；判断有无急性生殖器官炎症。

（三）心理社会状况

评估患者对引产术的认识程度；了解患者的心理现状、家庭经济状况及家人对患者的情感支持等。

（四）相关检查

检查主要包括出凝血时间、B型超声、肝肾功能检查等。

二、护理诊断/护理问题

1. 知识缺乏　缺乏中期妊娠引产术的相关知识。

2. 焦虑　与害怕引产引起不适或并发症有关。

三、预期目标

1. 患者了解引产的禁忌证和引产过程。

2. 患者无焦虑发生或焦虑减轻。

四、护理措施

（一）知识宣教

1. 术前准备

（1）询问病史，核实适应证。根据患者具体情况和自身意愿选择药物引产或水囊引产。

（2）嘱患者术前3日禁性交，每日擦洗消毒阴道1次。

（3）遵医嘱查血尿常规、出凝血时间、肝肾功能等，并行B型超声检查以定位胎盘及穿刺点。

（4）根据选择的引产类型做好用物准备。

2. 术中配合　陪伴孕妇，注意观察其在手术前后的反应，如拔针前后有无呼吸困难、发绀等征象。手术完毕，送孕妇回病房。

3. 术后护理　术后密切观察生命体征；严密观察宫缩及产程进展情况；产后仔细检查胎

盘、胎膜娩出是否完整，有无软产道裂伤；嘱产妇保持外阴清洁。

问题探究：药物引产和水囊引产的用物准备？

药物引产用物准备：卵圆钳 2 把，7 号或 9 号腰椎长穿刺针 1 根，弯盘 1 个，5ml 及 50ml 注射器各 1 个，洞巾 1 块，纱布 4 块，无菌手套 1 副，棉球若干，0.5%聚维酮碘液，利凡诺液 25～50ml，胶布。

水囊引产用物准备：阴道窥器 1 个，宫颈钳 1 把，敷料钳 2 把，宫颈扩张器 1 套，阴茎套 2 个，14 号橡皮导尿管 1 根，10 号丝线，棉球若干，0.5%聚维酮碘液，生理盐水 500ml，无菌手套 1 副。

问题探究：药物引产和水囊引产的操作步骤？

药物引产操作步骤：

(1) 患者排空膀胱后取平卧位。在子宫底 2、3 横指下方腹中线上或中线两侧，选择囊性感最明显的部位作为穿刺点。

(2) 穿刺针从选好的部位垂直进针，通过皮肤、肌鞘、子宫壁后有落空感，用注射器回抽见羊水。

(3) 将准备好的利凡诺 100mg 缓慢注入羊膜腔内，而后拔出针头，用无菌纱布覆盖穿刺部位。

水囊引产操作步骤：

(1) 术前排空膀胱。患者取膀胱截石位，外阴、阴道常规消毒、铺巾。

(2) 双合诊明确子宫大小、位置及附件情况。阴道、宫颈常规消毒。

(3) 水囊顶端涂以无菌润滑剂，夹住水囊逐渐全部送入宫腔内。使其置于子宫壁和胎膜之间。

(4) 用注射器缓慢注入无菌生理盐水 300～500ml。

(5) 注毕，将导尿管末端折叠，扎紧放入阴道穹窿部（图 11-2）。

（二）缓解焦虑

1. 主动热情接待孕妇，消除孕妇紧张不安的情绪。
2. 因胎儿畸形引产者，应安慰患者，帮助其寻找原因。
3. 未婚引产者，应关心体贴患者，并保护其隐私。
4. 安排家人尤其是丈夫陪伴，给予心理支持。

（三）健康教育

1. 产后注意休息，加强营养。
2. 术后 6 周禁止性生活和盆浴，为患者提供避孕指导。
3. 告知患者若出现发热、腹痛及阴道流血量多等异常情况，及时就诊。

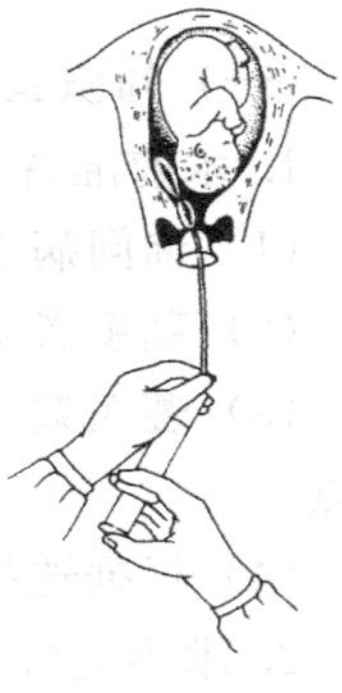

图 11-2 水囊引产

五、护理评价

1. 患者能否自述引产的禁忌证和引产过程。
2. 患者心态是否平稳。

任务六　绝育术妇女的护理

女性绝育主要是通过切断、结扎、电凝、钳夹、环套输卵管或用药物粘堵、栓堵输卵管，使精子和卵子不能结合，从而达到绝育的目的，又称输卵管绝育术，包括经腹输卵管结扎术和经腹腔镜输卵管绝育术。本文主要介绍经腹输卵管结扎术。

一、护理评估

（一）健康史

询问患者的一般情况及既往史，判断有无内科疾病史，询问月经史及生育史，排除禁忌证。

问题探究：输卵管结扎术的适应证和禁忌证？

1. 适应证　自愿接受绝育手术且无禁忌证者或患有严重疾病不宜妊娠者或患某种遗传性疾病，不宜妊娠和生育者。

2. 禁忌证

（1）患急、慢性盆腔炎者，或腹部皮肤有感染者。

（2）各种疾患的急性期，如急性传染病、产后出血、心力衰竭和/或全身健康状况不良不能经受手术者。

（3）24h 内两次测量体温，均在 37.5℃以上者。

（4）严重的神经症者。

（5）已有腹腔粘连及心肺功能不全者禁用经腹腔镜输卵管结扎术。

（二）身体状况

1. 全身检查　评估生命体征、营养发育及精神状况；有无全身急、慢性疾病及急性感染性疾病。

2. 妇科检查　检查外阴、阴道、子宫及附件发育情况。评估子宫有无畸形、瘢痕。判断有无急性生殖器官炎症，排除妊娠。

（三）心理社会状况

评估患者的文化程度和对结扎术的接受程度，了解家人对其的情感支持。受传统的生育观念影响，有些患者尤其是农村患者及家人重男轻女的思想比较严重，感觉自尊心受到伤害，对手术存在排斥心理。

（四）相关检查

检查主要包括出凝血时间、B型超声、肝肾功能检查等。

二、护理诊断/护理问题

1. 知识缺乏　缺乏输卵管结扎术的相关知识。
2. 焦虑　与担心手术不顺利或引起并发症有关。

三、预期目标

1. 患者了解输卵管结扎术的操作过程及并发症。
2. 患者心情平稳或焦虑减轻。

四、护理措施

（一）知识宣教

1. 术前准备

（1）询问病史，核实适应证。根据患者具体情况选择绝育术时间。

（2）建立良好的护患关系，使患者充分了解输卵管结扎术的有关知识，告知操作步骤及可能的并发症；同时要认真倾听患者的诉说，对她们提出的问题和要求尽量满足，引导她们树立正确的生育观，使其在心理上得到安慰，在人格上得到尊重。

（3）遵医嘱查血尿常规、出凝血时间等，并行超声检查，术前禁食4h。

2. 术中配合　陪伴患者，密切观察，协助医生完成手术。

3. 术后护理　术后密切观察生命体征。做好切口护理，避免感染。

问题探究：输卵管结扎术的时间？

（1）非孕妇女在月经后3～7日为宜。

（2）哺乳期月经未正常的妇女或闭经者应排除妊娠后再行绝育术。

（3）正常分娩或人工流产后宜在24～48h内为宜。

（4）剖宫产或其他开腹手术（有感染可能的手术除外）的同时进行手术。

问题探究：经腹输卵管结扎术的操作步骤？

目前国内多采用抽心包埋法。

1. 患者排空膀胱，常规消毒、铺巾。

2. 以选择纵切口为宜，也可选用横切口。切口长度为2～3cm。产后结扎者，明确宫底的高度。产后在宫底下方2cm作纵切口，逐层切开进入腹腔（图11－3）。

3. 左手食指进入腹腔触及子宫，沿子宫角部滑向输卵管后方，右手持卵圆钳进入腹腔，夹住输卵管轻轻上提至切口外（图 11－4）。

4. 确认输卵管　提出的输卵管均需追查到伞端，确定输卵管无误。常规检查双侧卵巢。

5. 结扎输卵管　用 2 把鼠齿钳夹住峡部系膜无血管区，两钳距离为 2～3cm。在浆膜下注射少量生理盐水，使浆膜层浮起；再将该部浆膜切开，游离出输卵管后，用两把蚊式钳夹住两端，剪除两钳端的输卵管。用 4 号丝线结扎近端输卵管并连续缝合浆膜层（图 11－5），将近端包埋于输卵管系膜内，远端留在系膜外（图 11－6）。检查无出血后松开鼠齿钳，将输卵管放回腹腔。

6. 同法处理对侧输卵管。

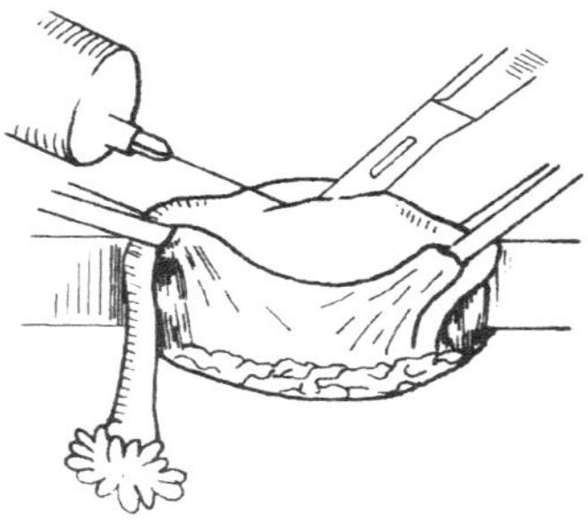

图 11－3　切开输卵管浆膜层

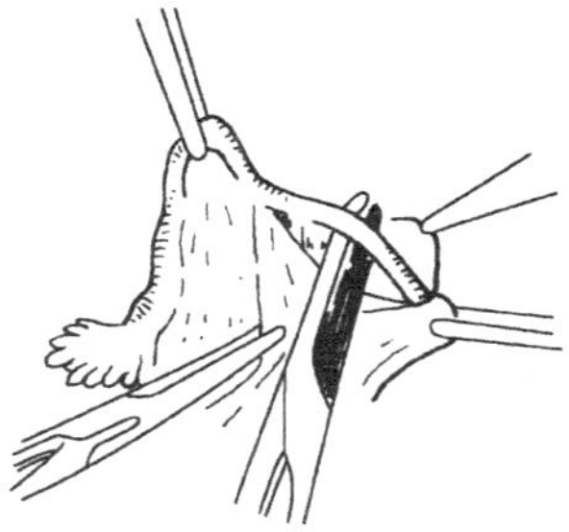

图 11－4　分离输卵管

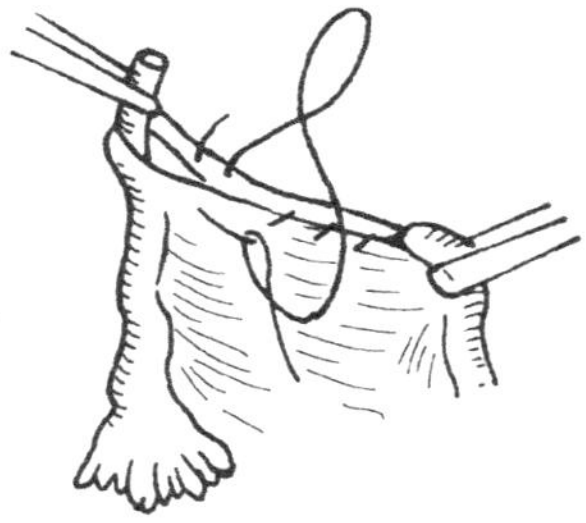

图 11－5　结扎包埋输卵管

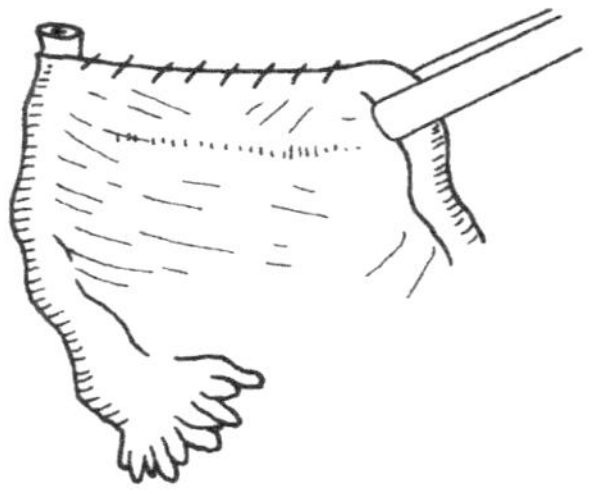

图 11－6　缝合完毕

问题探究：经腹输卵管结扎术的并发症？

1. 出血或血肿　多因术中过度牵拉、钳夹而损伤输卵管或其系膜造成，或因血管结扎不紧所致。术中止血应及时有效，必要时需剖腹探查。

2. 脏器损伤　多因解剖关系辨认不清或操作粗暴，导致膀胱、肠管损伤。术中发现应及时修补。术后疑有脏器损伤者应剖腹探查。

3. 感染　体内原有感染灶未控制而引起的内源性感染，或手术无菌观念不强导致的外源性感染。一旦发生感染，应用抗生素控制。

（二）心理护理

由于担心手术影响夫妻生活，或造成体力下降，或害怕手术疼痛和伤口感染等，患者均存在不同程度的焦虑甚至恐惧心理。护理人员应根据患者的心理问题，针对性地进行宣教、指导。

术前向患者讲解手术方法和避孕原理，告知患者输卵管结扎术手术切口小、操作简单、恢复快，对人体健康、工作和性生活无影响，消除其紧张、恐惧心理。

术中全程陪伴患者，主动与患者交谈，分散其注意力，并给予细致入微的关怀与鼓励。同时努力营造一个安静、舒适的手术环境。

（三）健康指导

1. 术后注意休息 3～4 周，禁止性生活 1 个月。
2. 加强营养，忌辛辣刺激性、生冷食物的摄入。
3. 告知患者若出现发热等异常情况，及时就诊。

五、护理评价

1. 患者能否自述输卵管结扎术的操作过程及可能的并发症。
2. 患者能否主动表达对手术的担忧。

知识拓展

皮下埋植药物避孕

皮下埋植剂是缓释避孕方法的一种。Ⅰ型制剂由 6 个硅胶囊组成，每个硅胶囊含 D-炔诺孕酮 36mg。Ⅱ型制剂由 2 个硅胶囊组成，每个含炔诺孕酮 70mg。

一般于月经周期第 7 日，在麻醉下用特制 10 号套管针将胶囊呈扇形埋入上臂或前臂内侧皮下。皮下埋植剂不含雌激素，随时可取出，恢复生育功能快，不影响乳汁质量。用药期间禁用巴比妥、利福平等可使肝酶活性增加的药物，因其能加速药物代谢，降低血中避孕药水平，影响避孕效果。

测 试 题

（一）A_1 型题

1. 放置宫内节育器的正确时间是（　　）。

A. 月经干净后 3～7 日　　B. 人工流产后宫腔深度 < 12cm

C. 经阴道分娩后 42 天，剖宫产后 3 个月　　D. 哺乳期月经未来潮前

E. 月经第 1 天

2. 短效口服避孕药的开始服用时间是（　　）。
A. 月经第 1 天
B. 月经第 3 天
C. 月经第 5 天
D. 月经第 2 天
E. 月经干净后
3. 以下不是人工流产常见并发症的是（　　）。
A. 子宫穿孔
B. 人工流产综合征
C. 感染
D. 吸宫不全
E. 月经量多
4. 药物流产适用于妊娠（　　）内者。
A. 7 周
B. 8 周
C. 10 周
D. 11 周
E. 14 周
5. 若漏服短效避孕药，则补服 1 片，时间应选择在（　　）。
A. 14h 内
B. 16h 后
C. 12h 内
D. 18h 后
E. 24h 前
6. 关于避孕药的禁忌证正确的是（　　）。
A. 甲亢患者需减量服用
B. 存在子宫及乳房肿瘤时不影响用药
C. 精神病患者也可服药
D. 月经稀少，年龄超过 45 岁者不可用
E. 剖宫产者产后半年方可服用
7. 下述不属于避孕药物不良反应的有（　　）。
A. 类早孕反应
B. 痛经
C. 闭经
D. 服药期出血
E. 体重增加
8. 放置宫内节育器术中及术后的处理错误的是（　　）。
A. 术中随时观察受术者的情况
B. 嘱受术者如有出血多、腹痛、发热等情况，随时就诊
C. 术后休息 3 天
D. 术后 1 周后可恢复性生活
E. 术后于 1、3、6 个月及 1 年，分别复查 1 次
9. 人工流产综合征的发生主要原因是（　　）。
A. 精神过度紧张
B. 迷走神经兴奋
C. 疼痛刺激
D. 吸宫时负压过大
E. 孕周过大
10. 吸宫术后注意事项，不正确的是（　　）。
A. 术毕，应在休息室休息 1～2h
B. 术后 1 周后可盆浴
C. 1 个月内禁止性交
D. 保持外阴清洁
E. 持续阴道流血 10 天以上，须及时复诊

11. 避孕及防止性传播疾病最好的措施是（　　）。
A. 皮下埋植药物　　B. IUD
C. 阴道隔膜加杀精药　　D. 安全期避孕法
E. 避孕套加避孕药膏
12. 输卵管结扎术的结果是（　　）。
A. 抑制排卵　　B. 改变成熟卵子的正常通道
C. 抑制性激素分泌　　D. 改变女性特征
E. 改变女性内分泌系统的正常功能
13. 下述护理措施中，与预防人工流产引起的感染无关的是（　　）。
A. 嘱患者术后取半卧位　　B. 使用无菌会阴垫
C. 保持输液通畅　　D. 严格无菌操作
E. 1月内禁止盆浴
14. 下列不宜行负压吸宫术的是（　　）。
A. 孕9周，要求终止妊娠　　B. 慢性支气管炎患者
C. 术前24h两次体温<37.5℃者　　D. 心力衰竭患者
E. 结核病患者
15. 关于产妇产后落实避孕措施的时间，下列正确的是（　　）。
A. 产后4周　　B. 产后6周
C. 产后8周　　D. 产后10周
E. 产后12周
16. 实施输卵管结扎术的最佳时间是（　　）。
A. 月经来潮之前3～7天　　B. 月经来潮第3～7天
C. 月经干净后3～7天　　D. 人工流产术后3～7天
E. 正常分娩后3～7天
17. 宫内节育器的避孕原理主要是（　　）。
A. 抑制性激素分泌　　B. 抑制排卵过程
C. 抑制受精卵着床　　D. 改变了精子的运行方向
E. 改变了卵子的运行方向
18. 药物避孕的原理错误的是（　　）。
A. 抑制排卵　　B. 使宫颈黏液变稀薄，不利精子穿过
C. 子宫内膜分泌不良　　D. 子宫内膜不利于孕卵着床
E. 干扰子宫内膜发育
19. 关于人工流产的并发症，下列说法错误的是（　　）。
A. 术后阴道流血10天以上，应考虑是吸宫不全
B. 子宫穿孔多发生于哺乳期妇女
C. 术中出血应停止操作
D. 术中出现人工流产综合征时可用阿托品治疗
E. 流产后感染多为子宫内膜炎

20. 人工流产的术后健康指导不包括（　　）。
A. 仔细检查吸出物
B. 指导避孕
C. 术后休息 2 周
D. 嘱患者腹痛时需随诊
E. 嘱患者流血量多时需随诊

21. 吸宫时负压过高或吸净后反复吸刮宫壁易发生（　　）。
A. 出血过多
B. 子宫穿孔
C. 漏吸
D. 吸宫不全
E. 感染

(二) A_2 型题

1. 李女士，40 岁，人工流产术中突感胸闷、头晕、出冷汗，血压 70/50mmHg，脉搏 50 次/min。应立即（　　）。
A. 静脉注射阿托品
B. 静脉注射地塞米松
C. 注射宫缩剂
D. 补充血容量
E. 注射氯丙嗪

2. 王女士，35 岁。人工流产术后，为防止其感染，应建议其采取的最佳体位是（　　）。
A. 仰卧位
B. 半坐卧位
C. 左侧卧位
D. 右侧卧位
E. 俯卧位

3. 李女士，35 岁。欲行宫内节育器放置术，护理措施不对的是（　　）。
A. 核对受术者适应证，排除禁忌证
B. 向患者介绍宫内节育器的避孕原理及操作过程
C. 取膀胱截石位
D. 术中陪伴患者
E. 嘱患者术后休息 1 周

(三) A_3 型题

（1～2 题共用题干）

何女士，26 岁，结婚 2 个月，准备 2 年后再生育。平时月经规则，前来咨询避孕措施，因工作较忙，要求方法简便、可靠。

1. 可指导其选用（　　）。
A. 口服避孕药
B. 注射避孕针
C. 安全期避孕
D. 阴茎套
E. 宫内节育器

2. 如需生育，停止避孕措施的时间至少应提前（　　）。
A. 1 个月
B. 3 个月
C. 半年
D. 1 年
E. 不需要提前

（3～4 题共用题干）

张女士，37 岁。人工流产术中突然出现面色苍白，大汗，血压 65/45mmHg，脉搏 50 次/min。

3. 如操作时有落空感，应首先考虑（　　）。
   A. 人工流产综合征　　B. 子宫穿孔
   C. 心力衰竭　　D. 合并贫血
   E. 合并感染
4. 针对张女士的情况，以下说法错误的是（　　）。
   A. 行双合诊检查时可有压痛　　B. 术后需卧床休养
   C. 应使用抗生素预防感染　　D. 严密观察病情
   E. 一年内不可再行手术

（四）简答题

1. 简述药物避孕的不良反应。
2. 简述宫内节育器放置术的术后健康指导。
3. 简述人工流产术的并发症。
4. 简述药物流产的药物服用方法。

本项目小结

药物避孕方法的选择及指导	排除禁忌证后方可选择药物避孕。应向患者介绍避孕原理、避孕药物的各种类型、服用方法及不良反应，根据患者意愿选择合理的避孕药物，并指导合理用药
宫内节育器的应用及护理	是我国育龄妇女使用最多的避孕方法。排除禁忌证后选择适宜时间协助医生实施宫内节育器放置术。术前应告知可能出现的不良反应和并发症，术后做好健康指导
药物流产妇女的护理	目前效果肯定的是米非司酮配伍米索前列醇。药物流产前应排除使用米非司酮和米索前列醇的禁忌证，保证孕周不超过 7 周。指导患者正确口服药物，密切观察有无异常。药物流产后做好健康指导
人工流产术妇女的护理	包括负压吸引术和钳刮术，分别适用于妊娠 10 周内和妊娠 11～14 周者。术前评估患者病史和身心状况，协助医生核对适应证和禁忌证。术中密切观察患者生命体征及有无并发症；如有异常配合医生及时处理。术后指导患者合理休息，做好健康教育

中期妊娠引产术妇女的护理	包括药物引产和水囊引产。药物引产多采用的是经腹壁羊膜腔内注射利凡诺法。实施引产术前应排除禁忌证，遵医嘱做好相关检查并准备用物；术中配合医生穿刺用药或放置水囊；术后配合医生密切观察宫缩和产程进展；术后行健康指导
绝育术妇女的护理	包括经腹输卵管结扎术和经腹腔镜输卵管绝育术。术前核对适应证和禁忌证。术中密切观察协助医生完成手术；术后指导患者合理休息和进食，做好健康教育

（秦清荣）

项目十二　妇科常用护理技术

学习目标

1. 掌握妇科常用护理技术的操作步骤。
2. 熟悉妇科常用护理技术的用物准备及注意事项。
3. 了解妇科常用护理技术护理评估内容及适应证。
4. 学会会阴擦洗、会阴湿热敷、阴道灌洗、阴道或宫颈上药、坐浴的操作步骤。
5. 培养学生具有关爱患者、保护患者隐私、时刻为患者着想的理念，学会换位思考。

任务一　会 阴 擦 洗

会阴擦洗是利用消毒液对会阴部进行擦洗的技术，目的是保持会阴及肛门周围局部清洁，使患者感到舒适，促进会阴部伤口的愈合，预防或减少泌尿系统和生殖系统感染。适用于：①分娩后的产妇；②妇科手术后留置导尿管者；③胎膜早破的孕妇；④患有急性外阴炎者；⑤长期卧床，生活不能自理的患者。

【护理评估】

1. 一般情况　评估患者病情、生命体征、意识状态、活动和自理能力。

2. 局部情况　评估患者外阴部皮肤黏膜情况，观察局部伤口有无出血、感染、疼痛及愈合情况。发现异常及时记录，并向医生汇报。

3. 心理状态　评估患者对所患疾病的认识、沟通能力，以及对实施会阴擦洗目的的了解，能否接受。

【护理计划】

1. 患者准备　排空膀胱、脱下一条裤腿并注意保暖。

2. 用物准备　无菌治疗碗，止血钳/镊子，弯盘，消毒棉球若干，一次性会阴垫，治疗巾，一次性手套。或备一次性会阴清洁包。

3. 环境准备　关闭门窗，调节室温至22～24℃，湿度、光线适宜，屏风或隔帘遮挡。

【护理措施】

（一）操作步骤

1. 备齐并检查用物，携带用物至床旁。核对患者，向患者解释会阴擦洗的目的、方法及注意事项，以取得患者的理解和配合。

2. 关闭门窗，遮挡患者，请多余人员暂时回避，保护患者隐私。

3. 嘱患者排空膀胱，脱下一条裤腿，注意保暖。

4. 护士站在患者右侧，协助患者取屈膝仰卧位，双腿呈截石位暴露会阴部，臀下垫橡胶单和治疗巾或一次性会阴垫，

5. 护士戴一次性手套，将弯盘和盛有消毒棉球的无菌治疗碗放在患者的两腿之间。

6. 两手各持一把止血钳/镊子，其中一把用于夹取无菌消毒棉球，另一把接过棉球进行擦洗。

7. 一般擦洗 3 遍。第 1 遍是自上而下，由外向内，擦净会阴部的血迹、分泌物等。第 2、3 遍是由内向外，或以伤口为中心，逐渐向外擦洗。其目的是为了防止伤口、阴道口、尿道口被污染。每次都是最后擦洗肛周和肛门。用纱布擦干，顺序同第 2 遍。

8. 撤去用物，更换消毒会阴垫，协助患者穿好裤子，根据病情协助患者取舒适卧位。交代注意事项、整理床单位、洗手并做好记录。

（二）注意事项

1. 留置导尿管者，应注意尿管是否通畅，有无脱落、扭曲等。

2. 注意观察伤口周围有无红肿、炎性分泌物及伤口愈合情况。如发现异常及时汇报给医生并及时做好记录。

3. 擦洗时两把镊子不可接触和混用。

4. 每擦洗一个部位需更换一个棉球，直至擦洗干净。

5. 注意最后擦洗有伤口感染的患者。

6. 操作前后护士应洗净双手，注意无菌操作，避免交叉感染。

【护理评价】

1. 患者主动配合操作。

2. 患者会阴及肛周无感染发生。

任务二　会阴湿热敷

会阴湿热敷是应用热原理和药物化学反应，促进血液循环，增强局部白细胞的吞噬作用和组织活力，可使脓肿局限，刺激局部组织的生长和修复，有利于会阴伤口的愈合。常用于会阴部水肿、陈旧性血肿吸收期、伤口硬结及早期感染等患者。

【护理评估】

1. 一般情况　评估患者的病情；了解患者的精神状态。

2. 局部情况　评估患者会阴部水肿、血肿的情况；会阴部有无红、肿、热、痛等感染征

象；会阴伤口处有无出血、硬结。

【护理计划】

1. 患者准备　排空膀胱，备清洁内裤。

2. 用物准备　消毒弯盘，镊子，无菌纱布若干，棉垫，热敷药物（50%硫酸镁或95%乙醇溶液），热源（热水袋、电热宝或红外线灯），医用凡士林，橡胶单，治疗巾或一次性臀垫。

3. 环境准备　关好门窗，调节室温在22～24℃，房间采光要好，如有其他患者时应注意遮挡。

【护理措施】

（一）操作步骤

1. 备齐用物，携至床旁。核对患者床号、姓名，向其解释会阴湿热敷的目的、方法，取得患者的积极配合。

2. 嘱患者排空膀胱，协助松解衣裤，取仰卧屈膝位，暴露外阴，注意保暖。

3. 臀下垫橡胶单和治疗巾，行会阴清洁术，清洁局部伤口的污垢。

4. 热敷部位涂一层凡士林。把所需的热溶液倒入消毒弯盘内，将纱布浸透，用镊子拧至不滴水，然后用镊子将纱布放于病变部位，再加盖棉垫保温（图12-1）。

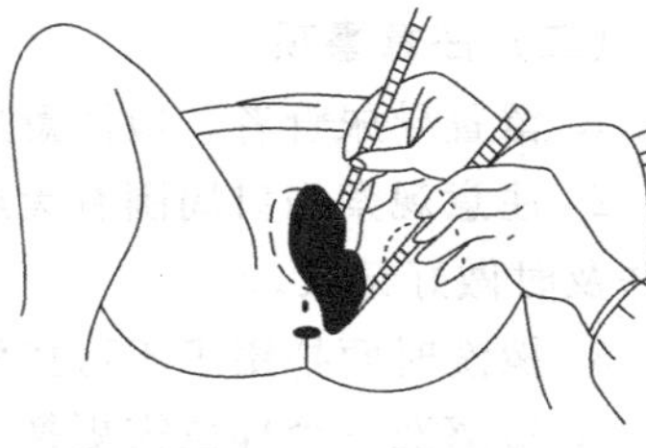

图12-1　会阴湿热敷

5. 每3～5min更换热敷垫1次，也可将热水袋放在棉垫外或用红外线灯照射，延长更换热敷料的时间，一次热敷可持续15～30min。

6. 热敷完毕，观察热敷部位皮肤，用纱布拭净皮肤上的凡士林。更换会阴垫，协助患者穿好衣裤，整理用物及床单位。

（二）注意事项

1. 会阴湿热敷应该在会阴擦洗、清洁外阴局部伤口的污垢后进行。

2. 热敷面积应是病损面积的2倍。

3. 应注意所用物品均保证无菌。

4. 注意保暖，适当给患者遮挡。

5. 定期检查热源袋的完好性，湿热敷的温度应掌握在41～48℃，以患者感觉舒适为准，特别警惕休克、虚脱、昏迷及术后感觉不灵敏的患者，注意防止烫伤。

6. 在湿热敷过程中，护士应及时评价热敷效果，注意观察热敷部位皮肤颜色、水肿减退程度等，并询问患者的感受，满足患者的生活护理需要。

【护理评价】

1. 患者了解操作的目的和方法，并乐意配合。

2. 患者会阴部的脓肿消退或减轻。

3. 患者的感染症状减轻。

任务三　阴道灌洗

阴道灌洗是用消毒液对阴道部位进行清洗的技术，有清洁、收敛、热疗的作用，可促进阴道血液循环，缓解局部充血，减少阴道分泌物，改善阴道环境，达到控制和治疗炎症的目的。适用于阴道炎、宫颈炎的局部治疗或妇科手术前的常规阴道准备。

【护理评估】

1. 一般情况　询问患者的年龄、月经史、婚孕史；患者是否流产后宫口未闭；评估患者疾病、术前准备情况及有无全身感染等。

2. 局部情况　患者局部炎症情况；有无阴道流血；局部有无感染症状。

3. 心理状态　评估患者对阴道灌洗的认识水平、沟通能力、合作程度及心理反应。

【护理计划】

1. 患者准备　排空膀胱，备清洁内裤。

2. 用物准备　阴道窥器，阴道冲洗头，卵圆钳，弯盘，无菌灌洗桶连接130cm长的带调节夹的橡皮管，橡胶单，便盆，污物桶，治疗巾，一次性手套，一次性臀垫，纱布若干，水温计，输液架。

3. 灌洗溶液准备　灌洗溶液500～1 000ml，水温41～43℃。根据不同的患者选择不同的灌洗液：1∶5 000高锰酸钾溶液、0.2%～0.5%碘伏溶液、0.2%苯扎溴铵，主要用于非特异性炎症和手术前准备；生理盐水或一般消毒液用于非特异性阴道炎患者；1%乳酸溶液、0.5%醋酸溶液用于滴虫性阴道炎和老年性阴道炎患者；2%～4%碳酸氢钠溶液用于假丝酵母菌病患者。也可用中药，应根据情况选用。

4. 环境准备　清洁、舒适、安静、隐蔽；酌情调节室温，屏风或窗帘遮挡。

【护理措施】

（一）操作步骤

1. 核对患者床号、姓名，向其解释操作目的及可能的感受，以取得患者的理解和配合。

2. 嘱患者排空膀胱，取膀胱截石位或仰卧床上，暴露外阴部。臀下铺橡胶单和治疗巾，放置便盆。注意保暖。

3. 按需要配制灌洗液500～1 000ml，将灌洗桶挂于高于床沿60～70cm的输液架上，先排出管内空气，调节适当的水温（41～43℃）后备用。

4. 护士戴一次性手套，右手持灌洗头，开放调节夹，先用灌洗液冲洗外阴，关闭调节夹。然后用左手分开小阴唇，用窥器扩开阴道，将灌洗头轻轻放入阴道内6～8cm处，打开调节夹，上下移动冲洗头，以7～10min内流量约1 000ml的速度灌注。为了灌洗干净、彻底，应一边冲洗一边轻轻旋转窥阴器，特别注意清洗穹窿部及阴道皱襞处。当冲洗液剩下 100ml 时，关闭调节夹，将冲洗头向下压，使阴道内液体流出。然后抽出冲洗头，再次冲洗外阴部（图 12－2）。

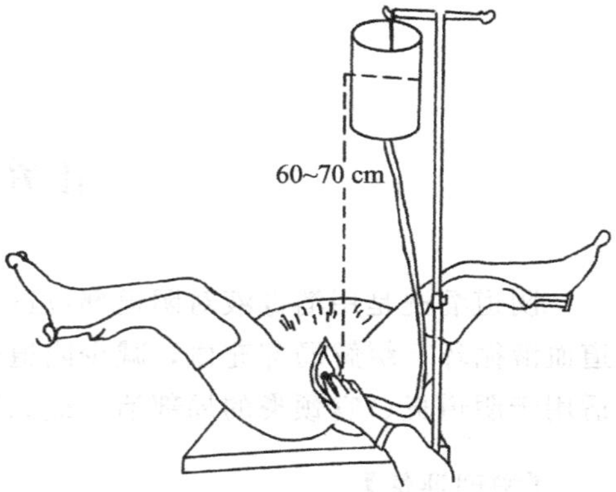

图 12－2 阴道灌洗

5. 用纱布擦净阴道内积液，或嘱患者坐起 1～2min，使液体完全流出，然后用纱布擦净外阴部，撤去便盆、橡胶单及治疗巾。

6. 整理床单位，清理用物，脱手套、洗手、记录。

（二）注意事项

1. 未婚妇女一般不做阴道灌洗，如确有必要，应获得患者及家属允许后，用小号导尿管冲洗，不用窥阴器。

2. 经期、孕期、产褥期、阴道流血者不宜阴道灌洗，必须做术前准备者，可行阴道擦洗。

3. 灌洗桶距床面不得超过 70cm，以免压力过大，药液流速过快，使灌洗液或阴道分泌物进入宫腔引起逆行感染，或灌洗液流出过快，于局部作用的时间过短，穹窿部及阴道壁的某些皱襞处未能洗净。

4. 灌洗液温度适宜，以免温度过高烫伤患者或温度过低产生不适。

5. 灌洗时动作要轻柔，阴道前壁长 7cm，后壁长 9cm，灌洗头不宜插入过深，避免损伤阴道壁及宫颈组织。灌洗的弯头应向上，避免刺激后穹窿引起不适，或损伤局部组织引起出血。用窥阴器冲洗时，应轻轻旋转窥阴器，以便灌洗液能达到阴道各部。

6. 产后 10 天后或妇产科手术 2 周以上的患者，若合并阴道分泌物混浊、有臭味，阴道伤口愈合不良，黏膜感染坏死等，可行低位阴道灌洗，灌洗桶的高度一般不超过床面 30cm，避免污物进入宫腔或损伤阴道残端伤口。

【护理评价】

1. 患者熟知操作的目的及方法，能够主动配合操作。
2. 患者阴道局部炎症缓解。
3. 完成妇科术前阴道准备工作。

任务四 阴道或宫颈上药

阴道或宫颈上药是将治疗性药物通过阴道涂抹到阴道壁或宫颈黏膜上，达到局部治疗的作用，在妇产科护理操作技术中应用十分广泛。因为阴道和宫颈上药操作简单，因此，阴道和宫颈上药治疗既可以在医院门诊由护士操作，也可教会患者自己在家进行局部上药。用于治疗阴道炎、宫颈炎或阴道、宫颈其他疾病需上药时。

【护理评估】

1. 一般情况　询问患者的病情、年龄、月经史、婚孕史；评估自理能力。
2. 局部情况　评估患者阴道或宫颈局部的病变情况；阴道有无流血。
3. 心理状态　评估患者对阴道及宫颈上药的认识水平、心理反应及接受程度。

【护理计划】

1. 患者准备　排空膀胱，备清洁内裤。
2. 用物准备　窥阴器，长镊子，带线大棉球，长棉签，消毒棉球，喷洒器，药品（药片、药粉、药液、药膏等），一次性会阴垫。
3. 药品准备
(1) 阴道后穹窿塞药：常用甲硝唑、制霉菌素等药片、丸剂或栓剂。
(2) 局部非腐蚀性药物上药：常用1%甲紫、大蒜液、新霉素或氯霉素等。
(3) 腐蚀性药物上药：有20%～50%硝酸银溶液、20%或100%铬酸溶液。
(4) 宫颈棉球上药：有止血药、消炎止血粉和抗生素等。
(5) 喷雾器上药：常用药物有土霉素、磺胺嘧啶、呋喃西林、己烯雌酚（乙芪酚）等。
4. 环境准备　清洁、舒适、安静、隐蔽。酌情调节室温，屏风或窗帘遮挡。

【护理措施】

（一）操作步骤

1. 核对患者，向其解释操作目的、方法、效果及预后，以取得患者的理解和配合。
2. 嘱患者排空膀胱，协助取膀胱截石位，适当遮挡。
3. 做外阴擦洗或阴道灌洗，用窥阴器暴露阴道或宫颈，消毒棉签擦去黏液，以使药物直接接触炎性组织而提高疗效。根据病情和药物的不同性状采用以下方法：

(1) 涂擦法：局部所用药物包括非腐蚀性药物和腐蚀性药物，常用于治疗宫颈炎和阴道炎的患者。用长棉签蘸取药液，均匀涂在子宫颈或阴道病变处。如为腐蚀性药物，应注意保护正常组织。

(2) 喷洒法：适用于非特异性阴道炎及老年性阴道炎患者。药粉可用喷洒器喷洒，使药粉均匀地喷洒在组织表面上。

(3) 纳入法：常用于治疗滴虫性阴道炎、阴道假丝酵母菌病、老年性阴道炎及慢性宫颈炎等患者。片剂、丸剂、栓剂均可直接放入阴道后穹窿处。指导患者自己上药时一般应在睡前进行，以避免药片脱落，可以保证药物的局部作用时间。每晚睡前坐浴后，洗净双手或戴无菌手套，一手分开大小阴唇，一手示指将药片沿阴道后壁推至阴道后穹窿（图 12 - 3）。

（4）宫颈棉球上药法：适用于子宫颈亚急性或急性炎症伴有出血者。用窥阴器暴露宫颈后，将带线大棉球浸蘸药液，放入宫颈部，线尾留在阴道外，嘱患者12～24h后牵引线尾将棉球取出。

4. 操作结束后协助患者穿衣下床，整理检查床单位，清理用物，洗手记录。

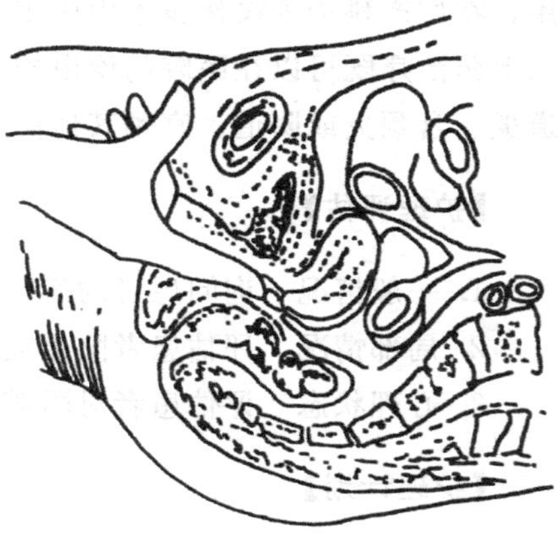

图12－3　阴道宫颈上药术（纳入法）

（二）注意事项

1. 经期、阴道流血、孕期不宜采用阴道上药。

2. 涂非腐蚀性药物时，应转动窥阴器，使阴道四壁均能涂上药物。

3. 涂用腐蚀性药物时，只涂于病灶局部，注意保护正常组织，也不可喷洒，上药前应先将棉球放在阴道后壁及后穹窿，以免药液下流灼伤正常组织，药液涂好后用棉球吸干，再取出所放棉球。

4. 阴道栓剂最好于晚上或休息时上药，以避免起床后脱出，影响治疗效果。

5. 用药期间禁止性生活，保持内裤清洁。

6. 未婚患者用药，不得使用窥阴器，可用棉签涂擦，棉絮务必捻紧，涂药时应按同一方向转动，防止棉絮脱落遗留于阴道内难以取出。

【护理评价】

1. 患者学会自己局部上药。

2. 患者局部炎症减轻或消退。

任务五　坐　　浴

坐浴是借助水温和药物的作用，使局部血管扩张，改善血液循环，促进炎症的消散或局限，增强局部抵抗力，具有减轻疼痛、温暖、舒适、清洁伤口的作用，是妇产科最常用的护理技术之一。适用于：①外阴炎、外阴溃疡、阴道炎、盆腔慢性炎症等会阴部、肛门疾病患者的治疗；②外阴、阴道手术或经阴道行子宫切除术的术前准备。

【护理评估】

1. 一般情况　评估患者病情、年龄、生命体征；询问患者月经史、婚育史。

2. 局部情况　评估患者有无伤口；有无阴道流血；局部炎症情况。

3. 心理状态　评估患者对坐浴的认识水平、合作程度及心理反应。

【护理计划】

1. 患者准备　排空膀胱，备清洁内裤。

2. 用物准备　无菌坐浴盆、30cm 高的坐浴架、水温计、无菌纱布、热水、常用药物（1∶5 000高锰酸钾、0.5%醋酸、2%～4%碳酸氢钠）。

3. 坐浴液准备

（1）滴虫性阴道炎：临床上常用 0.5%醋酸溶液、1%乳酸溶液或 1∶5 000 高锰酸钾溶液。

（2）阴道假丝酵母菌病：一般用 2%～4%碳酸氢钠溶液。

（3）萎缩性阴道炎：常用 0.5%～1%乳酸溶液。

（4）外阴炎及其他非特异性阴道炎、外阴阴道手术前准备：可用 1∶5 000 高锰酸钾溶液；1∶1 000 苯扎溴铵溶液；0.02%碘伏溶液；中成药如洁尔阴、肤阴洁等溶液。

4. 环境准备　室内温度、光线适宜。

【护理措施】

（一）操作步骤

1. 核对床号、姓名，向患者说明坐浴的目的、方法、效果及预后，以取得患者的理解和配合。

2. 嘱患者先排空大小便，屏风或隔帘遮挡，然后准备坐浴。

3. 根据患者的病情需要按比例配置溶液 2 000ml，将坐浴盆放置在坐浴架上。

4. 协助患者脱去裤子至膝盖部，将全臀和外阴部浸泡于溶液中，一般持续约 20min，为保持水温，必要时添加热水。

根据水温不同坐浴分为 3 种。①热浴：水温在 41～43℃，可先熏后坐，持续 20min 左右。适用于渗出性病变及急性炎性浸润。②温浴：水温在 35～37℃，持续 20～30min。适用于慢性盆腔炎、手术前准备。③冷浴：水温在 14～15℃，刺激肌肉神经，使其张力增加，改善血液循环，持续 3～5min 即可。适用于膀胱阴道松弛、性无能及功能性无月经等。

5. 坐浴完毕，用纱布擦干外阴及臀部。

6. 安置好患者并清理用物。

（二）注意事项

1. 妇女经期、阴道出血、妊娠后期、产后 7 天内忌用坐浴。

2. 患者如果有伤口，坐浴盆及溶液均需无菌，坐浴后应给予伤口换药，更换敷料，避免感染。

3. 坐浴溶液应严格按比例配置，浓度过高容易造成黏膜烧伤，浓度太低影响治疗效果。

4. 坐浴前应先将外阴及肛门周围擦洗干净。

5. 注意坐浴溶液温度不宜过高，以免烫伤皮肤。

6. 在患者坐浴时，应注意观察患者面色、脉搏有无异常，如有异常，立即停止坐浴并通知医生进行处理。

【护理评价】

1. 患者炎症减轻，术前准备充分。
2. 患者疼痛减轻，无不适感。

测 试 题

(一) A_1 型题

1. 下列有关阴道擦洗操作正确的是（　　）。
   A. 擦洗时用一把镊子夹取消毒棉球进行阴道擦洗
   B. 第一遍擦洗顺序自上而下，由内向外
   C. 第二遍擦洗顺序是由内向外或以伤口为中心逐渐向外擦洗
   D. 第三遍擦洗顺序是由外向内
   E. 只有第二遍是最后擦洗肛周及肛门
2. 阴道灌洗液的最佳温度是（　　）。
   A. 31～33℃　　B. 34～36℃
   C. 41～43℃　　D. 43～46℃
   E. 47～49℃
3. 进行阴道灌洗时，灌洗桶距床面高度不得超过（　　）。
   A. 40cm　　B. 50cm
   C. 60cm　　D. 70cm
   E. 80cm
4. 会阴局部进行湿热敷，每次湿热敷的时间为（　　）。
   A. 3～5min　　B. 6～10min
   C. 15min 以内　　D. 15～30min
   E. ＞30min
5. 有关阴道宫颈上药的方法正确的是（　　）。
   A. 经期可行宫颈上药
   B. 宫颈棉球上药法嘱患者 48h 后取出棉球
   C. 上药期间禁止性生活
   D. 丸剂、片剂上药均用喷洒法
   E. 纳入法一般在清晨刚醒时放入药物
6. 指导患者进行会阴坐浴，操作正确的是（　　）。
   A. 产后可以立即坐浴　　B. 水温约为 45℃
   C. 浸泡 10min　　D. 坐浴前需排空膀胱

E. 滴虫性阴道炎的患者选用药物为 4%碳酸氢钠溶液

7. 为产后 10 日或妇科手术 2 周后的患者进行阴道灌洗时，灌洗筒的高度一般不超过床沿（　　）。

A. 20cm　　B. 30cm

C. 40cm　　D. 50cm

E. 60cm

8. 为妇产科患者进行湿热敷的面积应（　　）。

A. 小于病损面积　　B. 与病损面积等大

C. 比病损面积大 1 倍　　D. 是病损面积的 3 倍

E. 是病损面积的 4 倍

9. 会阴清洁的适应证不包括（　　）。

A. 分娩后的产妇　　B. 患急性外阴炎患者

C. 长期卧床，生活不能自理的患者　　D. 新生儿

E. 妇科手术后留置导尿管的患者

10. 对会阴湿热敷的患者，护理要点不正确的是（　　）。

A. 注意保暖　　B. 注意给患者遮挡

C. 未婚女性不能做会阴湿热敷　　D. 对昏迷患者应注意防止烫伤

E. 热敷中应随时评价热敷效果

11. 不宜热水坐浴的患者是（　　）。

A. 肛裂感染　　B. 子宫脱垂

C. 肛周脓肿　　D. 急性盆腔炎

E. 痔疮手术后

(二) A_2 型题

1. 某产妇，产后第 6 天发热达 40℃，恶露多且浑浊，有臭味，子宫复旧不佳，有压痛。下述护理不妥的是（　　）。

A. 半卧位　　B. 床边隔离

C. 物理降温　　D. 抗感染治疗

E. 坐浴 1～2 次/d

2. 某产妇，会阴侧切分娩后 1 周，浆液性恶露，量不多，侧切口局部有硬结，正确的处理措施为（　　）。

A. 温水坐浴　　B. 硫酸镁湿热敷

C. 会阴擦洗 2 次/d　　D. 继续观察切口及恶露情况

E. 局部伤口切开引流

3. 患者，女性，患有肛瘘病史 2 年，近 1 周肛周持续性跳痛，局部红肿、触痛明显，诊断为直肠肛管周围脓肿。护士指导患者缓解疼痛的方法不妥的是（　　）。

A. 采取舒适卧位　　B. 1∶5 000 高锰酸钾坐浴

C. 每次坐浴 20～30min　　D. 坐浴水温 38～41℃

E. 每日坐浴 2～3 次

（三）A_3 型题

（1～2 题共用题干）

李某，女性，29 岁，已婚。因急性骨髓炎，使用抗生素治疗 14 天，出现外阴瘙痒、白带增多。

1. 该患者最可能的诊断是（　　）。

A. 滴虫性阴道炎
B. 外阴阴道假丝酵母菌病
C. 慢性宫颈炎
D. 急性盆腔炎
E. 慢性盆腔炎

2. 对该患者的护理措施不恰当的是（　　）。

A. 每天清洗外阴，内裤煮沸消毒
B. 丈夫若无症状也应同时进行治疗
C. 消除诱因，并选用伊曲康唑等药物口服
D. 为提高疗效，在阴道局部用药前可用 2%～4%碳酸氢钠溶液进行阴道灌洗
E. 因常在月经前复发，故治疗后应在月经前复查白带

（3～4 题共用题干）

白某，女性，45 岁，G_3P_1，既往月经规律，2 年来月经周期延长，为 2～4 个月，经期延长，为 3～15 天，经量较前增多。曾在门诊就医，服用性激素治疗，自诉效果不佳。妇科检查：子宫、双附件区均未见明显异常。血常规示：血红蛋白 88g/L。

3. 该患者最可能的诊断是（　　）。

A. 无排卵性功血、贫血
B. 有排卵型功血、贫血
C. 围绝经期综合征、贫血
D. 子宫肌瘤、贫血
E. 子宫颈癌、贫血

4. 对该患者的一般护理措施，不正确的是（　　）。

A. 患者应卧床休息，保证充足的睡眠
B. 鼓励患者多食高蛋白、高维生素等营养丰富、含铁量高的食物
C. 认真评估病史，识别诱因
D. 经期勤换会阴垫，常坐浴保持外阴部清洁卫生
E. 按医嘱准确用药

（四）简答题

1. 简述会阴擦洗的操作方法。
2. 请写出四种阴道和宫颈上药方法。
3. 简述坐浴的护理要点。
4. 简述会阴湿热敷的操作方法。
5. 阴道灌洗的注意事项包括哪些？

本项目小结

会阴擦洗

- 护理评估——①一般情况；②局部情况；③心理状态
- 护理计划——①患者准备；②用物准备；③环境准备
- 护理措施
  - 操作步骤——①备齐用物，携至床旁，认真核对；②保护患者隐私；③嘱患者排空膀胱；④按正确顺序擦洗；⑤撤去用物，安置患者，整理用物
  - 注意事项——①保持导尿管通畅；②注意观察伤口情况；③注意无菌操作
- 护理评价——①患者主动配合操作；②会阴及肛周无感染发生

会阴湿热敷

- 护理评估——①一般情况；②局部情况
- 护理计划——①患者准备；②用物准备；③环境准备
- 护理措施
  - 操作步骤——①备齐用物，携至床旁，认真核对；②嘱患者排空膀胱，保护患者隐私；③行会阴清洁术；④注意热敷方法和间隔时间；⑤整理用物，安置患者
  - 注意事项——①会阴湿热敷前先行擦洗；②热敷面积足够大；③注意无菌操作；④保护患者隐私；⑤保证热源袋的完好性；⑥及时评价热敷效果
- 护理评价——①患者主动配合操作；②会阴部脓肿消退或减轻；③感染症状减轻

阴道灌洗

- 护理评估——①一般情况；②局部情况；③心理状态
- 护理计划——①患者准备；②用物准备；③灌洗溶液准备；④环境准备
- 护理措施
  - 操作步骤——①核对患者信息，解释操作目的及感受，取得配合；②嘱患者排空膀胱，保护患者隐私；③按需配制灌洗液，调节水温；④灌洗时动作要轻柔、灌洗要彻底；⑤整理用物，安置患者
  - 注意事项——①严格掌握阴道灌洗的适应证和禁忌证；②灌洗桶挂于高于床沿60～70cm的输液架上；③灌洗液温度适宜；④灌洗时动作轻柔；⑤部分患者需行低位阴道灌洗
- 护理评价——①患者主动配合操作；②阴道局部炎症缓解；③完成妇科术前阴道准备工作

阴道或宫颈上药

- 护理评估——①一般情况；②局部情况；③心理状态
- 护理计划——①患者准备；②用物准备；③药品准备；④环境准备
- 护理措施
  - 操作步骤——①核对患者，解释操作目的、方法；②嘱患者排空膀胱，保护患者隐私；③根据病情和药物性质采用涂擦法、喷洒法、纳入法和宫颈棉球上药法等方法；④整理用物，安置患者
  - 注意事项——①严格掌握阴道灌洗的适应证和禁忌证；②非腐蚀性药物涂抹要均匀；③腐蚀性药物只涂病灶局部；④栓剂于晚上或休息时上药；⑤用药期间禁止性生活；⑥未婚患者用棉签涂擦
- 护理评价——①患者学会自己局部上药；②局部炎症减轻或消退

坐浴

- 护理评估——①一般情况；②局部情况；③心理状态
- 护理计划——①患者准备；②用物准备；③坐浴液准备；④环境准备
- 护理措施
  - 操作步骤——①核对患者，解释坐浴目的及方法；②嘱患者先排空大小便，保护患者隐私；③根据病情配置坐浴液；④选择适宜的坐浴方法；⑤坐浴完毕整理用物，安置患者
  - 注意事项——①严格掌握坐浴的适应证和禁忌证；②有伤口的患者坐浴盆及溶液均需无菌；③坐浴液严格按比例配置；④坐浴前擦洗外阴及肛门；⑤坐浴液温度适宜；⑥坐浴时注意观察生命体征
- 护理评价——①患者炎症减轻，术前准备充分；②疼痛减轻，无不适感

（崔景品）

参考文献

[1] 乐杰．妇产科学．7版．北京：人民卫生出版社，2008.

[2] 郑修霞．妇产科护理学．5版．北京：人民卫生出版社，2012.

[3] 王娅莉．妇产科护理学．北京：高等教育出版社，2009.

[4] 王玉琼．妇科护理手册．北京：科学出版社，2010.

[5] 戴鸿英．母婴护理．北京：高等教育出版社，2013.

[6] 何仲．妇产科护理学．2版．北京：北京大学医学出版社，2011.

[7] 张新宇，田小英．妇产科护理．北京：高等教育出版社，2010.

[8] 周慧珍．妇产科护理学．北京：科学出版社，2008.

[9] 魏碧蓉．妇科护理学．北京：人民卫生出版社，2013.

[10] 包小兰．妇产科护理．北京：人民卫生出版社，2008.

[11] 曾建平．临床护理技术．重庆：重庆大学出版社，2006.

[12] 崔景晶．护士执业资格考试习题与解析．北京：化学工业出版社，2013.

[13] 简雅娟．母婴护理．北京：高等教育出版社，2009.

[14] 谢幸，苟文丽．妇产科学．8版．北京：人民卫生出版社，2013.

[15] 夏海鸥，顾炜．妇产科护理学．2版．北京：人民卫生出版社，2007.

[16] 任新贞，刘文娜．妇产科护理学．北京：人民卫生出版社，2004.

[17] 熊立新，李耀军，王爱华．妇产科护理学．5版．北京：科学出版社，2013.

[18] 罗琼．妇产科护理学．2版．北京：科学出版社，2013.

[19] 胡晓玲，桑未心，曾桂群．妇产科护理学．上海：同济大学出版社，2008.

[20] 黎梅．妇产科护理学．2版．北京：科学出版社，2011.

郑重声明

高等教育出版社依法对本书享有专有出版权。任何未经许可的复制、销售行为均违反《中华人民共和国著作权法》，其行为人将承担相应的民事责任和行政责任；构成犯罪的，将被依法追究刑事责任。为了维护市场秩序，保护读者的合法权益，避免读者误用盗版书造成不良后果，我社将配合行政执法部门和司法机关对违法犯罪的单位和个人进行严厉打击。社会各界人士如发现上述侵权行为，希望及时举报，我社将奖励举报有功人员。

反盗版举报电话　（010）58581999　58582371

反盗版举报邮箱　dd@hep.com.cn

通信地址　北京市西城区德外大街4号　高等教育出版社法律事务部

邮政编码　100120

读者意见反馈

为收集对教材的意见建议，进一步完善教材编写并做好服务工作，读者可将对本教材的意见建议通过如下渠道反馈至我社。

咨询电话　400-810-0598

反馈邮箱　gjdzfwb@pub.hep.cn

通信地址　北京市朝阳区惠新东街4号富盛大厦1座
高等教育出版社总编辑办公室

邮政编码　100029

防伪查询说明（适用于封底贴有防伪标的图书）

用户购书后刮开封底防伪涂层，使用手机微信等软件扫描二维码，会跳转至防伪查询网页，获得所购图书详细信息。

防伪客服电话　（010）58582300

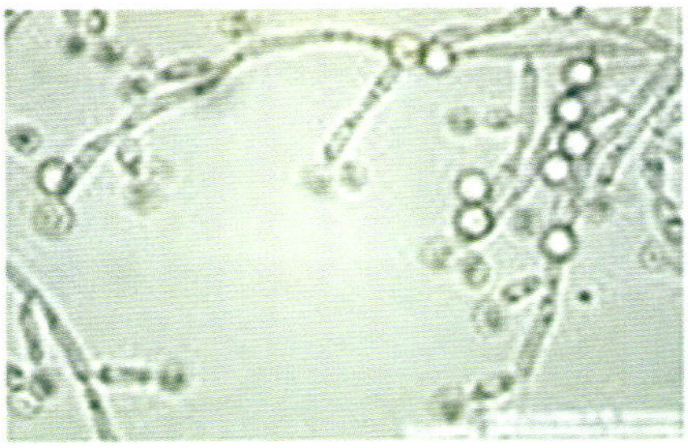

彩图3-1　假丝酵母菌

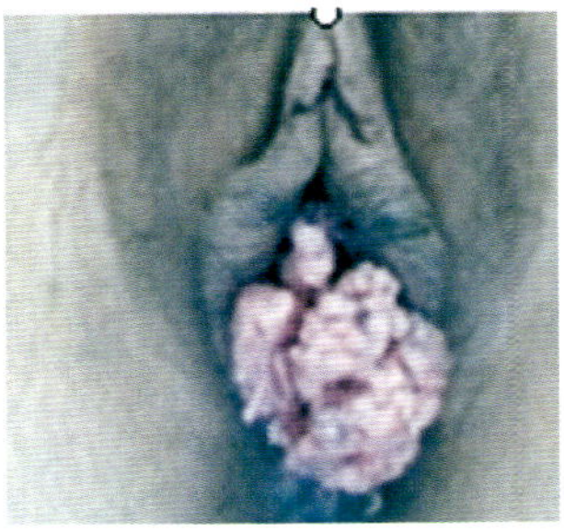

彩图3-2　外阴尖锐湿疣

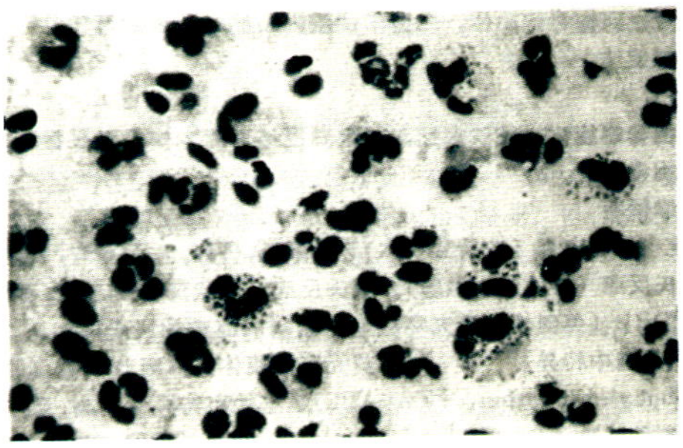

彩图3-3　淋菌

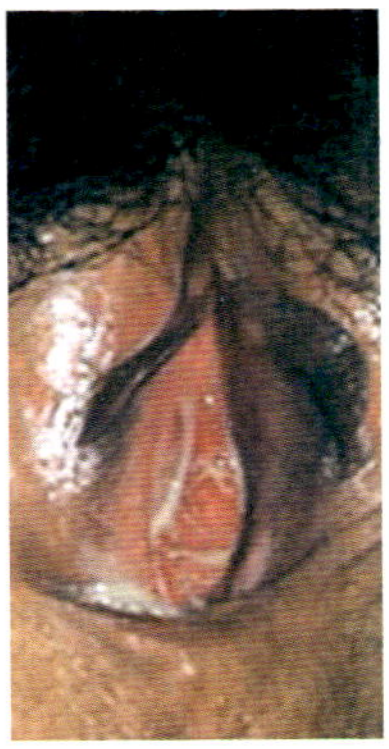

彩图3-4　急性淋病

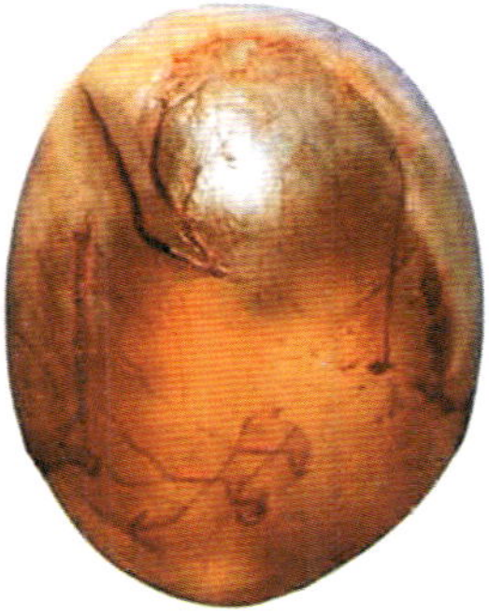

彩图4-1　浆液性囊腺瘤

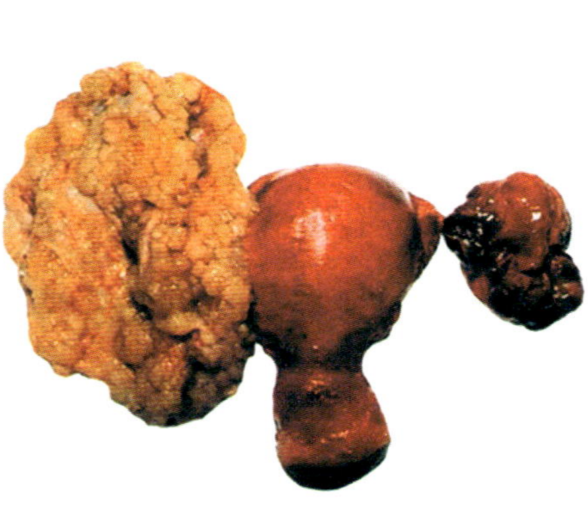

彩图4-2　浆液性囊腺癌

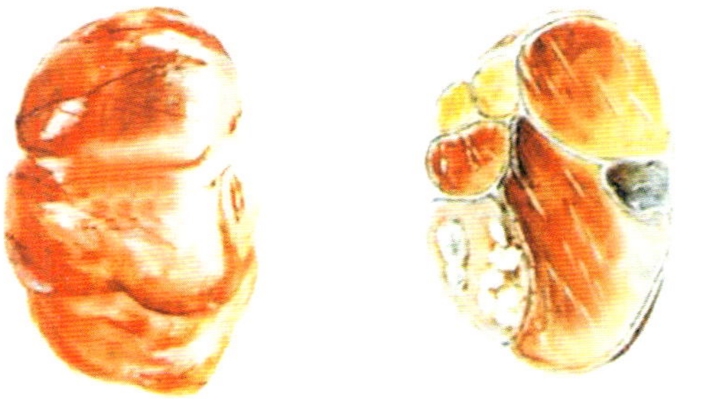

彩图4-3　黏液性囊腺瘤

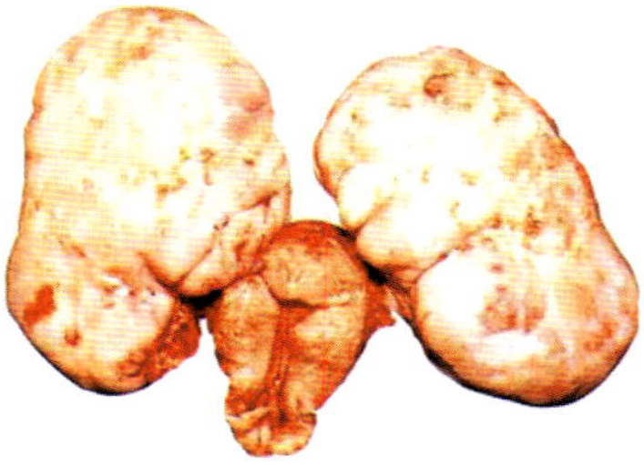

彩图4－4　库肯勃瘤

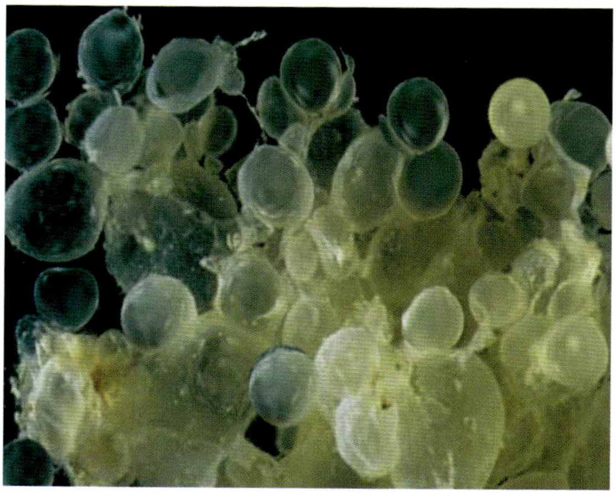

彩图6－1　葡萄胎大体标本

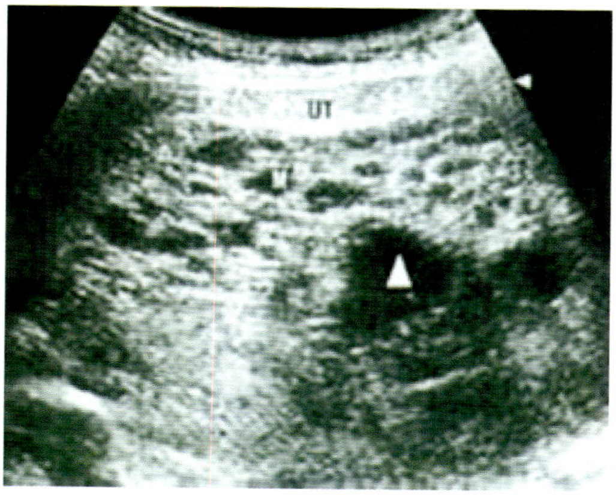

彩图6－2　葡萄胎B型超声图像

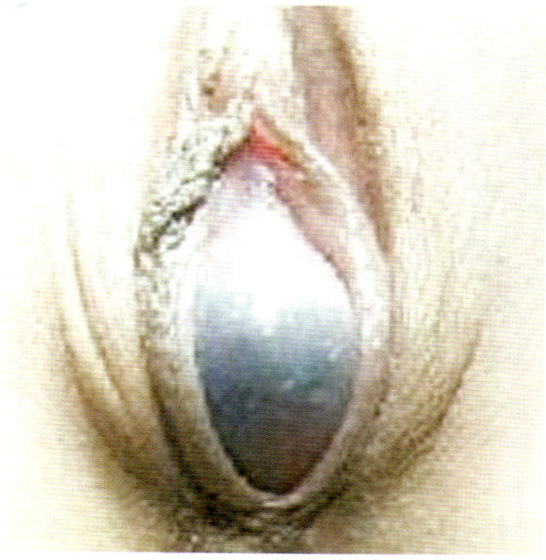

彩图8－1　处女膜闭锁